Medizintechnik in Krankenhaus und Praxis 3

Medizintechnik in Krankenhaus und Praxis 3
herausgegeben von
Bernhard Motzkus und Manfred Wolf

Ein- und Dreikanal-Elektrokardiographen

von
Hans-Helmut Kurth, Thomas Rudolph und Manfred Wolf

Walter de Gruyter
Berlin · New York 1985

Dipl.-Ing. Hans-Helmut Kurth
Dipl.-Ing. Thomas Rudolph
Dipl.-Ing. Manfred Wolf

GSD Gesellschaft für Systemforschung und Dienstleistungen
im Gesundheitswesen mbH
Facheinheit Technisches Krankenhausservice- und Beratungsinstitut (tkb)
Augustenburger Platz 1
1000 Berlin 65

Die GSD ist eine gemeinnützige Eigengesellschaft des Landes Berlin.
Aufsichtsratsvorsitzender: SenDir a.D. Gerhard Naulin
Geschäftsführer: Dipl.-Kfm. Hansjürgen Meyer

Redaktion: H. Sievers, U. Silz, M. Wolf
Grafiken: M. Bark, M. Beinke
Layout: L.-O. Walter

Wir bedanken uns für die fachliche Beratung, Unterstützung und Mitarbeit bei Prof. Dr. med. G. Biamino (Stellvertretender Leiter der Abt. Kardiologie und Pulmologie der Medizinischen Klinik und Poliklinik, Klinikum Steglitz der Freien Universität Berlin), Prof. Dr. med. W. Dissmann (Chefarzt der I. Inneren Abt. im Krankenhaus Am Urban, Berlin), Dr. med. D. Kolmar (Ärztlicher Direktor und Chefarzt der I. Inneren Abt. im Jüdischen Krankenhaus, Berlin), Ing. grad. H. W. Heilig (Leiter des Referats Technik im Humboldt-Krankenhaus, Berlin), Betriebswirt grad. R. Kewitz (Koordinator des medizintechnischen Geräteservice und Einkäufer des medizinischen Bedarfs im Rudolf-Virchow-Krankenhaus, Berlin), Dr.-Ing. F. F. Becker (Kuratorium für Heimdialyse e.V., Neu-Isenburg), H. Bias (Berlin), Dr. med. J. Scheer (Berlin), Dipl.-Ing. U. Oelighoff (Leiter des Servicebereichs im tkb).

Unser Dank richtet sich ferner an die Hersteller und ihre Vertriebsfirmen, deren freundliche Unterstützung die vorliegende Veröffentlichung ermöglichte.

CIP-Kurztitelaufnahme der Deutschen Bibliothek

Kurth, Hans-Helmut:
Ein- und Dreikanal-Elektrokardiographen / von
Hans-Helmut Kurth, Thomas Rudolph u. Manfred Wolf. –
Berlin ; New York : de Gruyter, 1985. –

(Medizintechnik in Krankenhaus und
Praxis ; 3)
ISBN 3-11-010248-X

NE: Rudolph, Thomas:; Wolf, Manfred:; GT

Satz: Fotosatz Gleißberg & Wittstock, Berlin
Druck: Karl Gerike GmbH, Berlin
Bindung: D. Mikolai, Berlin
Umschlaggestaltung: R. Hübler/L.-O. Walter, Berlin

Vorwort

Der vorliegende Band 3 der Schriftenreihe "Medizintechnik in Krankenhaus und Praxis" bietet eine vergleichende Übersicht der auf dem deutschen Markt erhältlichen Ein- und Dreikanal-Elektrokardiographen. Dabei sind zunächst diejenigen tragbaren Kardiographen und Tischgeräte erfaßt, die nur das Elektrokardiogramm registrieren, also weitere Vitalparameter, wie z. B. den Herzschall durch das Phonokardiogramm, nicht ohne zusätzliche Erweiterung, Adapter oder gesonderte Vorverstärker aufnehmen können.

In dieser Veröffentlichung werden Anforderungsprofile hinsichtlich Ausstattung und medizintechnischer Parameter, sowie Wirtschaftlichkeitsaspekte, Hinweise zum bestimmungsgemäßen Gebrauch in Verbindung mit sicherheitstechnischen Vorschriften und ein ausführliches Inspektionskonzept dargestellt. Dieses interdisziplinär erstellte Arbeitskonzept wurde gemeinsam von Ärzten, Pflegepersonal, Ingenieuren, Kaufleuten und Krankenhausfachleuten erarbeitet.

Die Geräte- und Systemvergleiche des tkb werden in verschiedenen Stufen ermittelt und veröffentlicht:

Zuerst werden auf der Grundlage der Herstellerinformationen detaillierte Marktanalysen erstellt, Einsatzgebiete und Funktionsprinzipien der Geräte beschrieben und Hinweise für Inspektion und Wartung gegeben (Untersuchungstiefe I).

In einem weiteren Schritt werden ausgewählte Geräte einem gezielten Leistungs- und Funktionstest zur Überprüfung einzelner Betriebsdaten unterzogen (Untersuchungstiefe II).

Die dritte Stufe dient der Erprobung von Geräten während der klinischen Routine. Dabei werden das Einsatzverhalten der Geräte praktisch überprüft, die Wirtschaftlichkeit des Geräteeinsatzes untersucht und typische Anwendungsprobleme und Schwachstellen herausgearbeitet (Untersuchungstiefe III).

Dieser erste Bericht über Elektrokardiographen umfaßt die Untersuchungstiefe I: vergleichende Geräteübersichten der auf dem deutschen Markt angebotenen Geräte auf der Grundlage eines im übergreifenden Dialog entwickelten Anforderungskatalogs. Ein weiterer Bericht in der gleichen Untersuchungstiefe über Multigraphen wird derzeit vorbereitet. Darüber hinaus ist ein Prüfstandtest (Untersuchungstiefe II) geplant.

Die mit dem vorliegenden Band fortgeführte Reihe von Geräte- und Systemvergleichen bedarf naturgemäß einer ständigen Fortschreibung und Aktualisierung, um laufende Änderungen des Marktangebotes zu dokumentieren und Erfahrungen des praktischen Einsatzes in den Anforderungen zu berücksichtigen. Nur auf diese Weise läßt sich garantieren, daß die Schriftenreihe "Medizintechnik in Krankenhaus und Praxis" durch zielgerechte Informationskonzentration eine effiziente Entscheidungshilfe für Investitionen bildet; infolgedessen ist zu gegebener Zeit eine Neuauflage dieses Berichtes notwendig.

Daher sind wir dankbar, wenn wir in unserer Arbeit durch Ergänzungen und Anregungen unterstützt und von den Herstellern rechtzeitig über neue Angebote auf dem Sektor der Medizintechnik informiert werden. Das beiliegende Formblatt bietet außerdem die Möglichkeit, aktualisierte Marktinformationen zum Geräteangebot der Medizintechnik einzuholen und Informationswünsche mitzuteilen, die je nach Art und Umfang vom tkb bearbeitet werden.

Berlin, März 1985

Die Herausgeber

Inhaltsübersicht

1
Einsatz und Aufbau

Elektrokardiographie ist die Aufzeichnung der im Herz spontan entstehenden elektrischen Vorgänge. Das EKG ist die graphische Darstellung der Summe aller Aktionsspannungen, die vom Herz ausgehend im menschlichen Körper elektrische Felder aufbauen und zumeist auf der Körperoberfläche abgenommen werden (vgl. Kap. 4.1).

Seit dem Einsatz der ersten EKG-Schreiber vor über 80 Jahren ist das Elektrokardiogramm mehr und mehr zu einer unverzichtbaren Grundlage der apparativen Diagnostik und Patientenüberwachung geworden.

Die herkömmliche Technik gilt unter diagnositischen Gesichtspunkten seit langem als ausgereift: Auch Geräte, die älter als zehn Jahre und ständig im Einsatz sind, liefern bei entsprechender Wartung und Gerätepflege in der Regel ausreichende EKG-Aufzeichnungen.

Geräte neuerer Generationen unterscheiden sich demgegenüber im wesentlichen durch ihren Bedienungskomfort, ihre Handlichkeit und Kompaktheit sowie die Ergänzung um Markierungs- und Dokumentationseinrichtungen.

Das EKG-Gerät selbst ist Teil einer komplexen Meßkette zur Aufnahme, Verstärkung und Aufzeichnung des EKG-Signals. Zunächst wird das elektrische Signal an fest vorgegebenen Abnahmestellen über Elektroden abgegriffen bzw. abgeleitet. Jeweils zwei Meßpunkte definieren eine EKG-Ableitung.

Das Aufnahmesystem, bestehend aus Elektroden, Elektrodenzuleitungen und Patientenkabeln, führt die im Millivolt-Bereich liegenden Signale der einzelnen Ableitungen dem EKG-Gerät zu. Durch einen Ableitungswähler können die zur Aufzeichnung bestimmten Ableitungen festgelegt werden, die nunmehr innerhalb des Elektrokardiographen in mehreren Stufen verstärkt und der Registriereinheit zugeleitet werden.

Die Auswertung des Elektrokardiogramms als Kurve ermöglicht aufgrund von Erfahrungswerten die Beurteilung der elektrischen Aktivitäten des Herzens und erlaubt Rückschlüsse auf Herzrythmusstörungen, Infarkte, Hypertrophien und entzündliche Herzerkrankungen.

Alle auf dem deutschen Markt angebotenen Geräte vermögen die zwölf Standardableitungen aufzuzeichnen (vgl. Kap. 4.2). Während jedoch bei Einkanalgeräten alle Ableitungen nacheinander registriert werden müssen, erlauben Dreikanalschreiber die zeitgleiche Aufzeichnung von drei Ableitungen.

Die korrekte Darstellung der elektrischen Herzsignale, die, im Millivolt-Bereich gemessen, von einem Menschen abgenommen und vor der Aufzeichnung in mehreren Stufen tausendfach verstärkt werden, kann jedoch durch die unterschiedlichsten Einflüsse gestört werden, zumal der lebende Organismus selbst bereits als Störquelle des EKG-Signals zu sehen ist. Ursachen für die Verfälschung können prinzipiell in vier Bereichen gesucht werden:

- falsche oder ungenaue Applikation der Elektroden
- elektrische Aktivitäten des Patienten
- Fremdeinstreuungen
- Fehlfunktionen des EKG-Gerätes

Bereits die Wahl der für den jeweiligen Einsatzzweck günstigsten Elektroden und ihre sorgfältige Applikation schließen einen Großteil jener Fehler aus, die in der klinischen Praxis zur Fehlinterpretation des Elektrokardiogramms führen können (vgl. Kap. 4.3).

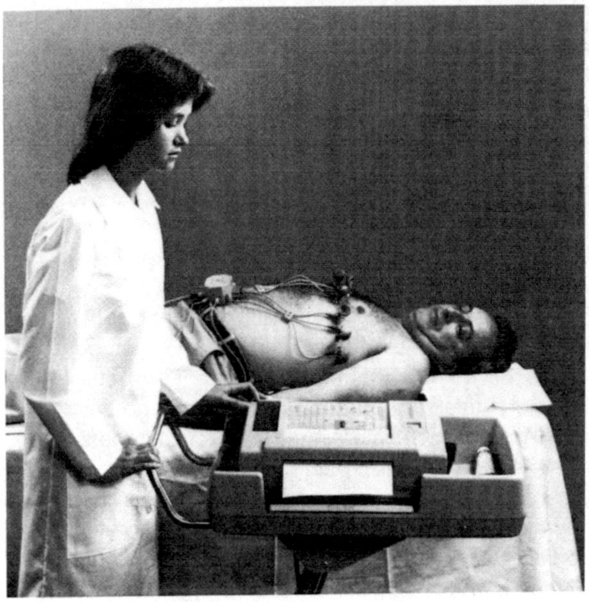

EKG-Aufnahme; Foto: Hewlett Packard

Fehlfunktionen des Gerätes, wie beispielsweise das Rauschen (Kap. 3.2.1) oder die Nullinienabwanderung (Kap. 5.3.3), werden in der Regel durch die neuere Gerätetechnik vermieden. Fremdeinstreuungen, etwa Hoch– oder Netzfrequenzen oder auch die elektrischen Spannungen der Muskeln des Patienten, betragen bis zum

Hundertfachen des Herzsignals und werden von den Geräten mit Hilfe unterschiedlicher Korrektursysteme unterdrückt. Da die Unterdrückung dieser Signale durch Filter auch Teile des EKG-Signals verzerren oder verfälschen kann, wird gefordert, daß die einzelnen Filter voneinander getrennt und abschaltbar sind (Kap. 3.2.2).

Bezüglich der Qualität ihrer Verstärkersysteme unterscheiden sich die in diesem Band vorgestellten Ein- und Dreikanal-Elektrokardiographen nur unwesentlich, während Art der Bedienungselemente und Ausführung der Registriereinrichtung differieren. Vor allem aber richtet sich der Anschaffungspreis nach dem jeweiligen Austattungs- und Bedienungskomfort sowie den Erweiterungsmöglichkeiten des Gerätes. Die Wahl der Registriereinrichtung und des Austattungsumfangs ist entsprechend dem Einsatzgebiet des Elektrokardiographen zu treffen. Innerhalb des Krankenhauses werden Elektrokardiogramme in folgenden Betriebsstellen erstellt:

- Aufnahme und Notfalldienst[2]
- Normalpflege
- Funktionsdiagnostik/Ergometrie
- Intensivmedizin

Für die meisten Untersuchungszwecke in den Krankenhäusern reichen gewöhnlich Dreikanal-Elektrokardiographen aus.

Auch für die Funktionsdiagnostik erweist sich ein Dreikanal-Elektrokardiograph prinziell als ausreichend, da nur in den seltensten Fällen synchron zum EKG bis zu vier Herzschallkurven (PKG) und/oder ein oder zwei Pulskurven sowie ggf. die Aufzeichnung weiterer Vitalparameter benötigt werden. Im europäischen Ausland sowie in den USA werden für diese Ansprüche mehrfach je zwei der übrigen Vitalfunktionen mit einer EKG-Ableitung synchron aufgezeichnet. Zu diesem Zweck sollte das Gerät über die für EKGs üblichen Frequenzen hinaus bis zu 250 Hz aufzeichnen können (vgl. Kap. 3.3).

Sechskanal-Elektrokardiographen ermöglichen die bessere Erfassung temporär auftretender Ereignisse, etwa bei der Erstellung eines Belastungs-EKGs, weil alle Brustwandableitungen gleichzeitig abgenommen werden können. Insbesondere könnte der Patient bei ergometrischen Aufzeichnungen beim Auftreten von Schmerz unter Umständen nicht in der Lage sein, mehrere Ableitungen hintereinander durchzustehen. Andererseits sind die allein durch Belastung provozierten pathologischen Veränderungen des EKGs durchaus noch einige Zeit nach Absetzen der Belastung erkennbar, so daß im Grundsatz auch Dreikanalgeräte den Anforderungen genügen. Dennoch hat sich in den bundesdeutschen Krankenhäusern das Sechskanalgerät für die Funktionsdiagnostik durchgesetzt.

Gleichwohl bleibt festzuhalten, daß zumindest die zwölf Standardableitungen auch mit jedem einfachen Einkanalschreiber festgehalten werden können, so daß der Einsatz von Mehrkanalgeräten in erster Linie aus Gründen der Übersichtlichkeit der Kurven und des Bedienungskomforts erfolgt und der Einkanal-Elektrokardiograph beispielsweise im mobilen Einsatz Verwendung findet.

Im OP-Bereich ist ein separater Kardiograph meist nicht erforderlich, da hier im allgemeinen keine weitergehenden EKG-Auswertungen vorgenommen werden, sondern lediglich die Herzaktivität überwacht wird. Die Überwachungsfunktionen können durch ein Monitorsystem mit einem integrierten Schreiber zur Dokumentation wahrgenommen werden.

Da beim Monitoring im allgemeinen nur eine Ableitung dargestellt werden kann, dient es primär zur Herzfrequenzüberwachung und Erkennung grober Rhythmusstörungen. Der Frequenzbereich ist im Gegensatz zum Elektrokardiographen auf etwa 10 % der Zeitkonstante (vgl. Kap. 3.2.1), also ca. 0,5 bis 45 Hz eingeschränkt, so daß eine differenzierte Diagnose nur aufgrund des Elektrokardiogramms gestellt werden kann.

Zur Wahl des Ausstattungsumfangs der Ein- oder Dreikanalgeräte bietet die folgende Übersicht eine Entscheidungshilfe. Die Geräte lassen sich je nach Ausstattung in folgende Gruppen einteilen:

- Geräte der Einfachausstattung
- Geräte der Standardausstattung
- Geräte der Sonderausstattung

Geräte der Einfachausstattung halten die in DIN 13 401 oder im Normentwurf DIN IEC 62 D (CO) 6 vorgeschlagenen Mindestanforderungen ein. So erfüllen z. B. sämtliche vorgestellten Geräte die Vorschrift, alle zwölf Standardableitungen durchführen zu können (vgl. Kap. 4.2).

Eine Ergänzung um die Ableitungen nach Nehb und die Ableitungsfolge Cabreras wird nur in Einzelfällen als sinnvoll erachtet, während die zusätzlichen Ableitungen nach Frank keine praktische Verwendung finden.

Eine Stromversorgung über Batterien oder Akkus ist für Geräte des mobilen Einsatzes notwendig. Ein externer Gleichspannungsanschluß ermöglicht den Betrieb z. B. über das Bordnetz eines Rettungsfahrzeuges.

Zusätzliche Ein- und Ausgänge erlauben die Aufnahme anderer Signale, Darstellung auf einem Monitor und Aufzeichnung auf ein Magnetband. Ein Fernsteuerungsanschluß erweist sich als nützlich für die Ergometrie.

Eine Ablaufgeschwindigkeit reicht zumeist aus; dabei wird eine Geschwindigkeit von 50 mm/s im allgemeinen bevorzugt. Lediglich für die Dokumentation von Rhythmusstörungen werden kleinere Geschwindigkeiten empfohlen (vgl. Kap. 4.4).

Eine alphanumerische Randspur zur Erfassung der Patientenbegleitdaten, wie Name, Datum, Uhrzeit oder der jeweiligen Ableitung erleichtert die Identifikation einzelner Streifenabschnitte und dient der einheitlichen, eindeutigen und damit schnellen und übersichtlichen

2 Die vom tkb vorgenommene horizontale Gliederung eines Krankenhauses ist angelehnt an den Beschluß des Projektbegleitenden Ausschusses des Forschungsprojekts "Untersuchungen zur Einführung von Standards für die Programmplanung allgemeiner Krankenhäuser" vom 08.12.1978, Änderung vom 22.02.1979, das im gleichnamigen Forschungsbericht vom Bundesministerium für Arbeit und Sozialordnung als Bd. 23 Gesundheitsforschung 1980 in Bonn herausgegeben wurde. Sie entspricht im wesentlichen dem DIN-Entwurf 13 080 Teil 1.

Archivierung von Elektrokardiogrammen. Grundsätzlich lassen sich aber alle Daten auch von Hand auftragen.

Auch der Wert einer Auswertehilfe durch Computereinsatz bleibt derzeit umstritten. Der geschulte Arzt wird die EKG-Interpretationsvorschläge des Computers kaum in Anspruch nehmen müssen, sondern sich vielmehr auf seine klinische Erfahrung verlassen. Für den unerfahrenen Arzt besteht beim Computereinsatz wegen der vorgefertigten Interpretationsmuster dagegen die Gefahr einer unvollständigen oder fehlerhaften Diagnose. Außerdem reichen die begrenzten Speicherkapazitäten der hier vorgestellten Dreikanal-Elektrokardiographen bisher nicht aus, um die verschiedensten Erkennungsmuster erfassen und zufriedenstellend interpretieren zu können (vgl. Kap. 4.4).

Marktübersicht

Die im Dezember 1984 abgeschlossene Marktübersicht der Ein- und Dreikanal-Elektrokardiographen stellt 14 Einkanalgeräte in 18 Varianten und 22 Dreikanalgeräte in 28 Varianten, die auf dem deutschen Markt erhältich sind, vor; einige Geräte lassen sich zusätzlich vom Hersteller wahlweise modifizieren.

Die Marktübersicht weist die vom tkb ermittelten Richtpreise excl. MwSt. aus. Alle angegebenen Gerätepreise enthalten das komplette, zum Betrieb erforderliche Standardzubehör. Dieses umfaßt im allgemeinen alle zur Registrierung der zwölf Standardableitungen erforderlichen Teile sowie ein Potentialausgleichskabel. Bei den Elektrokardiographen, die ohne das notwendige Standardzubehör angeboten werden, wurden die Einzelpreise des Zubehörs zur besseren Vergleichbarkeit sofern möglich auf den Grundpreis des Gerätes aufgeschlagen; andernfalls sind Abweichungen ausdrücklich vermerkt. Welche Zubehörteile zum Standard des Elektrokardiographen gehören, ergibt sich aus der Tabelle "Ausgewähltes Zubehör" im Anschluß an die Marktübersicht. In der Regel ist noch erheblich umfangreicheres Zubehör als das angegebene erhältlich.

Preisdifferenzen für zusätzlich erhältliche Ausstattungsoptionen können bei den entsprechenden Parametern abgelesen werden. Sie sind dem oben angegebenen Preis noch zuzufügen, falls auf die Ausstattung nicht verzichtet werden soll.

Die in den Marktübersichten aufgeführten Gewichtsangaben beziehen sich, sofern nicht anders angegeben, auf das Gesamtgewicht incl. allen zum Betrieb erforderlichen Zubehörs sowie eventuellen Akkus oder Trockenbatterien.

Die Reihenfolge der Auflistung in der nachfolgenden Übersicht richtet sich innerhalb der einzelnen Ausstattungsgruppen nach der Höhe der vom tkb ermittelten Gerätepreise. Die anschließenden Gerätebeschreibungen sind dagegen innerhalb der Gruppe der Ein- und Dreikanalgeräte alphabetisch sortiert.

Ausgewähltes Zubehör
1 Registrierpapier
2 Elektrodengel
3 Extremitätenelektroden
4 Klettenverschlußbänder
5 Thorax-Saugelektroden
6 Patientenkabel
7 Netzkabel
8 Potentialausgleichskabel
9 Werkzeugtaschen
10 Ersatz-Schreibzeiger
11 Netzsicherung
12 Schraubendreher
13 Kabelkämme
14 Auswertelineal
15 Vektorpeiler
16 Staubschutzhaube
17 Zubehörtasche
18 EKG-Simulator
Foto: Bosch

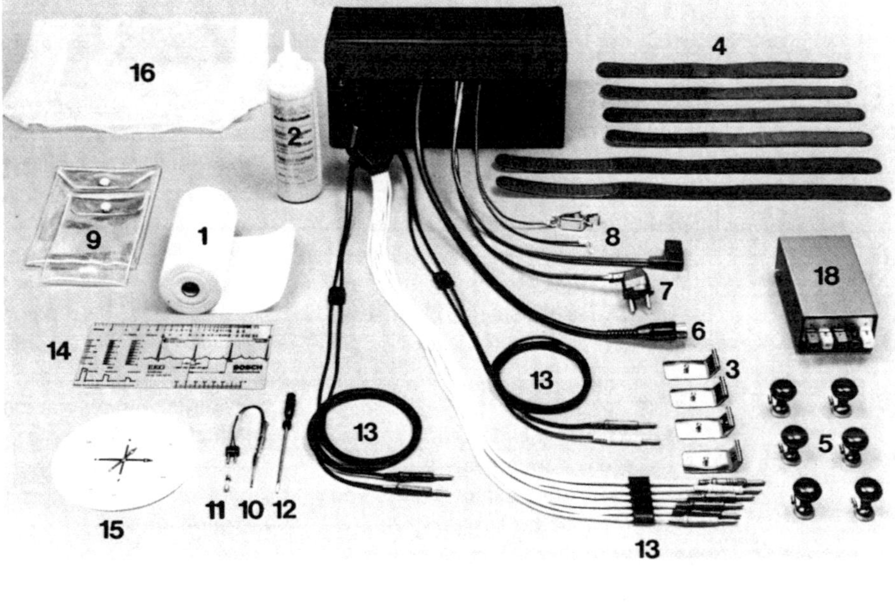

Ausstattungsprofil

Einfachausstattung

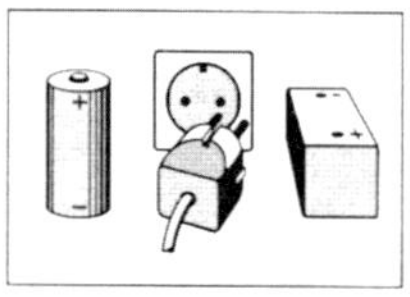

Stromversorgung

Neben dem Netzanschluß für den stationären Betrieb verfügen einige Elektrokardiographen über die Möglichkeit des Akku- und/oder Batteriebetriebs für den mobilen Einsatz. Ein externer Gleichspannungsanschluß ermöglicht die Stromversorgung z. B. über das Bordnetz eines Rettungsfahrzeuges.

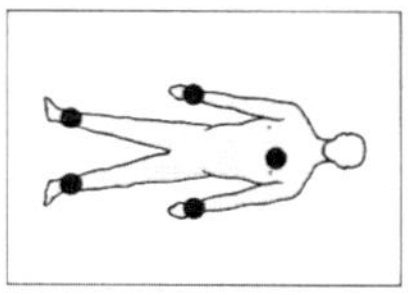

Standardableitungen

Die zwölf Standardableitungen nach Einthoven, Goldberger (alternativ: Cabreraabfolge) und nach Wilson müssen grundsätzlich registrierbar sein.

Standardausstattung

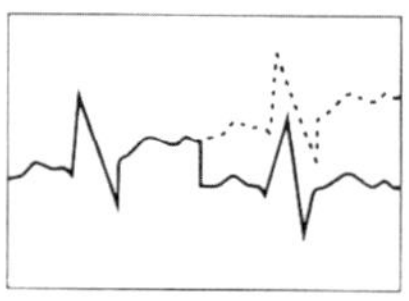

Nullinienrückstellung

Eine Resettaste bzw. eine automatische Nullinienrückstellung ermöglichen ein korrektes Aufzeichnen des Signals auch dann, wenn die Nullinie beispielsweise durch Umsetzen von Elektroden oder Übersteuerung nach Herzschrittmacherimpulsen abwandert. Eine Nullinienautomatik sollte abschaltbar sein.

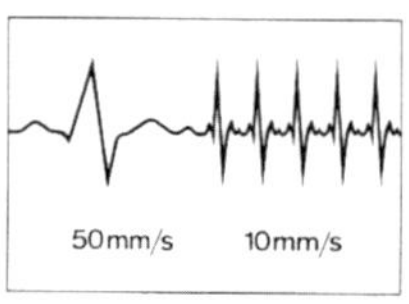

Ablaufgeschwindigkeit

Die meisten Geräte verfügen über die Möglichkeit, das EKG-Signal mit einer Ablaufgeschwindigkeit von 25 oder 50 mm/s aufzuzeichnen. Geschwindigkeiten von 5 oder 10 mm/s werden lediglich zur Dokumentation von Rhythmusstörungen empfohlen. 100 oder 200 mm/s werden in der klinischen Praxis nur selten benötigt.

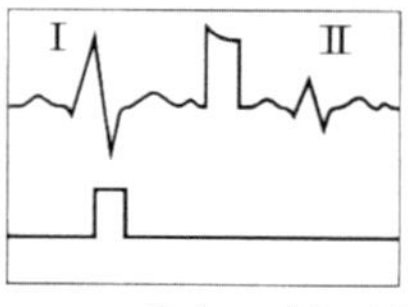

Markierungsmöglichkeit

Verschiedene Elektrokardiographen ermöglichen die Kennzeichung spezieller Ereignisse auf dem EKG-Schrieb mit Hilfe einer zusätzlichen Markierungstaste oder -automatik.

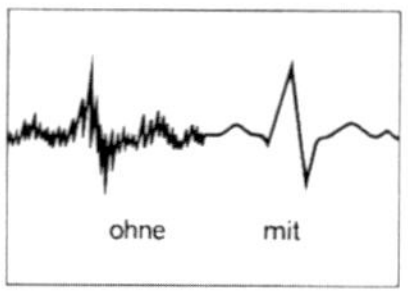

Filter

Tiefpaßfilter zur Unterdrückung von Muskelaktionspotentialen und Bandfilter zur Eliminierung von Netzfrequenzüberlagerungen sollten unabhängig voneinander und abschaltbar sein.

Sonderausstattung

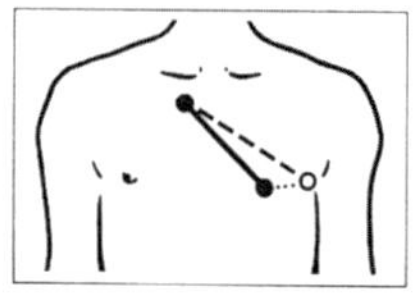

Zusätzliche Ableitungen

Während sich die Ableitungen Franks in der Praxis nicht durchsetzen konnten, kann eine Ergänzung um die Ableitungen Nehbs in wenigen Spezialfällen durchaus sinnvoll sein. Die Ableitungsfolge nach Cabrera wird der herkömmlichen Folge von wenigen Ärzten vorgezogen.

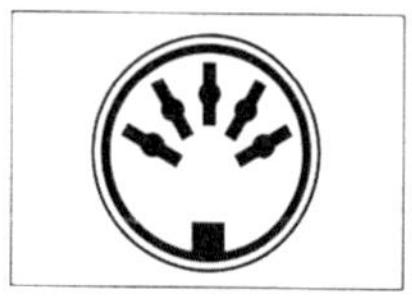

Ein- und Ausgänge

Zusätzliche Schnittstellen neben dem EKG-Eingang ermöglichen die Aufnahme anderer Signale, Darstellung auf einem Monitor oder die Aufzeichnung auf Magnetband. Ein Fernsteuerungsanschluß erweist sich als nützlich für die Ergometrie.

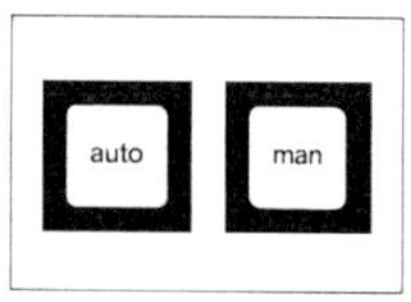

Automatiken

Formatierungs- und Ableitungsautomatik vereinfachen die Bedienung und Datenarchivierung und können zur Papiereinsparung dienen. Der automatische Autrag der jeweiligen Ableitung sowie die Ausgabe von Patientenname, Datum und Uhrzeit auf einer alphanumerischen Randspur erleichtern die einheitliche Archivierung des EKG-Streifens und ermöglichen einen schnellen Zugriff auch auf einzelne Kurvenpartien. Eine automatische Nullinienverschiebung sorgt für optimale Schreibstreifenausnutzung.

Technische Alarme

Die meisten Elektrokardiographen zeigen nicht einwandfrei applizierte, abgefallene oder abgetrennte Elektroden mit Hilfe verschiedener Alarmsysteme an. Einige Dreikanalgeräte verfügen außerdem über Selbsttestprogramme, die weitere Fehlerquellen auf dem EKG-Schrieb und/oder einem alphanumerischen Display anzeigen.

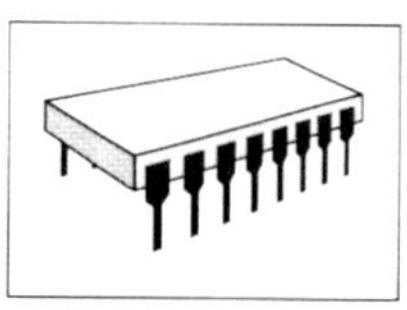

Auswertelogik

Die für Ein- und Dreikanal-Elektrokardiographen angebotenen Auswerterechner haben sich in der Praxis bisher nicht bewährt. Um die vielfältigen Muster von Elektrokardiogrammen computergestützt klassifizieren zu können, bedarf es eines komplexen und kostenintensiven Programms, das in den vorgestellten Geräten bisher nur unzureichend realisiert werden konnte.

tkb Marktübersicht

Einkanal-Elektrokardiographen		Honeywell Cardiopan CR 100	Battaglia-Rangoni Simplex M ***	Sanol Vitagraph
Ausstattung		**Einfach-**	**Einfach-**	**Einfach-**
Richtpreis excl. MwSt.	**DM**	**2595,-**	**2800,-**	**3220,-***
Gewicht	kg	4,7	7,7	0,89 **
Stromversorgung	Netz	o: +425,-	ja	ja
	Akku	o:	ja	ja
	Batterie	ja	ja	ja
Ableitungen	Einthoven	ja	ja	ja
	Goldberger	ja	ja	ja
	Cabrera	-	-	-
	Wilson	ja	ja	ja
	sonstige	-	-	-
Ableitungsprogramme	automatisch	-	-	-
	abschaltbar	entf.	entf.	entf.
Filter	Tremor	ja	ja	-
	Netz	-	-	-
Registrierverfahren		thermoreaktiv	thermoreaktiv	thermoreaktiv
Markierungsmöglichkeit		-	-	-
Nullinienrückstellung	Taste/autom.	Taste	-	Taste
Formatierungsautomatik		-	-	-
Nullinienverschiebung		manuell	manuell	-
Alarm	Elektroden	-	ja	-
	Selbsttest	-	-	-
Auswertelogik		-	-	-
Beschreibung	Seite	25	17	28
Gerätedaten	Seite	80/82	74/75	81/83

Alle Angaben ohne Gewähr
o optionell gegen Aufpreis

* ohne Erdkabel, nicht lieferbar
** incl. Batterien, jedoch ohne Zubehör
*** Auslaufmodell

tkb Marktübersicht

Einkanal-Elektrokardiographen		Schiller Minigraph MG-1A	Cardioline eta 150 DS */ eta 150	Cardisuny IC-501 S/ IC-501 SA
Ausstattung		**Einfach-**	**Standard-**	**Standard-**
Richtpreis excl. MwSt.	**DM**	**3220,-****	**2950,-/3650,-**	**3120,-/3400,-**
Gewicht	kg	0,89 ***	4,1	6,7 ****
Stromversorgung	Netz	ja	o: +210,90	ja (501 SA)
	Akku	ja	ja	ja (501 SA)
	Batterie	ja	ja	ja (501 S)
Ableitungen	Einthoven	ja	ja	ja
	Goldberger	ja	ja	ja
	Cabrera	-	-	-
	Wilson	ja	ja	ja
	sonstige	-	Nehb	-
Ableitungsprogramme	automatisch	-	-	-
	abschaltbar	entf.	entf.	entf.
Filter	Tremor	-	ja	ja
	Netz	-	-	ja
Registrierverfahren		thermoreaktiv	thermoreaktiv	thermo
Markierungsmöglichkeit		-	automatisch	manuell
Nullinienrückstellung	Taste/autom.	Taste	b.Abl.wechsel auto.	-
Formatierungsautomatik		-	-	-
Nullinienverschiebung		-	manuell	manuell
Alarm	Elektroden	-	ja	-
	Selbsttest	-	-	-
Auswertelogik		-	-	-
Beschreibung	Seite	29	20	23
Gerätedaten	Seite	81/83	76/78	77/79

Alle Angaben ohne Gewähr
o optionell gegen Aufpreis

* eta 150 DS ohne Fernbedienung
** ohne Erdkabel, nicht lieferbar

*** incl. Batterien, jedoch ohne Zubehör
**** IC-501 S ohne Batterien und Zubehör: 2,5

Marktübersicht

Einkanal-Elektrokardiographen

		San-ei	Bosch	Cardisuny
		1E21/ 1E22	EKG 501 M	IC-501 F/ IC-501 G
Ausstattung		**Standard-**	**Standard-**	**Standard-**
Richtpreis excl. MwSt.	**DM**	**3590,-**	**3750,-**	**4150,-/4250,-**
Gewicht	kg	8,0	3,0	6,6
Stromversorgung	Netz	ja	ja	ja
	Akku	ja	ja	ja (501 F)
	Batterie	-	ja	ja (501 G)
Ableitungen	Einthoven	ja	ja	ja
	Goldberger	ja	ja	ja
	Cabrera	-	ja	-
	Wilson	ja	ja	ja
	sonstige	-	Nehb	-
Ableitungsprogramme	automatisch	-	-	-
	abschaltbar	entf.	entf.	entf.
Filter	Tremor	-	ja	ja
	Netz	ja	ja	ja
Registrierverfahren		thermo	thermosensitiv	o. A.
Markierungsmöglichkeit		manuell	manuell	manuell
Nullinienrückstellung	Taste/autom.	-	Taste	o. A.
Formatierungsautomatik		-	-	o. A.
Nullinienverschiebung		manuell	manuell	manuell
Alarm	Elektroden	-	-	-
	Selbsttest	-	-	-
Auswertelogik		-	-	-
Beschreibung	Seite	27	19	21
Gerätedaten	Seite	81/83	76/78	77/79

Alle Angaben ohne Gewähr
o optionell gegen Aufpreis

tkb Marktübersicht

Einkanal-Elektrokardiographen

		Hellige	O.T.E. Biomedica	Bosch
		Simpliscriptor EK 31	Personal C1	EKG 501 A
Ausstattung		**Standard-**	**Sonder-**	**Sonder-**
Richtpreis excl. MwSt.	**DM**	**4813,60**	**2900,-**	**4650,-**
Gewicht	kg	5,4	<2,0 ohne Zubehör	3,0
Stromversorgung	Netz	ja	ja	ja
	Akku	ja	ja	ja
	Batterie	-	ja	ja
Ableitungen	Einthoven	ja	ja	ja
	Goldberger	ja	ja	ja
	Cabrera	o: + 360,-	-	ja
	Wilson	ja	ja	ja
	sonstige	-	-	Nehb
Ableitungsprogramme	automatisch	-	ja	ja
	abschaltbar	entf.	ja	ja
Filter	Tremor	-	ja	ja
	Netz	ja	-	ja
Registrierverfahren		thermoreaktiv	thermoreaktiv	thermosensitiv
Markierungsmöglichkeit		o: autom. + 660,-*	o. A.	manuell
Nullinienrückstellung	Taste/autom.	automatisch	o. A.	automatisch **
Formatierungsautomatik		-	-	-
Nullinienverschiebung		manuell	manuell	automatisch
Alarm	Elektroden	-	-	-
	Selbsttest	-	teilweise	-
Auswertelogik		-	-	-
Beschreibung	Seite	24	26	18
Gerätedaten	Seite	77/79	80/82	74/75

Alle Angaben ohne Gewähr
o optionell gegen Aufpreis
* zusammen mit optimalem Floating Input
** im manuellen Betrieb: Taste

tkb Marktübersicht

Einkanal-/Dreikanal-Elektrokardiographen		Siemens Miracard 1	Cardisuny IC-501 HA	Siemens Cardiostat 703/703Fl*
Ausstattung		**Sonder-**	**Sonder-**	**
Richtpreis excl. MwSt.	**DM**	**5040,-**	**16 800,-**	**8908,-/11 733,-**
Gewicht	kg	7,2	6,0	9,5/9,8
Stromversorgung	Netz	ja	ja	ja
	Akku	o + 400,-	-	-
	Batterie	-	-	-
Ableitungen	Einthoven	ja	ja	ja
	Goldberger	ja	ja	ja
	Cabrera	ja (–aVR)	-	ja
	Wilson	ja	ja	ja
	sonstige	Nehb (über Einth.)	-	Frank, Sonderprogramm
				-
Ableitungsprogramme	automatisch	ja	ja	
	abschaltbar	ja	ja	entf.
Filter	Tremor	ja	ja	ja
	Netz	ja	ja	-
Registrierverfahren		thermo	thermoreaktiv	thermoreaktiv
Markierungsmöglichkeit		manuell	automatisch	-
Nullinienrückstellung	Taste/autom.	Taste	automatisch	Taste
Formatierungsautomatik		-	-	-
Nullinienverschiebung		manuell	automatisch	manuell
Alarm	Elektroden	-	-	-
	Selbsttest	-	ja	-
Auswertelogik		-	ja	-
Beschreibung	Seite	30	22	49
Gerätedaten	Seite	81/83	77/79	96/98

Alle Angaben ohne Gewähr
o optionell gegen Aufpreis

* Dreikanal-Elektrokardiograph
** Da beide Geräte über keine Markierungsmöglichkeit verfügen und der 703 zudem ohne Flouting Input konstruiert ist, müßten sie der Einfachausstattung zugeordnet werden; dafür ermöglichen beide Ausführungen, zusätzliche Ableitungen durchzuführen.

tkb Marktübersicht

Dreikanal-Elektrokardiographen		San-ei 1E31	Honeywell Cardiopan CR 300	Bosch EKG-13L/ EKG-103L
Ausstattung		**Standard-**	**Standard-**	**Standard-**
Richtpreis excl. MwSt.	**DM**	**6000,-*** **	**8650,-**	**9500,-**
Gewicht	kg	9,0	10,7	13,0
Stromversorgung	Netz	ja	ja	ja
	Akku	-	-	-
	Batterie	-	-	-
Ableitungen	Einthoven	ja	ja	-/ja
	Goldberger	ja	ja	-/ja
	Cabrera	-	ja	ja/-
	Wilson	ja	ja	ja/ja
	sonstige	-	Frank	Nehb/Frank, Sonderprogramm
Ableitungsprogramme	automatisch	ja	-	-
	abschaltbar	ja	entf.	entf.
Filter	Tremor	-	ja	ja
	Netz	ja	-	ja
Registrierverfahren		thermosensitiv	thermoreaktiv	thermosensitiv
Markierungsmöglichkeit		automatisch	manuell	ja *
Nullinienrückstellung	Taste/autom.	automatisch	o. A.	Taste
Formatierungsautomatik		-	ja	-
Nullinienverschiebung		automatisch **	manuell	manuell
Alarm	Elektroden	-	-	-
	Selbsttest	-	-	-
Auswertelogik		-	-	-
Beschreibung	Seite	45	40	32
Gerätedaten	Seite	93/95	89/91	84/86

Alle Angaben ohne Gewähr
o optionell gegen Aufpreis

* Ableitungscodierung automatisch, Ereignisse manuell

** bei V-Ableitungen im Automaticbetrieb

*** Auslaufmodell

Marktübersicht

Dreikanal-Elektrokardiographen		Hellige Multiscriptor EK 43	Sanol Cardigraph ***	Schiller Cardiovit 3
Ausstattung		**Standard-**	**Standard-**	**Standard-**
Richtpreis excl. MwSt.	**DM**	**9573,10**	**9950,-**	**9950,-**
Gewicht	kg	7,2	3,6	3,6
Stromversorgung	Netz	ja	ja	ja
	Akku	o: +500,-	ja	ja
	Batterie	-	ja	ja
Ableitungen	Einthoven	ja **	ja	ja
	Goldberger	ja **	ja	ja
	Cabrera	ja **	-	-
	Wilson	ja	ja	ja
	sonstige	Sonderprogramm	Frank	Frank
Ableitungsprogramme	automatisch	o: +590,-*	ja	ja
	abschaltbar	ggf.	ja	ja
Filter	Tremor	ja	ja	ja
	Netz	ja	-	-
Registrierverfahren		thermoreaktiv	thermoreaktiv	thermoreaktiv
Markierungsmöglichkeit		automatisch	automatisch	automatisch
Nullinienrückstellung	Taste/autom.	Taste, automatisch	Taste, automatisch	Taste, automatisch
Formatierungsautomatik		-	-	-
Nullinienverschiebung		o: automatisch *	manuell	manuell
Alarm	Elektroden	ja	-	-
	Selbsttest	-	-	-
Auswertelogik		-	-	-
Beschreibung	Seite	36	46	47
Gerätedaten	Seite	85/87	93/95	93/95

Alle Angaben ohne Gewähr
o optionell gegen Aufpreis

* gemeinsame Option: 590,-
** geräteintern umschaltbar
*** baugleich mit Schiller Cardiovit 3

Marktübersicht

Dreikanal-Elektrokardiographen		Mela	Honeywell	Cardioline
		Cardio 3 Automatic	Cardiopan CR 330/ER 330 **	eta 340
Ausstattung		**Standard-**	**Sonder-**	**Sonder-**
Richtpreis excl. MwSt.	**DM**	**10 980,-**	**9345,-/12 600,-**	**9650,-**
Gewicht	kg	11	10,7/13,6	6,3
Stromversorgung	Netz	ja	ja	ja
	Akku	-	-	ja
	Batterie	o	-	ja
Ableitungen	Einthoven	ja	ja	ja
	Goldberger	ja	ja	ja
	Cabrera	-	ja	-
	Wilson	ja	ja	ja
	sonstige	Frank, Sonderprogramm	Frank, Sonderprogramm **	Sonderprogramm
Ableitungsprogramme	automatisch	ja	ja	ja
	abschaltbar	ja	ja	ja
Filter	Tremor	ja	ja	ja
	Netz	-	ja	o. A.
Registrierverfahren		thermoreaktiv	thermoreaktiv	thermosensitiv
Markierungsmöglichkeit		manuell	autom. manuell *	automatisch
Nullinienrückstellung	Taste/autom.	automatisch	o. A.	automatisch
Formatierungsautomatik		-	ja	-
Nullinienverschiebung		automatisch	manuell	automatisch
Alarm	Elektroden	ja	-	ja
	Selbsttest	-	-	-
Auswertelogik		-	-	-
Beschreibung	Seite	44	41	33
Gerätedaten	Seite	92/94	89/91	85/87

Alle Angaben ohne Gewähr
o optionell gegen Aufpreis

* alphanumerischer Ausdruck automatisch, Ereignismarkierung manuell
** ER 330 zusätzlich für Ergometrie ausgestattet

Marktübersicht

Dreikanal-Elektrokardiographen		Bosch	Cardisuny	Schwarzer
		EKG-13A/ EKG-103A	IC-503 F/ IC-503 FA	CS 3100
Ausstattung		**Sonder-**	**Sonder-**	**Sonder-**
Richtpreis excl. MwSt.	**DM**	**10 950,-**	**11 900,-/36 500,-**	**12 900,-**
Gewicht	kg	15	10,5/11,5	25,0
Stromversorgung	Netz	ja	ja	ja
	Akku	-	-	-
	Batterie	-	-	-
Ableitungen	Einthoven	-/ja	ja	ja
	Goldberger	-/ja	ja	ja
	Cabrera	ja/-	ja	o: +340,-
	Wilson	ja/ja	ja	ja
	sonstige	Nehb/Frank, Sonderprogramm	Sonderprogramm	Nehb, Frank
Ableitungsprogramme	automatisch	ja	ja	o: +850,-
	abschaltbar	ja	ja	ggf.
Filter	Tremor	ja	ja	ja
	Netz	ja	ja	ja
Registrierverfahren		thermosensitiv	thermoreaktiv	Pigmentschreiber
Markierungsmöglichkeit		manuell, autom.*	automatisch	autom.man.o: +420,-
Nullinienrückstellung	Taste/autom.	Taste, automatisch	automatisch	o. A.
Formatierungsautomatik		-	-	-
Nullinienverschiebung		automatisch	automatisch	o. A.
Alarm	Elektroden	-	-	-
	Selbsttest	-	ja	ja
Auswertelogik		-	-/ja	-
Beschreibung	Seite	31	34	48
Gerätedaten	Seite	84/86	85/87	93/95

Alle Angaben ohne Gewähr
o optionell gegen Aufpreis

* Ableitungscodierung automatisch, Ereignismarkierung manuell

tkb Marktübersicht

Dreikanal-Elektrokardiographen		Siemens	Hellige	Fukuda
		Mingocard 3	Multiscriptor EK 403 t/403 p *	FD-35
Ausstattung		**Sonder-**	**Sonder-**	**Sonder-**
Richtpreis excl. MwSt.	**DM**	**12 908,-**	**13 774,50/13 903,40**	**14 170,-**
Gewicht	kg	12,0	14,0	≃10,0
Stromversorgung	Netz	ja	ja	ja
	Akku	-	-	-
	Batterie	-	-	-
Ableitungen	Einthoven	ja	ja **	ja
	Goldberger	ja	ja **	ja
	Cabrera	ja	ja **	-
	Wilson	ja	ja	ja
	sonstige	Sonderprogramm	Nehb, Frank, Sonderprogramm	Sonderprogramm
Ableitungsprogramme	automatisch	ja	ja	ja
	abschaltbar	ja	ja	ja
Filter	Tremor	ja	ja	ja
	Netz	ja	ja	o. A.
Registrierverfahren		Flüssigkeitsstrahl	thermoreak./Pigment	thermosensitiv
Markierungsmöglichkeit		automatisch	automatisch *	autom.,manuell
Nullinienrückstellung	Taste/autom.	Taste	Taste	Taste, automatisch
Formatierungsautomatik		ja	ja	-
Nullinienverschiebung		manuell	automatisch	automatisch
Alarm	Elektroden	ja	ja	-
	Selbsttest	ja	-	-
Auswertelogik		-	-	-
Beschreibung	Seite	50	37	35
Gerätedaten	Seite	96/98	88/90	85/87

Alle Angaben ohne Gewähr
o optionell gegen Aufpreis

* 403 t auch optional mit alphanumerischem Datendrucker (+340,-)
** geräteintern umschaltbar

tkb Marktübersicht

Dreikanal-Elektrokardiographen

		Hewlett Packard 4700 A	Marquette Series 4000	Hewlett Packard 4750 A
Ausstattung		**Sonder-**	**Sonder-**	**Sonder-**
Richtpreis excl. MwSt.	**DM**	**15 000,-**	**16 000,-**	**21 000,-**
Gewicht	kg	8,5	21,1	8,5
Stromversorgung	Netz	ja	ja	ja
	Akku	-	-	-
	Batterie	-	-	-
Ableitungen	Einthoven	ja	ja	ja
	Goldberger	ja	ja	ja
	Cabrera	ja **	ja	ja **
	Wilson	ja	ja	ja
	sonstige	o: Frank, Sonderprogramm	Nehb, o: Frank, Sonderprogramm	Sonderprogramm, o: Frank
Ableitungsprogramme	automatisch	ja	ja	ja
	abschaltbar	ja	ja	ja
Filter	Tremor	ja	ja	ja
	Netz	-	-	-
Registrierverfahren		Plotter,Tintenst.	Drucktinte	Plotter, Tintenst.
Markierungsmöglichkeit		automatisch	o. A.	automatisch *
Nullinienrückstellung	Taste/autom.	Taste	Taste	o. A.
Formatierungsautomatik		ja	-	ja
Nullinienverschiebung		automatisch	o. A.	automatisch
Alarm	Elektroden	ja	-	-
	Selbsttest	-	ja	ja
Auswertelogik		-	-	-
Beschreibung	Seite	38	43	39
Gerätedaten	Seite	88/90	92/94	89/91

Alle Angaben ohne Gewähr
o optionell gegen Aufpreis

* Drucker für Eingabedaten über LCD (Patientendaten, Abl., Zeit, Datum, Fehler, u. a.)

** eine Ableitungsgruppe frei wählbar, jedoch keine Schalterstellung für Cabrera

tkb Marktübersicht

Dreikanal-Elektrokardiographen		Siemens Mingocard 4	Marquette MAC II	Siemens Sicard 803
Ausstattung		**Sonder-**	**Sonder-**	**Sonder-**
Richtpreis excl. MwSt.	**DM**	**26 808,-**	**40 000,-**	**70 000,-**
Gewicht	kg	18,0	56,2	90,0
Stromversorgung	Netz	ja	ja	ja
	Akku	-	-	-
	Batterie	-	-	-
Ableitungen	Einthoven	ja	ja	ja
	Goldberger	ja	ja	ja
	Cabrera	ja	ja	ja
	Wilson	ja	ja	ja
	sonstige	Frank, Nehb, Sonderprogramm	-	Frank, Nehb, Sonderprogramm
Ableitungsprogramme	automatisch	ja	ja	ja
	abschaltbar	ja	ja	ja
Filter	Tremor	ja	ja	ja
	Netz	ja	ja	-
Registrierverfahren		Flüssigkeitsstrahl	Drucktinte	thermoreaktiv
Markierungsmöglichkeit		automatisch *	automatisch **	automatisch **
Nullinienrückstellung	Taste/autom.	Taste	automatisch	Taste
Formatierungsautomatik		ja	-	-
Nullinienverschiebung		o. A.	automatisch	-
Alarm	Elektroden	ja	-	-
	Selbsttest	ja	ja	ja ***
Auswertelogik		-	ja	ja
Beschreibung	Seite	51	42	52
Gerätedaten	Seite	97/99	89/91	97/99

Alle Angaben ohne Gewähr
o optionell gegen Aufpreis

* auf Markierungskanal alphanumerischer Ausdruck (Datum, Zeit, Patientenkenndaten, Herzfrequenz, Fehlerart)

** alphanumerischer Befundausdruck nach Analysenprogramm

*** durch Diagnose-Disketten

tkb Gerätebeschreibung

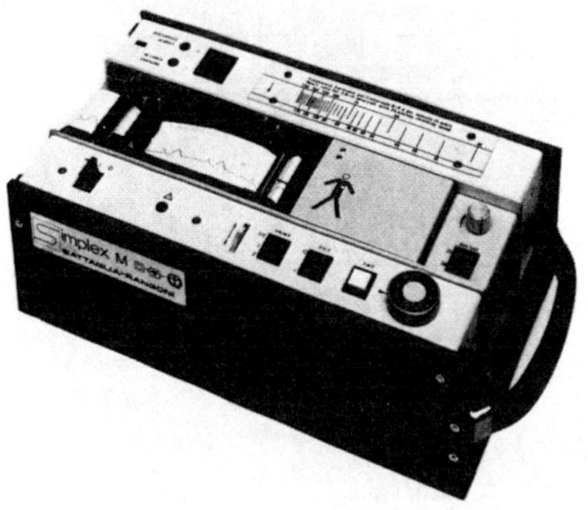

Battagalia Rangoni
Simplex M

Abmessungen (B x H x T in mm): 320 x 130 x 180
Gewicht (kg): 7,7
Richtpreis (DM ohne MwSt.): 2800,-
Marktübersicht (Seite): 5
Gerätedaten (Seite): 74/75

Aufbau und Ausstattung
Das kompakt und tragbar ausgeführte Einkanalgerät verfügt über ein thermoreaktives Schreibsystem. Es ist defibrillationsgeschützt. Der Tragegriff befindet sich an der rechten Geräteseite. Die Ausführung als Gerätetyp CF der Schutzklasse II läßt auch eine intrakardiale EKG-Abnahme zu. Ein 35Hz-Filter dient zur Unterdrückung von Muskelaktionspotentialen.

Stromversorgung
Die Versorgung mit sechs NiCd-Zellen ermöglicht bei voller Ladung den Betrieb über mindestens 50 min unter maximaler Leistungsaufnahme (≤35 W). Über ein integriertes Netzladeteil kann der Simplex M auch vom Lichtnetz gespeist werden. Bei defekten Akkus wird die Betriebsfähigkeit ohne Einschränkung garantiert.

Bedienungselemente
Die Bedienungselemente für die Ableitungswahl, die Schreibzeiger-Heizungsregulierung und die Nullinienverschiebung sind als Drehschalter, Drehknöpfe und als Rändelrad ausgeführt. Die übrigen Schaltelemente sind Kipp-, Schiebe- oder Tipptastenschalter. Alle Bedienungselemente befinden sich auf der Oberseite des Gerätes.

Meßgrößen
Neben den zwölf Standardableitungen ist eine Testeinstellung vorhanden. Die Wilson-Brustwandelelektroden sind einzeln anzuschließen, d. h. nach jeder Thoraxableitung ist die Elektrode neu zu applizieren.

Kontrollfunktionen
Mittels zweier Leuchten ist eine Kontrolle des Akku-Ladezustands möglich. Zur Anzeige von lockeren Elektroden oder unterbrochenem Patientenkabel ist eine Warnleuchte vorhanden, ein akustisches Signal mahnt zum Ausschalten.

Elektroden und Kabel
Als Standardzubehör werden u. a. ein fünfadriges Patientenkabel incl. Elektrodenleitungen, Extremitäten-Klammerelektroden, eine Saugnapf-Thoraxelektrode und ein Erdkabel mitgeliefert.

tkb Gerätebeschreibung

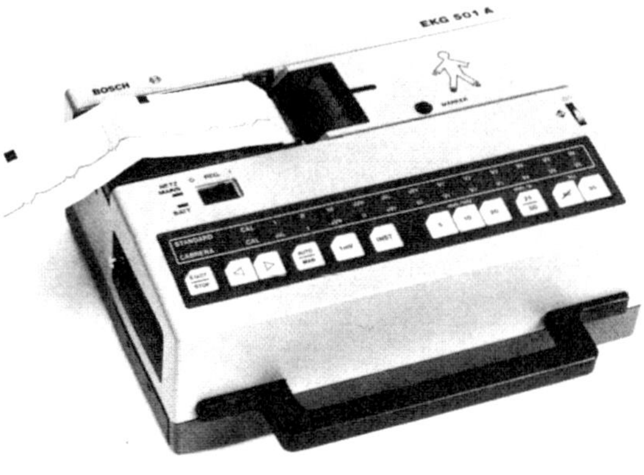

Bosch
EKG 501 A

Abmessungen (B x H x T in mm): 255 x 90 x 205
Gewicht (kg): 3
Richtpreis (DM ohne MwSt.): 4650,-
Marktübersicht (Seite): 8
Gerätedaten (Seite): 74/75

Aufbau und Ausstattung
Das kompakt und tragbar gestaltete Gerät besitzt neben der automatischen Ableitungsfolge (incl. variierbarer Aufzeichnungslänge je Ableitung) Automatiken für die Einblendung des Kalibrierimpulses, die Verstärkungseinstellung, die Nullinienrückstellung und die Schreibzeigerheizung. Die Verstärkungsautomatik ist separat, alle anderen Automatikfunktionen sind gemeinsam abschaltbar. Der automatische Programmlauf kann bei jeder beliebigen Ableitung gestartet werden. Der Patienteneingang ist schwebend gehalten (Floating Input). Der EKG 501 A verfügt über eine Nullrückstellungstaste und eine Schrittmacherimpulsunterdrückung. Er ist in Schutzklasse I, Gerätetyp CF ausgeführt. Der Defibrillationsschutz ist in das Patientenkabel integriert. Es sind zwei Filter zur Eliminierung von Muskelaktionspotentialen bzw. der Netzfrequenz vorhanden. Der Tragegriff befindet sich an der Stirnseite.

Stromversorgung
Drei Betriebsarten sind möglich: Netz, Akku, Trockenbatterien. Bei Akkubetrieb kann das Gerät mit voller Ladung mindestens 50 min netzunabhängig betrieben werden. Die Ladedauer des Akkus beträgt etwa 30 h. Das Netzladeteil ist im Gerät integriert.

Bedienungselemente
Alle Bedienungselemente befinden sich auf der Geräteoberseite. Mit Ausnahme des Netzschalters (Kippschalter), der Nullinienverschiebung (Rändelrad) und der Markertaste sind alle Bedienungselemente als Folientasten ausgeführt, die Funktion wird jeweils durch eine Lampe angezeigt.

Meßgrößen
Die zwölf Standardableitungen können wahlweise in der Abfolge Einthoven/Goldberger/Wilson oder Cabrera/Wilson aufgezeichnet werden. Über Einthoven können - manuell - auch die Ableitungen nach Nehb aufgezeichnet werden. Bei manuellem Betrieb des 501 A kann die Ableitungsumschaltung auch rückwärts erfolgen.

Kontrollfunktionen
Zwei Kontrollampen zeigen Netz- bzw. Batteriebetrieb an.

Elektroden und Kabel
Im mitgelieferten Standardzubehör des EKG 501 A sind u. a. vier Extremitäten-Elektroden mit sechs Bändern, sechs Thorax-Saugelektroden und ein zehnadriges Patientenkabel incl. Elektrodenleitungen enthalten. Das Potentialausgleichskabel dagegen muß gesondert bestellt werden.

Bemerkungen
Der EKG 501 A läßt sich wahlweise mit Rollen- oder Z-Faltpapier betreiben. Er ist serienmäßig mit einem Marker-Schreibzeiger ausgerüstet. Die Aufzeichnung des EKGs wird mit einem elektronischen Fehlerausgleich durch Rückvergleich linearisiert.

Der EKG 501 A ist mit je einem Zusatzeingang und -ausgang versehen.

tkb Gerätebeschreibung

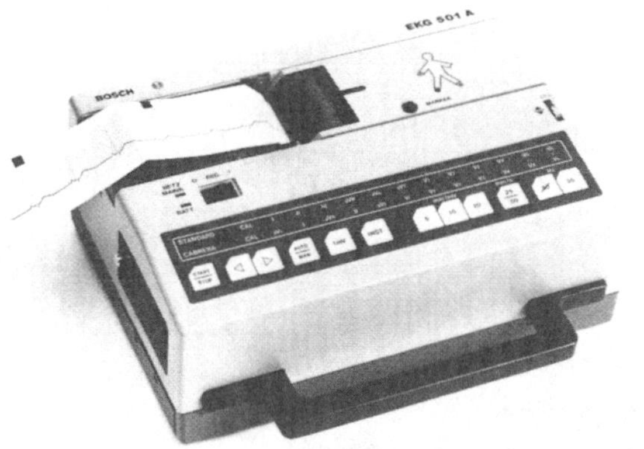

Bosch
EKG 501 M

Abmessungen (B x H x T in mm): 255 x 90 x 205
Gewicht (kg): 3
Richtpreis (DM ohne MwSt.): 3750,-
Marktübersicht (Seite): 7
Gerätedaten (Seite): 76/78

Aufbau und Ausstattung
Der Einkanal-Elektrokardiograph EKG 501 M ist kompakt und tragbar ausgeführt. Die Aufzeichnung des EKG-Signals erfolgt auf thermosensitivem Papier. Es kann Rollen- genauso wie Z-Faltpapier verwendet werden. Das Gerät verfügt über eine Nullrückstellungstaste und eine Schrittmacherimpulsunterdrückung. Das Gerät ist in Schutzklasse I, Gerätetyp CF ausgeführt. Der Defibrillationsschutz ist in das Patientenkabel integriert. Zwei Filter dienen zur Eliminierung von Muskelaktionspotentialen bzw. der Netzfrequenz. Der starre Tragegriff befindet sich an der Stirnseite.

Stromversorgung
Es sind drei verschiedene Betriebsarten möglich: Netz, Akku, Trockenbatterien. Bei Akkubetrieb kann der EKG 501 M mit voller Ladung mindestens 50 min netzunabhängig betrieben werden. Die Ladedauer des Akkus beträgt etwa 30 h. Das Netzladeteil ist im Gerät integriert.

Bedienungselemente
Alle Bedienungselemente befinden sich auf der Geräteoberseite. Mit Ausnahme des Netzschalters (Kippschalter), der Nullinienverschiebung (Rändelrad) und der Markertaste sind alle Bedienungselemente als Folientasten ausgeführt, die Funktion wird jeweils durch eine Lampe angezeigt.

Meßgrößen
Die zwölf Standardableitungen können wahlweise in der Abfolge Einthoven/Goldberger/Wilson oder Cabrera/Wilson aufgezeichnet werden. Über Einthoven können auch die Ableitungen nach Nehb aufgezeichnet werden. Die Ableitungsumschaltung kann auch rückwärts erfolgen.

Kontrollfunktionen
Zwei Kontrollampen zeigen Netz- bzw. Batteriebetrieb an.

Elektroden und Kabel
Im mitgelieferten Standardzubehör des EKG 501 M sind u. a. vier Extremitäten-Elektroden mit sechs Bändern, sechs Thorax-Saugelektroden und ein zehnadriges Patientenkabel incl. Elektrodenleitungen enthalten. Das Potentialausgleichskabel dagegen muß gesondert bestellt werden.

Bemerkungen
Der EKG 501 M kann mit einem Marker-Schreibzeiger nachgerüstet werden. Die Aufzeichnung des EKGs wird mit einem elektronischen Fehlerausgleich durch Rückvergleich linearisiert.

Das Gerät ist mit je einem Zusatzeingang und -ausgang versehen.

tkb Gerätebeschreibung

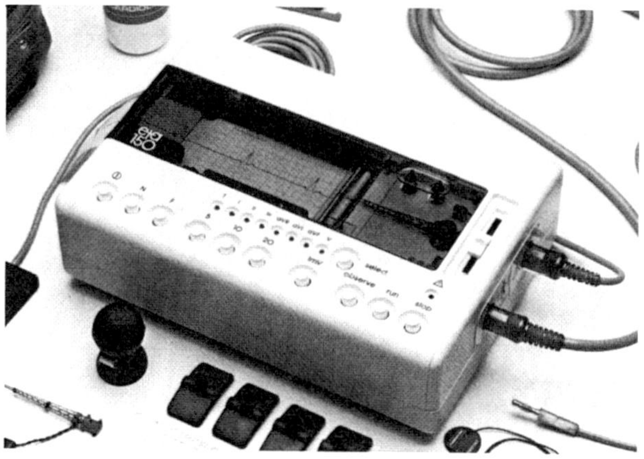

Cardioline
eta 150 DS/eta 150

Abmessungen (B x H x T in mm): 257 x 75 x 178
Gewicht (kg): 4,1
Richtpreis (DM ohne MwSt.): 2950,-/3650,-
Marktübersicht (Seite): 6
Gerätedaten (Seite): 76/78

Aufbau und Ausstattung
Der Einkanal-Elektrokardiograph ist tragbar und kompakt ausgelegt. Zum Transport ist eine Tasche erforderlich, da sich am Gerätegehäuse selbst kein Tragegriff befindet. Das Gerät ist defibrillationsgeschützt. Der eta 150 wird in der Grundausstattung mit Fernbedienung (vier Funktionen) geliefert. Ein 40Hz-Tiefpaßfilter dient zur Unterdrükkung von Muskelaktionspotentialen. Die Aufzeichnung erfolgt auf thermoreaktivem Rollenpapier.

Stromversorgung
Das Gerät ist mit handelsüblichen Batterien (Monozellen) zu betreiben. Außerdem ist ein separater Eingang für Versorgungsgleichspannung (13,6 V) zum Betrieb mit einem separaten Netzteil vorhanden.

Bedienungselemente
Die Schreibzeigerheizung ist als Drehknopf, die Nulllinienverschiebung als Schieberegler ausgeführt. Alle anderen Schaltelemente sind Tipptasten, teilweise mit Funktionsleuchten versehen. Alle Schaltelemente befinden sich auf der Geräteoberseite.

Meßgrößen
Die zwölf Standardableitungen können in der konventionellen Abfolge aufgenommen werden, die Ableitungen nach Wilson jedoch nur einzeln. Zusätzlich ist eine Testeinstellung vorhanden. Über die Einthoven-Anschlüsse und -Einstellung können auch die Ableitungen nach Nehb aufgezeichnet werden.

Kontrollfunktionen
Eine Warnleuchte zeigt das Auftreten von Defibrillationspotentialen, lockere Elektroden oder die Unterbrechung des Signalweges aufgrund eines Kabeldefektes an.

Elektroden und Kabel
Ein fünfadriges Patientenkabel, die Elektrodenleitungen, ein Erdkabel, eine Thorax-Saugelektrode und vier Extremitätenelektroden mit Bändern - die Brustwandelektrode ist nach jeder V-Ableitung neu zu applizieren - sind in der Grundausstattung enthalten. Elektrodenzuleitungen und Patientenkabel sind mit Spezialsteckern lösbar verbunden.

Bemerkungen
Optionell ist ein separates Netzteil zum Betrieb über das Lichtnetz lieferbar. Alphanumerische Kennzeichnungen der Ableitungen und das Kalibriersignal werden automatisch aufgezeichnet. Zur Verringerung der Übergangswiderstände sind die Stecker zwischen Elektroden und Kabeln vergoldet. Das Gerät hat zwei Zusatzausgänge.

Gerätebeschreibung

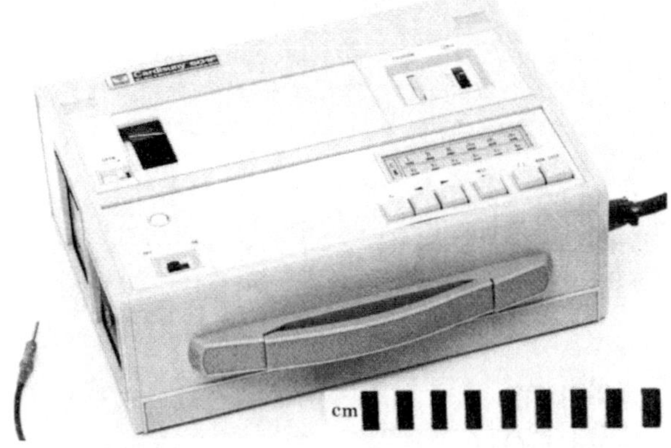

Cardisuny
IC-501 F/IC-501 G

Abmessungen (B x H x T in mm): 288 x 96 x 212
Gewicht (kg): 6,6
Richtpreis (DM ohne MwSt.): 4150,-/4250,-
Marktübersicht (Seite): 7
Gerätedaten (Seite): 77/79

Aufbau und Ausstattung
Das tragbare und kompakte Einkanalgerät wird in zwei Varianten angeboten, die sich nur in bezug auf die Stromversorgung unterscheiden. Der Patienteneingang ist isoliert (Floating Input). Die Aufzeichnung des EKG-Signals erfolgt auf Rollenpapier. Zur Unterdrückung von Wechselspannungs-Störsignalen sind ein Tremor- und ein Netzfrequenzfilter vorhanden. An der Vorderseite des Gerätes befindet sich ein Tragegriff.

Stromversorgung
Der IC-501 F wird alternativ über das Lichtnetz oder einen eingebauten Akku betrieben, der IC-501 G über Netz oder Trockenbatterien. Beide Versionen sind mit einem externen 12 V-Gleichspannungseingang versehen.

Bedienungselemente
Alle Bedienungselemente sind als Tipptasten ausgeführt; die Ableitungswahl erfolgt über eine einzige Fortschalttaste. Die gerade belegte Funktion wird durch eine Leuchtdiode angezeigt. Alle Elemente sind auf der Geräteoberseite plaziert.

Meßgrößen
Die zwölf Standardableitungen sind in konventioneller Reihenfolge manuell aufzeichenbar.

Kontrollfunktionen
Eine Kontrolleuchte gibt Aufschluß über den Ladezustand der Batterien bzw. des Akkus.

Elektroden und Kabel
Sechs Thorax- und Extremitätenelektroden gehören ebenso wie das zehnadrige Patientenkabel mit Elektrodenzuleitungen zur Grundausstattung.

Bemerkungen
Optionell ist eine automatische Kalibrierimpulseinblendung erhältlich, die bei jeder Ableitungsumschaltung erfolgt.

tkb Gerätebeschreibung

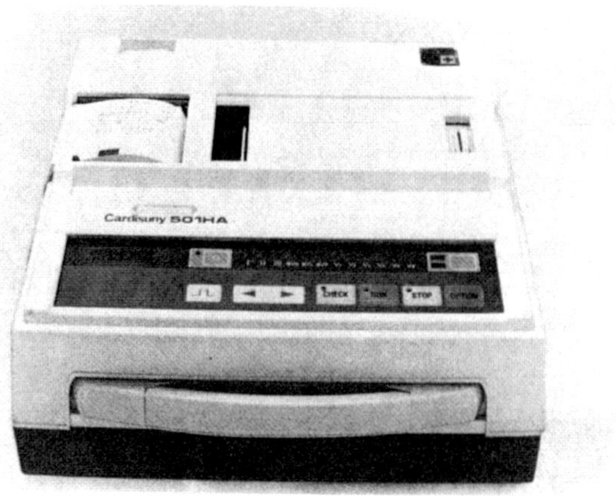

Cardisuny
IC-501 HA

Abmessungen (B x H x T in mm): 286 x 113 x 291
Gewicht (kg): 6
Richtpreis (DM ohne MwSt.): 16 800,-
Marktübersicht (Seite): 9
Gerätedaten (Seite): 77/79

Aufbau und Ausstattung
Das modular, d. h. in Platinentechnik und tragbar ausgeführte Einkanalgerät ist zusätzlich mit einer Auswertelogik (Computer) ausgestattet. Der alphanumerische Ausdruck erfolgt auf dem Registrierpapier 90 s nach der EKG-Aufzeichnung, für die ein abschaltbarer automatischer Programmablauf eingerichtet ist, zusammen mit Kalibrier- und Nullinienautomatik. Die Aufzeichnung des EKGs erfolgt auf thermoreaktivem Rollen- oder Z-Faltpapier. Zur Unterdrückung von Störsignalen sind ein Tremor- und ein 50Hz-Netzfrequenzfilter vorhanden. An der Vorderseite des Gerätes ist ein Tragegriff am Gehäuse angebracht.

Stromversorgung
Der 501 HA ist über Netz zu betreiben. Die maximale Leistungsaufnahme beträgt 40 W.

Bedienungselemente
Mit Ausnahme des Netzschalters (Schiebeschalter) und der Nullinienverschiebung, die mit einem Rändelrad zu bedienen ist, sind alle Schaltelemente als Folientasten ausgeführt (Verlaufsanzeige durch Leuchten). Alle Schaltelemente sind auf der Geräteoberseite plaziert.

Meßgrößen
Die zwölf Standardableitungen werden automatisch oder manuell in konventioneller Reihenfolge aufgezeichnet. Die Auswertung des Rechners umfaßt neben der EKG-Ausmessung, Errechnung der Herzfrequenz und des Herzlagetyps auch die Erstellung eines Diagnosevorschlags.

Kontrollfunktionen
Das Selbsttestprogramm des Gerätes erkennt und meldet alle Fehler, die den Signalweg beeinflussen können.

Elektroden und Kabel
Ein zehnadriges Patientenkabel incl. Elektrodenleitungen, vier Extremitätenelektroden mit Bändern und sechs Thorax-Saugelektroden sowie ein Erdkabel sind im Standardzubehör enthalten.

Bemerkungen
Erhältlich sind laut Herstellerangabe zwei unterschiedliche Analyseprogramme, abgestellt auf die Auswertung der EKGs von Erwachsenen oder Kindern. Der 501 HA verfügt über einen Zusatzeingang und einen Monitorausgang.

Gerätebeschreibung

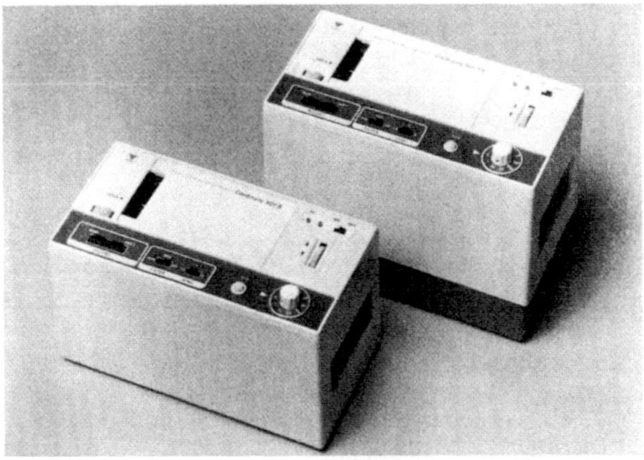

Cardisuny
IC-501 S/IC-501 SA

Abmessungen (B x H x T in mm): 227 x 136 x 116/ 227 x 177 x 116
Gewicht (kg): ohne Batterien, mit Zubehör 4,8/mit Akkus und Zubehör: 6,7
Richtpreis (DM ohne MwSt.): 3120,-/3400,-
Marktübersicht (Seite): 6
Gerätedaten (Seite): 77/79

Aufbau und Ausstattung
Das Einkanalgerät IC-501 S/IC-501 SA, tragbar und kompakt ausgeführt, benötigt zum Transport den in der Grundausstattung enthaltenen Bereitschaftskoffer, da das Gehäuse nicht mit einem Griff versehen ist. Der Patienteneingangskreis ist schwebend gehalten (Floating Input). Der Defibrillationsschutz läßt eine Belastung von vier Kilovolt bis zu 60 s zu. Das Gerät ist mit zwei Filtern zur Unterdrückung der Netzfrequenz bzw. von Muskelaktionspotentialen versehen.

Stromversorgung
Der IC-501 S verfügt über einen separaten Gleichspannungseingang (12 V) und ist für den Betrieb mit acht Batterien, der IC-501 SA für kombinierten Netz-/Akkubetrieb ausgelegt, wobei das Netzladeteil dem Gerät integriert ist.

Bedienungselemente
Der Ableitungswähler wird mit einem Drehschalter, die Nullinienverschiebung mit einem Rändelrad vorgenommen. Die anderen Schaltelemente sind als Kipp- oder Schiebschalter ausgeführt. Alle Elemente sind auf der Geräteoberseite angebracht.

Meßgrößen
Die zwölf Standardableitungen können ohne Unterbrechung in konventioneller Abfolge aufgezeichnet werden. Außerdem ist eine Testeinstellung des Ableitungsdrehwählers vorhanden.

Kontrollfunktionen
Das Gerät ist mit zwei Spannungskontrolleuchten ausgestattet.

Elektroden und Kabel
Vier Plattenelektroden mit Befestigungsbändern, sechs Thorax-Saugelektroden, ein zehnadriges Patientenkabel mit Elektrodenleitungen und ein Erdkabel gehören zum Standardzubehör, das in der Grundausstattung enthalten ist.

Bemerkungen
IC-501 S und IC-501 SA sind mit einem zusätzlichen Signaleingang und einem Skopanschluß ausgestattet.

tkb Gerätebeschreibung

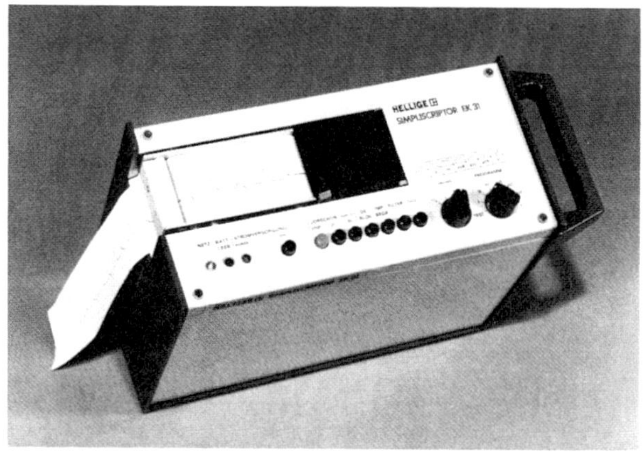

Hellige
Simpliscriptor EK 31

Abmessungen (B x H x T in mm): 290 x 193 x 135
Gewicht (kg): 5,4
Richtpreis (DM ohne MwSt.): 4813,60
Marktübersicht (Seite): 8
Gerätedaten (Seite): 77/79

Aufbau und Ausstattung
Der modular und tragbar ausgeführte EK 31 wird in drei verschiedenen Varianten angeboten. Der Tragegriff ist rechts am Gehäuse angebracht. Alle drei Versionen sind in Schutzklasse II ausgeführt. Die Ausführung mit schwebend gehaltenem Patienteneingang (Floating Input) genügt dem Gerätetyp CF, läßt also auch eine intrakardiale EKG-Ableitung zu. Zur Aufzeichnung ist thermoreaktives Rollenpapier vorgesehen. Zur Unterdrückung von Wechselspannungsstörungen ist ein 25Hz-Muskelfilter in jeder Version vorhanden. Schrittmacherimpulse können durch eine Taste begrenzt und dargestellt werden.

Stromversorgung
Das Gerät kann über Netz und Akku betrieben werden. Das Netzladeteil ist dem Gerät integriert. Ohne oder bei tiefentladenem Akku kann ein Netzbetrieb mit eingeschränkter Aussteuerung durchgeführt werden. Die Ladedauer beträgt ca. 4:00 h, ein netzunabhängiger Betrieb über den Akku ist bis zu etwa 3:30 h möglich.

Bedienungselemente
Zur Positionierung der Nullinie und zur Schreibzeigerheizungsregulierung sind Drehknöpfe vorhanden. Ableitungswahl und Verstärkungseinstellung erfolgen über Drehschalter. Die übrigen Schalter sind als Tasten ausgeführt. Alle Bedienungselemente sind auf der Geräteoberseite angesiedelt.

Meßgrößen
Die zwölf Standardableitungen sind entweder nach konventioneller oder nach Cabrera-Abfolge aufzeichenbar (je nach Geräteversion). Die Ableitungen nach Wilson sind einzeln nacheinander aufzunehmen, jeweils nach Neuapplikation der Thoraxelektrode nach jeder V-Ableitung. Außerdem ist eine Testeinstellung des Ableitungswählers vorhanden.

Kontrollfunktionen
Neben einer Einschaltkontrolleuchte ist eine Ladekontrolleuchte für den Aku vorhandn.

Elektroden und Kabel
Das fünfadrige Patientenkabel incl. Elektrodenleitungen, das Netzkabel, die Potentialausgleichsleitung, die Plattenelektroden für die Extremitäten und die erforderliche Thoraxelektrode sind nicht im vom Hersteller angegebenen Grundpreis enthalten. Patientenkabel und Elektrodenzuleitungen sind fest verbunden (gelötet).

Bemerkungen
Die Ausführung mit Floating Input (optionell) verfügt im Gegensatz zu den beiden Standardausführungen (konventionelle, Cabrera-Abfolge) auch über eine automatische Ableitungsmarkierung. Das Gerät verfügt über einen zusätzlichen Signalausgang.

Gerätebeschreibung

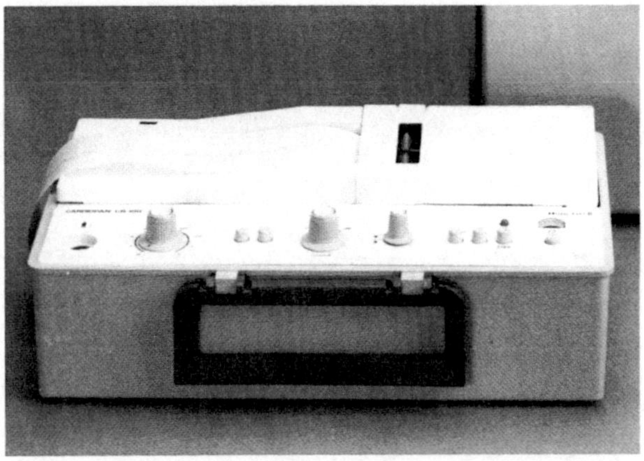

Honeywell
Cardiopan CR 100

Abmessungen (B x H x T in mm): 318 x 184 x 232 (mit Deckel); 308 x 92 x 182 (ohne Deckel)
Gewicht (kg): 3,9; 4,7 incl. Batterien (mit Deckel)
Richtpreis (DM ohne MwSt.): 2595,-
Marktübersicht (Seite): 5
Gerätedaten (Seite): 80/82

Aufbau und Ausstattung
Das Einkanalgerät Cardiopan CR 100 stellt sich kompakt und tragbar dar. Gerätegehäuse und Deckel haben je einen Tragegriff an der Vorderseite. Mit aufgesetztem Deckel ist das Gerät tropfwasserdicht. Die sicherheitstechnische Ausführung erfüllt die Schutzklasse II, Gerätetyp BF. Wechselspannungsstörungen lassen sich durch ein 40Hz-Tiefpaßfilter (Muskelfilter) unterdrücken. Die Registrierung des EKG erfolgt auf thermoreaktivem Rollenpapier. Der Defibrillationsschutz wird bis zu 5000 V bei 400 J (Ws) zugesichert.

Stromversorgung
Acht handelsübliche Monozellen gewährleisten einen netzunabhängigen Betrieb über 4:10 h. Als optionelles Zubehör ist ein kombiniertes Netzladeteil mit zehn eingebauten NiCd-Akkus erhältlich, welches die Monozellen ersetzen kann. Bei reinem Akkubetrieb beträgt die Funktionsdauer 1:40 h. Das Laden der Akkus erfordert etwa zehn Stunden.

Bedienungselemente
Ableitungswähler und Verstärkungseinstellung sind als Drehschalter, die Nullinienverschiebung als Drehknopf ausgeführt. Die übrigen Elemente sind als Tipptasten ausgelegt. Alle Bedienungselemente befinden sich auf der Geräteoberseite.

Meßgrößen
Neben den Einstellungen für Einthoven, Goldberger und Wilson (einzeln, V-Einstellung) in konventioneller Abfolge weist der Ableitungsdrehwähler zwei Nullpositionen auf. Nach jeder V-Ableitung ist die Thoraxelektrode umzusetzen.

Kontrollfunktionen
Ein Drehspulgalvanometer zeigt die Batteriespannung bzw. den Ladezustand an. Außerdem ist eine Einschaltkontrolleuchte vorhanden.

Elektroden und Kabel
Vier Extremitäten-Plattenelektroden mit Bändern und eine Thorax-Saugelektrode gehören ebenso wie das fünfadrige Patientenkabel mit Elektrodenzuleitungen zur Grundausstattung. Das Potentialausgleichskabel ist gesondert zu bestellen.

tkb Gerätebeschreibung

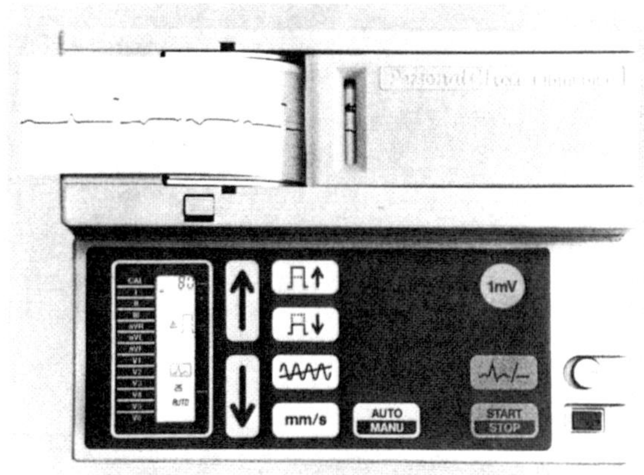

O.T.E. Biomedica
Personal C1

Abmessungen (B x H x T in mm): 250 x 63 x 183
Gewicht (kg): <2
Richtpreis (DM ohne MwSt.): 2900,-
Marktübersicht (Seite): 8
Gerätedaten (Seite): 80/82

Aufbau und Ausstattung
Der tragbare und mit Mikroprozessor ausgestattete Einkanal-Elektrokardiograph kann sowohl im automatischen als auch im manuellen Betrieb eingesetzt werden. Das Gerät selbst hat keinen Tragegriff. Gemeinsam mit dem automatischen Ableitungsprogramm werden auch der Kalibrierimpuls automatisch eingeblendet und die Verstärkungsautomatik eingeschaltet. Das Schreibverfahren fungiert nach dem Thermoreaktivprinzip. Die CF-Ausführung nach IEC läßt auch eine intrakardiale Anwendung zu. Zur Unterdrückung von Muskelaktionspotentialen sind zwei Filter mit unterschiedlichen Nennfrequenzen (25 bzw. 35 Hz) vorhanden. Bis 5 kV Überlastung wird ein Defibrillationsschutz gewährleistet.

Stromversorgung
Mit acht 1,5V-Monozellen oder NiCd-Akkus ist das Gerät netzunabhängig 75 bzw. 45 min zu betreiben. Optionell ist ein seperates Netzteil erhältlich, um den C1 über einen externen Versorgungsspannungseingang zu speisen.

Bedienungselemente
Alle Bedienungselemente, auf der Geräteoberseite angebracht, sind als Folientasten ausgeführt. Die Funktionsanzeige erfolgt über eine Flüssigkristallanzeige (LCD).

Meßgrößen
Außer der Aufnahme der zwölf Standardableitungen in konventioneller Reihenfolge wird auch die Herzfrequenz ermittelt und im LCD angezeigt.

Kontrollfunktionen
Je nach Einstellung schaltet sich das Gerät zwei bzw. zehn Minuten nach dem letzten Programmstart ab, sofern die Batterie oder Akkuspannung als niedrig einzuschätzen ist. Verstärkungs-, Linearitäts- und Zeitkonstantenkontrolle erfolgen im Selbsttest, Absinken der Batterie- oder Akkuspannung werden von einer Kontrolleuchte angezeigt.

Elektroden und Kabel
Sechs Thoraxelektroden und vier Plattenelektroden mit Bändern gehören ebenso wie das zehnadrige Patientenkabel zur Grundausstattung.

Bemerkungen
Zum Transport ist eine Tragetasche erforderlich, die in der Grundausstattung enthalten ist. Das Gerät verfügt über je einen zusätzlichen Eingang bzw. Ausgang.

tkb Gerätebeschreibung

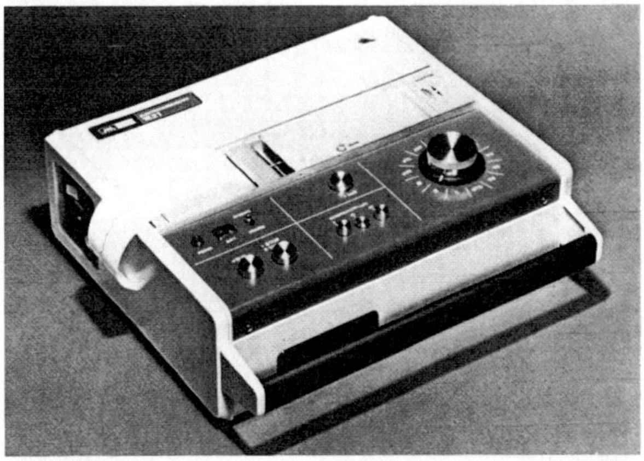

San-ei
1E21/1E22

Abmessungen (B x H x T in mm): 335 x 110 x 328,5
Gewicht (kg): 8
Richtpreis (DM ohne MwSt.): 3590,-
Marktübersicht (Seite): 7
Gerätedaten (Seite): 81/83

Aufbau und Ausstattung
Der kompakte und tragbare Einkanal-Elektrokardiograph wird in zwei Ausführungen geliefert, die sich nur hinsichtlich der Sicherheitsparameter unterscheiden: Der 1E21 ist mit einem schwebend gehaltenen Patienteneingang ausgestattet (Floating Input). Damit verbunden genügt der 1E21 der Schutzklasse I, Gerätetyp CF, ggf. ist also eine intrakardiale Anwendung möglich. San-ei 1E22 ist lediglich in Schutzklasse I, Gerätetyp B ausgeführt. Der Tragegriff ist jeweils am Gehäuse angebracht (Vorderseite). Die EKG-Aufzeichnung erfolgt auf thermosensitivem Rollenpapier. Zur Störspannungsunterdrückung ist ein 50Hz-Netzfrequenzfilter vorhanden.

Stromversorgung
Die Energieversorgung erfolgt entweder aus dem eingebauten Akku (12 V) oder über das Lichtnetz. Bei Netzbetrieb erfolgt eine automatische Aufladung. Der Akku gewährleistet einen netzunabhängigen Betrieb bis zu einer Stunde.

Bedienungselemente
Der Ableitungswähler ist als Drehschalter, die Nullinienverschiebung als Rändelrad ausgeführt; die übrigen Bedienungsfunktionen werden durch Tasten wahrgenommen. Alle Elemente sind auf der Geräteoberseite plaziert.

Meßgrößen
Die zwölf EKG-Standardableitungen werden je durch eine Schalterstellung in klassischer Reihenfolge erfaßt.

Kontrollfunktionen
Zur Einschaltkontrolle dient eine Leuchte, der Ladezustand der Batterie wird durch ein Instrument angezeigt.

Elektroden und Kabel
Im Standardzubehör der Grundausstattung sind neben dem Erdkabel das zehnpolige Patientenkabel, vier Plattenelektroden mit Bändern und sechs Thorax-Saugelektroden enthalten. Elektrodenleitungen und Patientenkabel sind fest miteinander verbunden.

Bemerkungen
Der San-ei 1E21/1E22 ist mit je einem zusätzlichen Eingang und Ausgang versehen.

tkb Gerätebeschreibung

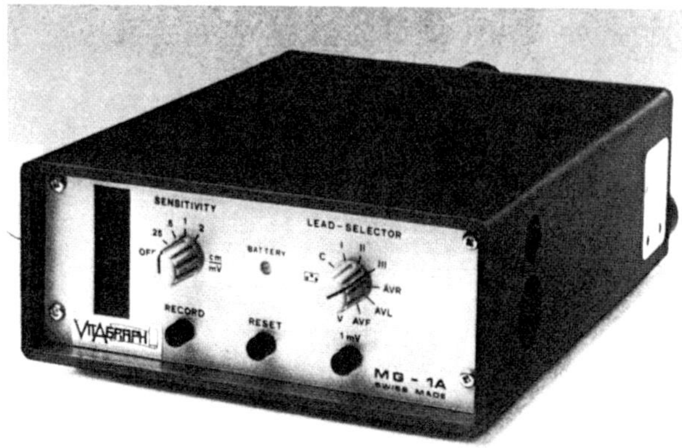

Sanol
Vitagraph

Abmessungen (B x H x T in mm): 148 x 45 x 110
Gewicht (kg): 0,89
Richtpreis (DM ohne MwSt.): 3220,-
Marktübersicht (Seite): 5
Gerätedaten (Seite): 81/83

Aufbau und Ausstattung
Das klein und sehr kompakt konstruierte Gerät ist in erster Linie für den Notfalleinsatz gedacht (vgl. Elektroden). Das zusätzlich erhältliche Netzteil ist in Schutzklasse II ausgeführt. Die EKG-Registrierung erfolgt auf thermoreaktivem Z-Faltpapier. Der Vitagraph hat einen Überspannungsschutz, ist jedoch nicht direkt defibrillationsfest. Zum Transport ist die mitgelieferte Tragetasche erforderlich, am Gerät ist kein Griff angebracht.

Stromversorgung
Die Energieversorgung erfolgt durch sechs 1,5V-Batterien oder NiCd-Akkus. Daneben ist ein externer Gleichspannungseingang (12 V) für ein separates Netzteil (Schutzklasse II) vorhanden. Das Netzteil ist ebenso wie ein separates Ladegerät optionell erhältlich.

Bedienungselemente
Die Drehschalter zur Verstärkungseinstellung und Ableitungswahl sind ebenso wie die übrigen, als Tasten ausgeführten Bedienungselemente an der Gerätevorderseite angebracht.

Meßgrößen
Die Ableitungen nach Einthoven, Goldberger und Wilson (einzeln, V-Einstellung) können neben einer Thorax-Dreipunkt-Ableitung, für die eine besondere Schalterstellung zu wählen ist, aufgezeichnet werden.

Kontrollfunktionen
Eine Leuchtdiode beginnt zu blinken, wenn die Batteriespannung in einen kritischen Bereich abgesunken ist.

Elektroden und Kabel
In der Grundausstattung ist das Gerät mit einer Dreibein-Notfallelektrode (in die Rückwand integriert) zu betreiben. Optionell sind ein fünfadriges Patientenkabel mit fest verbundenen Elektrodenleitungen, Plattenelektroden und eine Thoraxelektrode erwerbbar.

Bemerkungen
Der Vitagraph verfügt nur über eine Papiergeschwindigkeit (25 mm/s). Das Gerät ist baugleich mit dem Schiller Minigraph MG-1A.

Gerätebeschreibung

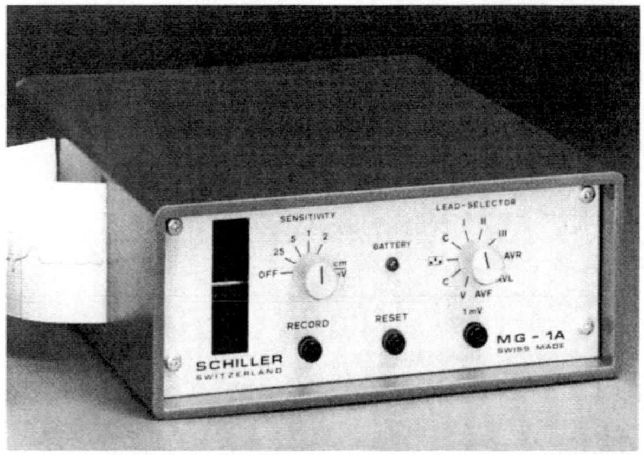

Schiller
Minigraph MG-1A

Abmessungen (B x H x T in mm): 148 x 45 x 110
Gewicht (kg): 0,89
Richtpreis (DM ohne MwSt.): 3220,-
Marktübersicht (Seite): 6
Gerätedaten (Seite): 81/83

Aufbau und Ausstattung
Der Minigraph MG-1A ist als kleiner und sehr kompakter Thermoschreiber - für die Aufzeichnung ist thermoreaktives Z-Faltpapier vorgesehen - für den Notfalleinsatz konzipiert. Das separate, optionell zu beziehende Netzteil oder Ladeteil ist in Schutzklasse II konstruiert. Der Überspannungsschutz gewährleistet keinen direkten Defibrillationsschutz. Da das Gerät am Gehäuse über keinen Griff verfügt, wird zum Transport eine Tragetasche mitgeliefert.

Stromversorgung
Ursprünglich für die Verwendung von Trockenbatterien vorgesehen, kann das Gerät jedoch auch mit NiCd-Akkus (6 x 1,2 V) betrieben werden, von denen zwei Sätze mit einem separaten Ladegerät optionell erworben werden können. Außerdem ist ein Netzgerät erhältlich, mit dem der Einkanalschreiber über einen externen Versorgungsspannungsanschluß (12 V) betrieben werden kann.

Bedienungselemente
Ableitungswahl und Verstärkungseinstellung erfolgen über Drehschalter. Die übrigen Funktionen werden über Tasten betätigt. Alle Elemente sind an der Gerätevorderseite angeordnet.

Meßgrößen
Der Ableitungswähler umfaßt Einstellungen für die Einthoven-, Goldberger- und Wilson-Ableitungen (einzeln: V) neben einer Position für eine Dreipunkt-Notfallableitung auf dem Thorax.

Kontrollfunktionen
Bei Absinken der Batterie- bzw. Akkuspannung in einen Bereich, der die ordnungsgemäße Aufzeichnung nicht mehr gewährleistet, beginnt eine Leuchtdiode zu blinken.

Elektroden und Kabel
In der gelieferten Grundausstattung ist zunächst nur die Notfall-Dreibeinelektrode, die in der Rückwand integriert ist, vorhanden. Als optionelles Zubehör werden ein fünfadriges Patientenkabel incl. fest verbundener Elektrodenleitungen, Plattenelektroden und eine Thorax-Saugelektrode geliefert.

Bemerkungen
Der Minigraph MG-1A ist nur mit einer Papiergeschwindigkeit (25 mm/s) zu betreiben.

tkb Gerätebeschreibung

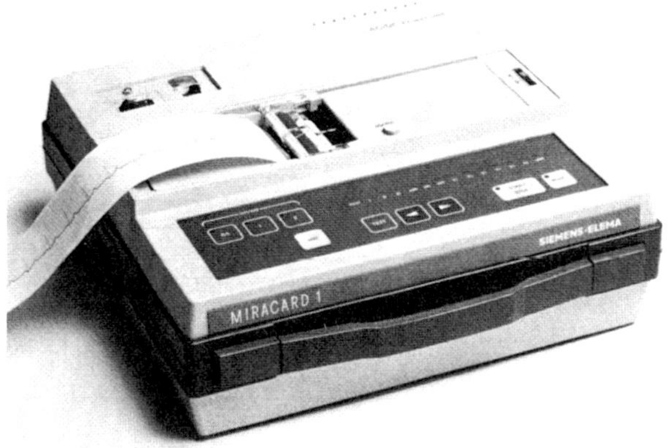

Siemens
Miracard 1

Abmessungen (B x H x T in mm): 327 x 116 x 309
Gewicht (kg): 6,3 (Netzbetrieb), 7,2 (Netz/Akku)
Richtpreis (DM ohne MwSt.): 5040,-
Marktübersicht (Seite): 9
Gerätedaten (Seite): 81/83

Aufbau und Ausstattung
Das kompakte und tragbare Gerät - der Tragegriff befindet sich an der Gerätevorderseite - ist mit einem abschaltbaren automatischen Programmablauf mit automatischer Einblendung des Kalibrierimpulses versehen. Die EKG-Registrierung erfolgt nach dem Thermoreaktivverfahren auf Rollenpapier. Das defibrillationsgeschützte Gerät (ohne genaue Angabe) ist in Schutzklasse I, Gerätetyp CF ausgeführt und verfügt über einen Floating Input. Infolge dessen ist auch eine intrakardiale EKG-Ableitung durchführbar. Netzfrequenz- (50 oder 60 Hz) und Tremorfilter (40 Hz) dienen zur Unterdrückung von Störspannungen.

Stromversorgung
Das Gerät ist für Netzbetrieb vorgesehen. Optionell ist eine Variante mit integriertem Bleiakku und Netzladeteil lieferbar. Dieser Akku (12 V, 1,9 Ah) gewährleistet einen netzunabhängigen Betrieb von 1:30 h.

Bedienungselemente
Der Betriebsschalter ist als Kippschalter, der Umschalter von Netz auf Akkubetrieb (sofern vorhanden) als Schiebeschalter und die Nullinienpositionierung als Rändelrad konzipiert. Darüber hinaus ist eine Markierungstaste vorhanden. Die weiteren Funktionen sind über Folientasten zu schalten. Alle Elemente sind auf der Geräteoberseite angeordnet.

Meßgrößen
Die zwölf Standardableitungen (in konventioneller Reihenfolge) sowie zusätzlich die Ableitung −aVR sind anwählbar. Über die Einthoven-Einstellung sind auch die Ableitungen nach Nehb durchführbar.

Kontrollfunktionen
Neben einer Einschaltkontrolleuchte ist bei der Akkuversion eine Ladeanzeige vorhanden.

Elektroden und Kabel
In der Grundausstattung sind u. a. zunächst nur das zehnadrige Patientenkabel und die lösbaren Elektrodenzuleitungen enthalten. Diverse Elektrodenkombinationen in Zubehörsätzen sind ebenso wie das Erdkabel zusätzlich zu erwerben.

Bemerkungen
Mit Hilfe des mitgelieferten Papierbreitenadapters können drei verschiedene Papierbreiten (50, 60, 63 mm) verwendet werden. Ein zusätzlicher Signal-Gleichspannungseingang und ein Oszilloskopausgang sind vorhanden.

Gerätebeschreibung

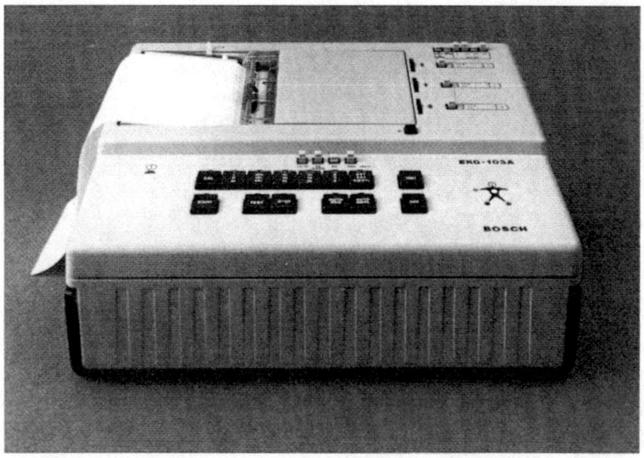

Bosch
EKG-13 A/EKG-103 A

Abmessungen (B x H x T in mm): 425 x 145 x 355
Gewicht (kg): 15
Richtpreis (DM ohne MwSt.): 10 950,-
Marktübersicht (Seite): 13
Gerätedaten (Seite): 84/86

Aufbau und Ausstattung
Der in Modultechnik aufgebaute Dreikanal-Elektrokardiograph wird als tragbar bezeichnet. An der Gerätevorderseite befindet sich ein klappbarer Tragegriff. Das in Schutzklasse II ausgeführte und mit einem Floating Input ausgestattete Gerät verfügt über eine abschaltbare Programmautomatik, in der auch die Aufzeichnungsdauer der einzelnen Ableitungsgruppen enthalten ist. Außerdem sind - ebenfalls abschaltbar - eine automatische Nulllinienpositionierung und eine automatische Verstärkungshalbierung vorhanden. Die Signalaufzeichnung kann in sechs Geschwindigkeiten und vier Empfindlichkeiten bei automatischer Schreibzeigerheizungs-Einstellung auf thermosensitivem Rollen- oder Z-Faltpapier erfolgen. Zur Störspannungsunterdrückung dienen ein 30Hz-Tremor- und ein 50Hz-Netzfrequenzfilter.

Stromversorgung
Die Energieversorgung erfolgt ausschließlich über Netz. Die maximale Leistungsaufnahme beträgt etwa 60 W.

Bedienungselemente
Mit Ausnahme der Rändelräder für die manuelle Nulllinienverschiebung sind alle Bedienungselemente als Tipptasten ausgeführt; der Programmstand wird mit Funktionsleuchten angezeigt. Alle Elemente mit Ausnahme des Netzschalters befinden sich auf der Geräteoberseite.

Meßgrößen
Der EKG-103 A ermöglicht die Ableitungen nach Einthoven/Goldberger (in konventioneller Abfolge), Wilson und Frank; die Version EKG-13 A nach Cabrera, Wilson und Nehb. Beide Varianten verfügen über eine Programmeinstellung für zwei externe Signale zusammen mit der Ableitung II (Einthoven) oder für drei externe Signale.

Kontrollfunktionen
Auf der Geräteoberseite befindet sich eine Einschaltkontrollampe.

Elektroden und Kabel
Das zehnadrige Patientenkabel incl. Elektrodenzuleitungen, sechs Thoraxelektroden, vier Plattenelektroden sind ebenso wie das Patientenausgleichskabel im umfangreichen Zubehör der Grundausstattung enthalten.

Bemerkungen
Neben den übrigen Automatikfunktionen verfügt das Gerät über die Möglichkeit, den Kalibrierimpuls nach jeder Ableitungsgruppe automatisch in jedem Kanal einzublenden. Zur Aufnahme weiterer Signale und zur Wiedergabe auf einem Monitor oder Skop sind zusätzliche Anschlüsse vorhanden. Markierungen können automatisch oder manuell eingeblendet werden. Zur Schnellrückstellung der Nullinie ist eine Taste vorhanden. Die Verstärkungshalbierung kann auch manuell, für jeden Kanal separat, geschaltet werden. Das Gewicht ist für die Bezeichnung "tragbar" erheblich zu groß.

tkb Gerätebeschreibung

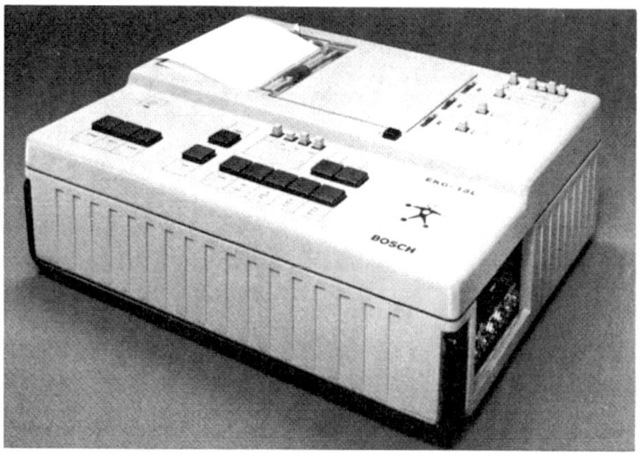

Bosch
EKG-13L/EKG-103L

Abmessungen (B x H x T in mm): 425 x 145 x 355
Gewicht (kg): 13
Richtpreis (DM ohne MwSt.): 9500,-
Marktübersicht (Seite): 10
Gerätedaten (Seite): 84/86

Aufbau und Ausstattung
Das modulare und tragbare Dreikanalgerät besitzt an der Gerätefront einen klappbaren Tragegriff. Die sicherheitstechnische Ausführung umfaßt die Schutzklasse II und einen galvanisch getrennten Patienteneingang (Floating Input). Bei der Aufzeichnung auf thermosensitivem Rollen- oder Z-Faltpapier (sechs Geschwindigkeiten, vier Verstärkungen) paßt sich die Schreibzeigerheizung von selbst der Geschwindigkeit an. Zur Unterdrückung von Störsignalen sind ein 30Hz-Tiefpaß- und ein 50Hz-Bandfilter installiert.

Stromversorgung
Das Gerät ist über einen Netzanschluß zu betreiben. Maximal werden etwa 60 W Leistung aufgenommen.

Bedienungselemente
Die Nullinienverschiebung wird mit Rändelrädern manuell vorgenommen. Die übrigen Funktionen sind über Tipptasten vorzunehmen; dabei wird die gerade aufgezeichnete Ableitungsgruppe durch Leuchten angezeigt. Alle Bedienungselemente sind auf der Geräteoberseite installiert, abgesehen vom Netzschalter.

Meßgrößen
Die Variante EKG-13L ist für die Extremitätenableitungen in Cabrera-Reihenfolge, Wilson und Nehb ausgelegt, der EKG-103L verfügt über Einthoven/Goldberger in konventioneller Abfolge, Wilson und Frank. Beide Typen sind mit einer Einstellung zur Aufnahme von zwei zusätzlichen Signalen zusammen mit der Ableitung II oder für drei externe Signale ausgestattet.

Kontrollfunktionen
Eine Einschaltkontrollampe signalisiert den Betriebszustand.

Elektroden und Kabel
Sechs Thorax- und vier Plattenelektroden für die Extremitäten gehören zusammen mit dem zehnadrigen Patientenkabel zum umfangreichen Zubehör der Grundausstattung.

Bemerkungen
Zur Aufnahme zusätzlicher Signale verfügt das Gerät über separate Eingänge, daneben ist es mit einem Monitorausgang ausgestattet. Markierungen können manuell eingeblendet werden. Zur schnellen Nullinienrückstellung ist eine mit "Inst" bezeichnete Taste vorgesehen. Die Verstärkungseinstellungen lassen sich für jeden Kanal einzeln auf die Hälfte reduzieren.

tkb Gerätebeschreibung

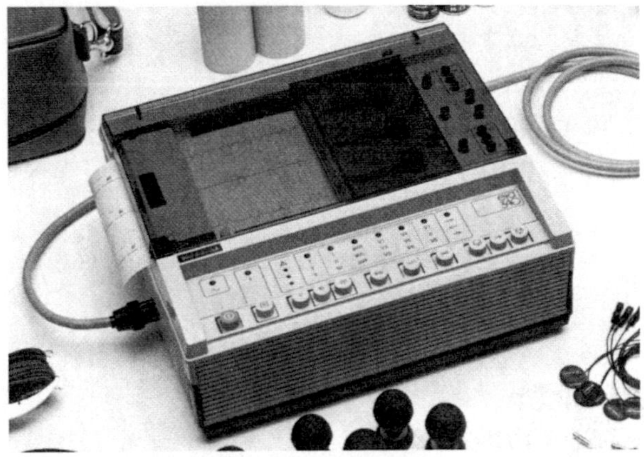

Cardioline
eta 340

Abmessungen (B x H x T in mm): 320 x 120 x 275
Gewicht (kg): 6,3
Richtpreis (DM ohne MwSt.): 9650,-
Marktübersicht (Seite): 12
Gerätedaten (Seite): 85/87

Aufbau und Ausstattung
Das kompakt und tragbar ausgeführte Gerät ist an der Vorderseite mit einem klappbaren Tragegriff versehen. In Schutzklasse II ausgeführt, verfügt der eta 340 über einen Floating Input. Die Aufnahme des EKGs kann mit drei Papiergeschwindigkeiten in drei Verstärkungseinstellungen manuell oder automatisch erfolgen. In der Aufzeichnung auf thermoreaktivem Rollenpapier sind beim automatischen Betrieb drei unterschiedliche Registrierlängen vorwählbar. Das Schreibsystem ist mit einer automatischen Positionierung ausgestattet. Zur Unterdrükkung von Störsignalen ist ein 40Hz-Tiefpaßfilter vorhanden.

Stromversorgung
Der Betrieb des Gerätes kann wahlweise über Netz, Akkus oder Batterien erfolgen. Das integrierte Netzteil fungiert gleichzeitig als Ladeteil für eingesetzte Akkus. Auch ohne eingesetzte oder mit defekten Akkus wird ein einwandfreier Betrieb garantiert. Zusätzlich ist ein externer Versorgungsspannungseingang vorhanden (13,6 V).

Bedienungselemente
Nullinienverschiebung und Temperaturregler für die Schreibzeiger sind als Drehknöpfe ausgeführt. Die übrigen Funktionen sind über Tipptasten mit Funktionsleuchten wahrzunehmen. Alle Tasten bzw. Knöpfe sind auf der Geräteoberseite angesiedelt.

Meßgrößen
Neben den Ableitungen nach Einthoven, Goldberger und Wilson ist ein Ergometrieprogramm (V1, II, V5) wählbar. Zusätzlich können externe Signale, z. B. von einem Phonovorverstärker aufgezeichnet werden.

Kontrollfunktionen
Drei Leuchtanzeigen überwachen Auftreten von Defibrillationspotentialen, Ablösen einer oder mehrerer Elektroden oder nicht ausreichenden Kontakt zwischen Elektrode und Zuleitung sowie die Unterbrechung des Patientenkabels.

Elektroden und Kabel
Das zehnadrige Patientenkabel, sechs Thorax- und vier Plattenelektroden werden u. a. innerhalb des Standardzubehörs mitgeliefert.

Bemerkungen
Der eta 340 ist mit je einem Zusatzeingang und -ausgang versehen. Bei Ableitungswechsel erfolgen alphanumerische Kennzeichnungen der einzelnen Ableitungen. Ebenfalls beim Umschalten wird die Nullinie automatisch stabilisiert.

Gerätebeschreibung

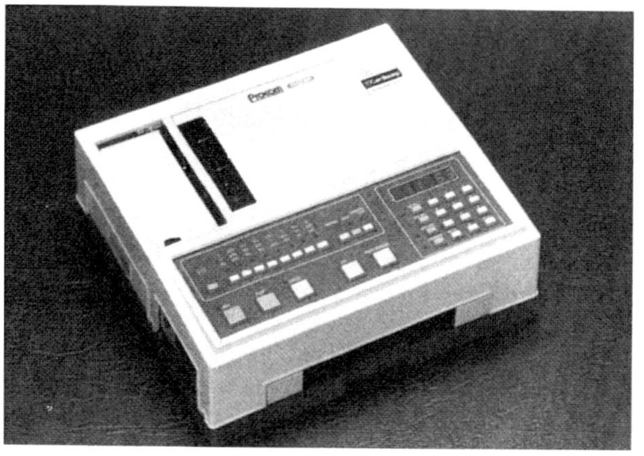

Cardisuny
IC-503 F/IC-503 FA

Abmessungen (B x H x T in mm): 380 x 137 x 327
Gewicht (kg): 10,5/11,5
Richtpreis (DM ohne MwSt.): 11 900,-/36 500,-
Marktübersicht (Seite): 13
Gerätedaten (Seite): 85/87

Aufbau und Ausstattung
Beide Versionen des IC-503 werden als modular und tragbar bezeichnet und sind entweder automatisch oder manuell zu betreiben. Der Tragegriff befindet sich versenkbar an der Gerätevorderseite. Im Gegensatz zum IC-503F ist die Variante IC-503 FA zusätzlich mit einem Auswerterechner bestückt, der auf einer weiteren Rolle Papier Auswertung, Patientendaten und pathologische Veränderungen ausdruckt. Das Auswertungsprogramm läßt sich für Kinder, Erwachsene und die Erfordernisse der Ergometrie einstellen.

Ein Mikroprozessor dient bei beiden Varianten zur Speicherung von Patientendaten. Bei der Eingabe der Daten werden diese in einer Leuchtdiodenanzeige dargestellt.

Sicherheitstechnisch sind die Geräte mit einem isolierten Patienteneingang (Floating Input) versehen. Die Aufzeichnung des EKGs erfolgt auf thermoreaktivem Z-Faltpapier, auf dem auch die eingegebenen Daten mitgeschrieben werden. Die Geräte verfügen neben einem 50Hz-Selektivfilter auch über einen Tremorfilter.

Stromversorgung
Die Stromversorgung erfolgt ausschließlich über Netz. Die Leistungsaufnahme beträgt beim IC-503 F 60 W, beim IC-503 FA 70 W.

Bedienungselemente
Mit Ausnahme der als Schieberegler ausgeführten Nullinienpositionierung sind die Schalt- und Eingabefunktionen über Tipptasten, teilweise mit Leuchten versehen, zu bedienen. Alle Tasten und Regler befinden sich auf der Geräteoberseite.

Meßgrößen
Die zwölf Standardableitungen können konventionell, nach Cabrera oder in selbst gewählter Reihenfolge im Automatik- wie im manuellen Betrieb angewählt werden. Darüber hinaus sind eine Ergometrieeinstellung (V2, V4, V6) und eine Gruppierung Ableitung II mit zwei externen Signalen per Taste wählbar. Die Herzfrequenz wird ermittelt und durch die Leuchtdioden angezeigt.

Kontrollfunktionen
Beide Versionen des IC-503 verfügen über ein vollständiges Selbsttestprogramm. Störungen oder Bedienungsfehler werden angezeigt und die Aufzeichnung gestoppt.

Elektroden und Kabel
Vier Platten-, sechs Thoraxelektroden und ein zehnadriges Patientenkabel mit Elektrodenzuleitungen werden in der Grundausstattung mitgeliefert.

Bemerkungen
Neben der Programmautomatik verfügen beide Varianten über eine automatische Nullinienverschiebung und über eine Kalibrierautomatik, die mit dem Faktor 0,5 oder 0,25 auf die Verstärkung einwirkt.

tkb Gerätebeschreibung

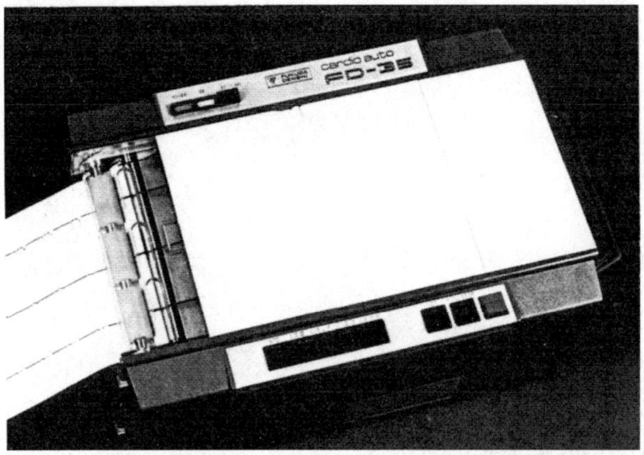

Fukuda
FD-35

Abmessungen (B x H x T in mm): 364 x 170 x 236
Gewicht (kg): 10
Richtpreis (DM ohne MwSt.): 14 170,-
Marktübersicht (Seite): 14
Gerätedaten (Seite): 85/87

Aufbau und Ausstattung
Der tragbare Dreikanal-Elektrokardiograph FD-35, dessen Tragegriff an der rechten Seite angebracht ist, verfügt über einen Floating Input. Ein abschaltbarer automatischer Programmlauf ermöglicht die EKG-Aufzeichnung mit vier Verstärkungseinstellungen bei zwei Geschwindigkeiten auf thermosensitivem Rollenpapier. Die Programmautomatik umfaßt neben der Abfolge der Ableitungen eine Nullinienrückstellung und Ableitungsmarkierungen. Die Registrierzeiten sind geräteintern umschaltbar. Ein Tremorfilter ermöglicht die Unterdrückung von Muskelaktionspotentialen.

Stromversorgung
Der Betrieb des FD 35 erfolgt über das Lichtnetz. Die maximale Leistungsaufnahme liegt knapp unter 60 W.

Bedienungselemente
Die Nullinienverschiebungen erfolgen durch Drehknöpfe, die Heizzeigereinstellungen durch Drehregler, zu deren Bedienung ein Schraubenzieher erforderlich ist. Netzschalter und Papiergeschwindigkeitswahl sind als Drucktasten ausgebildet; die übrigen Elemente sind Tipptasten mit Funktionsleuchten.

Meßgrößen
Innerhalb des Automatikprogramms werden die zwölf Standardableitungen in konventioneller Reihenfolge aufgezeichnet; manuell sind außerdem drei beliebige Ableitungen in einer Gruppe kombinierbar.

Elektroden und Kabel
Das zehnadrige Patientenkabel incl. Elektrodenzuleitungen, vier Platten- und sechs Saugelektroden werden in der Grundausstattung mitgeliefert.

Bemerkungen
Neben einem Zusatzeingang für externe Signale ist das Gerät mit drei Signalausgängen versehen.

tkb Gerätebeschreibung

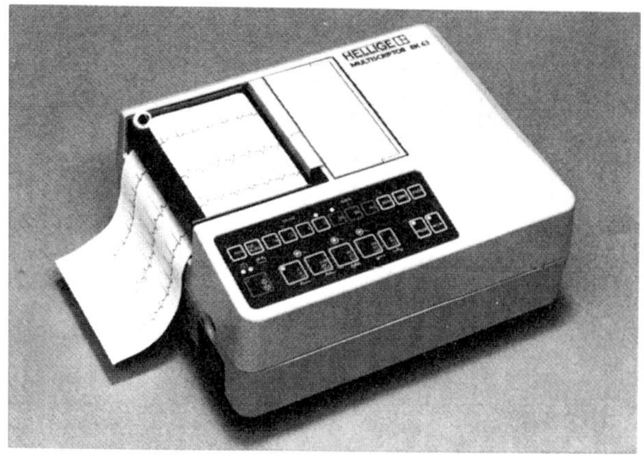

Hellige
Multiscriptor EK 43

Abmessungen (B x H x T in mm): 325 x 161 x 275
Gewicht (kg): 7,2
Richtpreis (DM ohne MwSt.): 9573,10
Marktübersicht (Seite): 11
Gerätedaten (Seite): 85/87

Aufbau und Ausstattung
Für den modular aufgebauten EK 43 werden insgesamt vier Varianten angeboten: für Netzbetrieb, für Akku-/Netzbetrieb, für Netzbetrieb mit Automatikprogramm und für Netz-/Akkubetrieb mit Automatikprogramm. Sofern eine Automatik vorhanden ist, werden neben dem Programmlauf auch eine Einstellung der Grundwerte (zu Beginn), die Nullinienrückführung und die Einblendung des Kalibrierimpulses automatisiert. Die sicherheitstechnische Ausführung genügt der Schutzklasse II, Gerätetyp CF, eine intrakardiale Anwendung ist also ebenfalls möglich; der Patienteneingang ist schwebend gehalten (Floating Input).

Die EKG-Aufzeichnung erfolgt auf thermoreaktivem Rollenpapier. Dazu sind vier Geschwindigkeiten und vier Verstärkungen wählbar. Tremor- und Netzfrequenzfilter unterdrücken entsprechende Störsignale. Schrittmacherimpulse können zeitlich gedehnt und in der Amplitude begrenzt werden.

Stromversorgung
Je nach Bestellung wird der EK 43 für reinen Netzbetrieb oder für alternativen Netz-/Akkubetrieb ausgestattet. Maximal werden 50, durchschnittlich während des Betriebes jedoch etwa 25 W Leistung aufgenommen.

Bedienungselemente
Sämtliche Funktionen des Gerätes mit einer einzigen Ausnahme - der Netzschalter befindet sich an der Geräteseite und ist als Drucktaste ausgeführt - werden über Folientasten bedient. Der Programmstand ist an Leuchtdioden zu erkennen.

Meßgrößen
Die zwölf Standardableitungen können im Automatikbetrieb in konventioneller Reihenfolge oder nach geräteinterner Umschaltung in Cabreraabfolge aufgezeichnet werden. Manuell ist noch eine weitere Einstellung für zwei externe Signale zusammen mit der Ableitung II eingerichtet.

Kontrollfunktionen
Einschalt-, Batterie- und Elektroden-Kontrolleuchten geben über die entsprechenden Funktionen Aufschluß.

Elektroden und Kabel
Netz- und Patientenkabel mit verlöteten Elektrodenzuleitungen, Thorax- und Plattenelektroden werden ebenso wie ein Potentialausgleichskabel bei Bestellung getrennt berechnet.

Bemerkungen
Für die Aufnahme von drei externen Signalen und die Darstellung auf einem Skop sind zusätzliche Ein- und Ausgänge vorhanden.

tkb Gerätebeschreibung

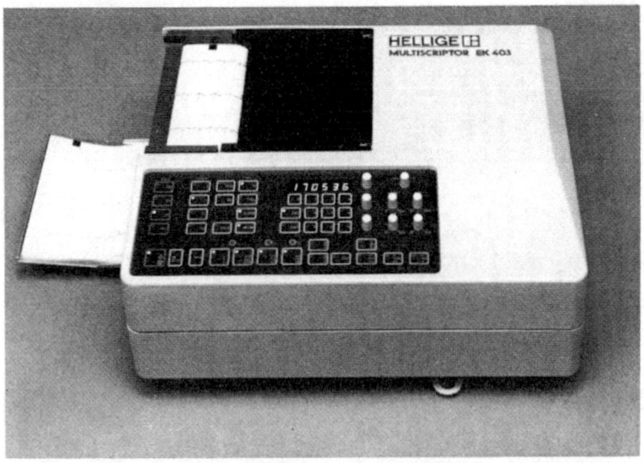

Hellige
Multiscriptor EK 403 t/EK 403 p

Abmessungen (B x H x T in mm): 440 x 200 x 370
Gewicht (kg): 14
Richtpreis (DM ohne MwSt.): 13 774,50/13 903,40
Marktübersicht (Seite): 14
Gerätedaten (Seite): 88/90

Aufbau und Ausstattung
Der modular konstruierte Dreikanal-Elektrokardiograph ist mit zwei verschiedenen Schreibsystemen erhältlich: als Thermo- und als Pigmentschreiber. In der Ausführung mit Thermoreaktivsystem kann das Gerät auch mit einem Datendrucker ausgestattet geliefert werden. Die Eingabedaten wie Datum und Patientennummer werden in einer Leuchtdiodenanzeige dargestellt. Neben einer automatischen Ableitungsfolge (incl. Formatierung) sind als weitere Automatikfunktionen Verstärkungshalbierung und Beschriftung vorhanden. Alle Funktionen sind separat nutzbar, so daß z. B. auch bei manueller Ableitungswahl eine konstante Registrierlänge eingehalten werden kann. Die Schutzklasse I in Verbindung mit Gerätetyp CF und einem Floating Input gestattet auch eine intrakardiale Anwendung.

Die Signalaufzeichnung auf Z-Faltpapier läßt sich in sechs Geschwindigkeiten und vier Grundempfindlichkeiten durchführen. Zur Unterdrückung von Störspannungen dienen ein Netzfrequenz- und ein Tremorfilter.

Stromversorgung
Die Energieversorgung erfolgt durch Netzanschluß. Beim Betrieb werden maximal 95 W Leistung aufgenommen.

Bedienungselemente
Alle für die EKG-Aufzeichnung erforderlichen Bedienungselemente sind als Folientasten mit Funktionsleuchten ausgeführt und befinden sich auf der Geräteoberseite. Lediglich der Netzschalter (als Kippschalter ausgeführt) ist an der linken Seitenfläche zu finden.

Meßgrößen
Die zwölf Standardableitungen können in konventioneller Reihenfolge oder nach geräteinterner Umschaltung in Cabrera und Wilson automatisch oder manuell aufgezeichnet werden. Im manuellen Betrieb sind auch die Ableitungen nach Nehb und Frank registrierbar.

Kontrollfunktionen
Für den Techniker ist eine Leistungsprüfung durch zwei integrierte Testprogramme gegeben. Der Anwender erhält durch drei Elektrodenkontrolleuchten Aufschluß über nicht einwandfrei applizierte Elektroden, mangelhafte Signalqualität, zu hohe Polarisationsspannung, abgefallene Elektroden und Leitungsunterbrechung.

Elektroden und Kabel
Wie alles Zubehör werden das zehn- oder vierzehnadrige Patientenkabel und die Elektroden bei Bestellung gesondert berechnet. Patientenkabel und Elektrodenzuleitungen können wahlweise fest verlötet oder steckbar bezogen werden.

Bemerkungen
Der EK 403 ist auch als Multigraph lieferbar; in dieser Ausführung ist ergänzend die Herzschallaufzeichnung mit den entsprechend integrierten Filtern möglich.

Alle Varianten verfügen über die Möglichkeit der Aufzeichnung externer Signale über z. B. Infratonaufnehmer und der Darstellung von drei Signalen auf Monitor(en).

tkb Gerätebeschreibung

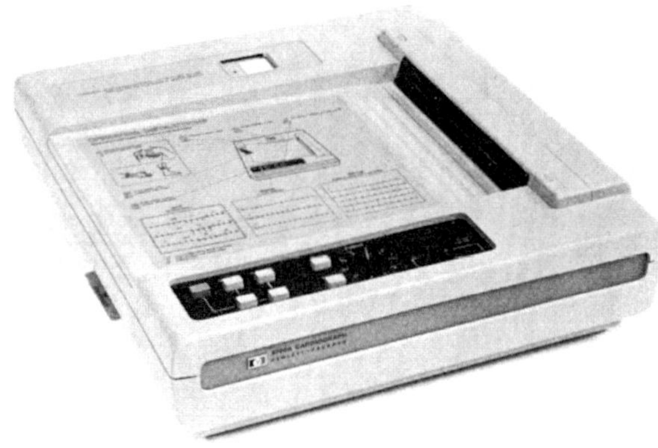

Hewlett Packard
4700 A

Abmessungen (B x H x T in mm): 394 x 112 x 422
Gewicht (kg): 8,5
Richtpreis (DM ohne MwSt.): 15 000,-
Marktübersicht (Seite): 15
Gerätedaten (Seite): 88/90

Aufbau und Ausstattung

Das mikroprozessorgesteuerte, mit einer fünfstelligen LED-Anzeige ausgestattete Tischgerät ist kein Direktschreiber, sondern ein Plotter.

Die digital gespeicherten EKG-Signale können in verschiedenen Formaten bei insgesamt acht Geschwindigkeiten und vier Verstärkungen aufgezeichnet werden. Dazu stehen drei Programme zur Verfügung: Automatik, manuell, Rhythmus.

Die Registrierung erfolgt auf Einzelblattpapier, z. B. DIN A 4; bei Automatikbetrieb laufen drei Ableitungen parallel, dazu eine Ableitung als Rhythmusstreifen, bei manuellem Betrieb 3, 2x3 oder 6 Ableitungen untereinander; bei Rhythmuseinstellung bis zu 16 Spuren, zeitlich nachgeschaltet. Die gespeicherten Signale (bis zu etwa 30 min Länge) lassen sich beliebig oft wieder abrufen und aufzeichnen. Die Aufzeichnung erfolgt durch Tintenstift, so daß jede beliebige Papierart benutzt werden kann. Automatisch können auch die Ableitungscodierung (alphanumerisch), eine Filterzuschaltung und Markierungen der Ableitungswechsel ausgeführt werden. Das Gerät ist in Schutzklasse I, Gerätetyp CF ausgeführt. Defibrillationsimpulse bis 400 J werden unterdrückt. Zur Eliminierung von Muskelationspotentialen ist ein 40Hz-Filter vorhanden. Die untere Grenzfrequenz kann von 0,05 auf 0,5 Hz angehoben werden.

Stromversorgung

Der HP 4700 A wird über Netz betrieben. Die maximale Leistungsaufnahme liegt unter 60 W.

Bedienungselemente

Die Ableitungsschaltung erfolgt durch einen Drehwähler; der Netzschalter ist als Kippschalter, die übrigen Bedienungselemente sind als Tipptasten ausgeführt; alle Elemente befinden sich auf der Geräteoberseite.

Meßgrößen

In der Automatikfunktion lassen sich die zwölf Standardableitungen in konventioneller Reihenfolge und eine Rhythmusspur aufzeichnen. Im manuellen Betrieb sind Sonderableitungen, voreingestellt II, aVF, V5, frei wählbare Ableitungsgruppen (also z. B. Cabrera) und mit einem optionellen Spezialkabel die Ableitungen nach Frank aufzeichenbar.

Kontrollfunktionen

Das Gerät ist mit einem Selbsttestprogramm ausgestattet. Der Mikroprozessor ermittelt nach jedem Einschalten der Netzspannung oder auf manuellen Abruf einen eventuellen Fehlercode, der in der LED-Anzeige dargestellt und auf dem Papier ausgeschrieben wird.

Elektroden und Kabel

Ein zehnpoliges Patientenkabel mit Elektrodenleitungen, vier Extremitätenelektroden und sechs Thorax-Saugelektroden sind im Preis der Grundausstattung enthalten. Für die Frankableitungen ist optionell ein spezielles Kabel erhältlich. Ein Potentialausgleichskabel ist offenbar nicht lieferbar.

Bemerkungen

Zur Darstellung auf einem Monitor, zur Fernübertragung oder zum Anschluß an einen Rechner ist ein separater Signalausgang vorhanden; Frequenzen bis zu 500 Hz können weiterverarbeitet werden.

Gerätebeschreibung

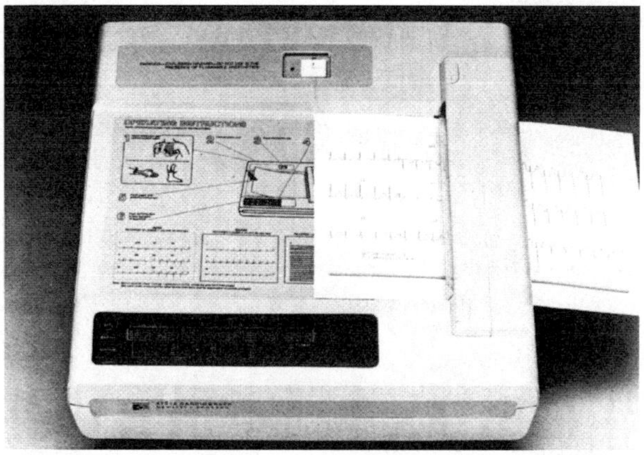

Hewlett Packard
4750 A

Abmessungen (B x H x T in mm): 394 x 112 x 422
Gewicht (kg): 8,5
Richtpreis (DM ohne MwSt.): 21 000,-
Marktübersicht (Seite): 15
Gerätedaten (Seite): 89/91

Aufbau und Ausstattung
Auch der 4750 A ist ein als mikroprozessorgesteuerter Plotter ausgeführtes Tischgerät. Die EKGs von maximal zehn Patienten lassen sich digitalisiert intern speichern. Sie können in verschiedenen Formaten mit insgesamt acht Geschwindigkeiten und vier Empfindlichkeiten ausgeschrieben werden. Die Registrierung erfolgt in drei Versionen: Automatik, manuell, Rhythmus auf Einzelblattpapier. Im Automatik-Betrieb werden drei Ableitungen parallel, dazu eine Rhythmusableitung geschrieben; bei manuellem Betrieb 3, 2x3 oder 6 Ableitungen. Die Rhythmuseinstellung ermöglicht die Aufzeichnung von maximal 16 Streifen auf einem Blatt zeitlich nacheinander. Zur Aufzeichnung werden Tintenstifte verwendet. Der 4750 verfügt über eine Flüssigkristallanzeige, über die die Eingabe von bis zu 17 Daten, die auf dem Papier mitgeschrieben werden, möglich ist. Die sicherheitstechnische Ausführung genügt Schutzklasse I, Gerätetyp CF. Defibrillationsschutz wird bis 400 J gewährt.

Ein Tiefpaßfilter mit einer Nennfrequenz von 40 Hz ermöglicht die Unterdrückung von Muskelaktionsspannungen. Die untere Grenzfrequenz kann von 0,05 auf 0,5 Hz angehoben werden.

Stromversorgung
Das Gerät ist an das Lichtnetz anzuschließen. Die maximale Leistungsaufnahme beträgt 75 W.

Bedienungselemente
Der Netzschalter ist als Kippschalter ausgeführt. Alle übrigen Funktionen werden über Tasten bedient. Sie sind auf der Geräteoberfläche installiert.

Meßgrößen
Die Automatikeinstellung zeichnet die zwölf Standardableitungen und eine Rhythmusspur auf. Im manuellen Betrieb sind weitere Ableitungsgruppen möglich: Sonderableitungen (voreingestellt auf II, aVF, V5), frei wählbare Ableitungen (also z. B. Cabrera) und mit einem optionellen Spezialkabel die Ableitungen nach Frank.

Kontrollfunktionen
Ein Selbsttestprogramm überprüft beim Einschalten und auf manuellen Abruf alle Funktionen. Fehler werden in einem Code angezeigt und ausgeschrieben.

Elektroden und Kabel
Sechs Thorax-, vier Plattenelektroden und ein zehnadriges Patientenkabel sind im Grundpreis enthalten. Ein Potentialausgleichskabel ist offenbar nicht erhältlich.

Bemerkungen
Optionell kann der Speicher erweitert werden, so daß bis zu 20 bzw. 40 Patienten-EKGs incl. Daten gespeichert werden können. Außerdem ist eine schriftliche Auflistung aller gespeicherten Patientendaten auf Abruf möglich.

tkb Gerätebeschreibung

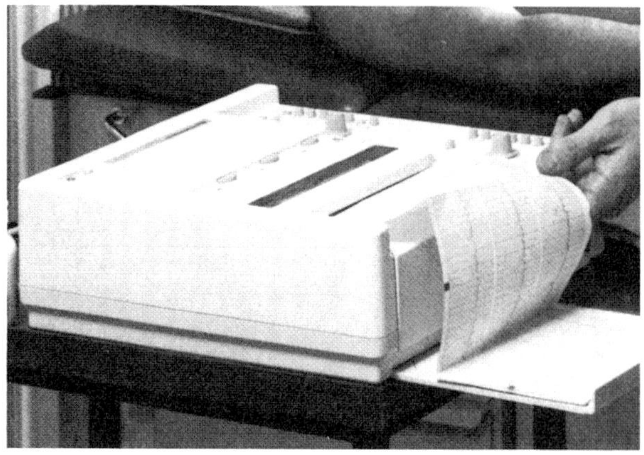

Honeywell
Cardiopan CR 300

Abmessungen (B x H x T in mm): 340 x 120 x 310
Gewicht (kg): 10,7
Richtpreis (DM ohne MwSt.): 8650,-
Marktübersicht (Seite): 10
Gerätedaten (Seite): 89/91

Aufbau und Ausstattung
Der Dreikanal-Elektrokardiograph CR 300 ist ein Tischgerät, ausgestattet mit einer abschaltbaren Formatierungsautomatik, d. h., jede manuell zu schaltende Ableitungsgruppe wird in gleicher, vorgewählter Länge aufgezeichnet, anschließend stoppt das Gerät.

Die Registrierung erfolgt auf thermoreaktivem Z-Faltpapier. Wählbar sind fünf Empfindlichkeiten und drei Papiergeschwindigkeiten. Schutzklasse I und Gerätetyp CF garantieren auch eine gefahrlose intrakardiale EKG-Aufzeichnung. Der Eingangskreis für das EKG-Signal ist gesondert isoliert (Floating Input). Zur Unterdrückung von Wechselspannungsstörungen dient ein Tiefpaß. Am unteren Rand des Registrierpapiers können mit einer Markierungstaste durch Linien Kennzeichnungen vorgenommen werden.

Stromversorgung
Der CR 300 wird an das Lichtnetz angeschlossen. Die höchste Leistungsaufnahme liegt unter 60 W.

Bedienungselemente
Ableitungs- und Verstärkungseinstellung werden durch Drehschalter, die Nullinienverschiebung durch Rändelräder bedient. Die übrigen Bedienungselemente sind als Tipptasten ausgeführt; alle Funktionen werden an der Geräteoberfläche geschaltet.

Meßgrößen
Die Schaltstellungen für Einthoven, Goldberger, Wilson (zwei), Cabrera (zwei), Frank und externe Signale sowie eine Kalibrationseinstellung sind am Ableitungswähler neben der Nullposition einstellbar.

Kontrollfunktionen
Eine Netzkontrolleuchte gibt Aufschluß über den momentanen Betriebszustand.

Elektroden und Kabel
Ein zehnadriges Patientenkabel mit Elektrodenleitungen, sechs Thorax- und vier Plattenelektroden gehören zum mitgelieferten Standardzubehör. Für die Ableitungen nach Frank ist ein gesondertes achtpoliges Kabel erforderlich.

Bemerkungen
Zum Anschluß von Zusatzgeräten, z. B. Elektromanometer und Kardioskop, sind je ein separater Ein- und Ausgang vorhanden.

tkb Gerätebeschreibung

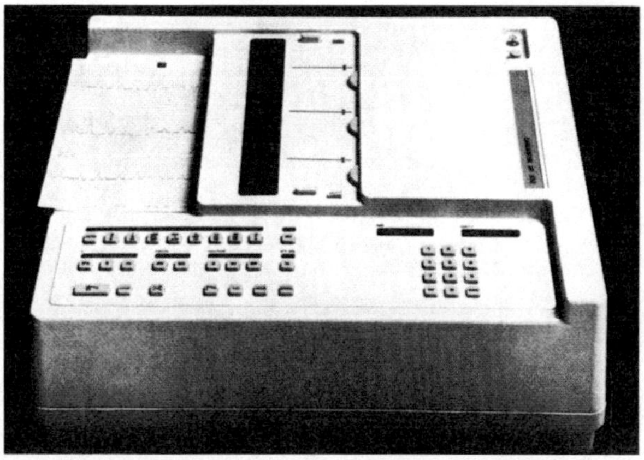

Honeywell
Cardiopan CR 330/ER 330

Abmessungen (B x H x T in mm): 340 x 120 x 310/340 x 165 x 390
Gewicht (kg): 10,7/13,6
Richtpreis (DM ohne MwSt.): 9345,-/12 600,-
Marktübersicht (Seite): 12
Gerätedaten (Seite): 89/91

Aufbau und Ausstattung
Das Dreikanal-Tischgerät verfügt über eine Programmautomatik incl. Grundeinstellung bei Einschalten, ist aber auch manuell zu betreiben. Mit Hilfe eines Mikroprozessors läßt sich die Ableitungsfolge jeweils individuell vorgeben. Die Registrierdaten, d. h. die gerade gewählte Ableitung, eine der beiden Papiergeschwindigkeiten und eine der drei Verstärkungseinstellungen werden mittels Buchstaben und Ziffern automatisch mitgeschrieben. Bei Aufzeichnung der Thoraxableitungen kann die Eingangsempfindlichkeit durch Drücken einer Taste halbiert werden. Die Registrierung erfolgt auf thermoreaktivem Z-Faltpapier, auf dem auch auf dem unteren Rand eine bis zu sechstellige Patientennummer und das Datum geschrieben werden, sofern sie über zugeordnete Leuchtdiodenanzeigen eingegeben werden. Der in Schutzklasse I und Gerätetyp CF ausgeführte Cardiopan ist mit einem Floating Input ausgestattet. Ein Defibrillationsschutz wird bis 5 kV und 400 J gewährleistet. Wechselspannungstörungen lassen sich mit einem Tremorfilter unterdrücken. Neben der automatischen Kennzeichnung ist eine Markierungstaste für manuelle Kennzeichnungen vorhanden.

Stromversorgung
Das Gerät ist für Netzbetrieb ausgelegt. Im Stand-by-Betrieb (ohne Papierlauf) beträgt die Leistungsaufnahme 25 W. Die maximal aufgenommene Leistung liegt unter 60 W.

Bedienungselemente
Abgesehen von den als Rändelrädchen ausgeführten Reglern für die Nullinienverschiebung sind alle Schaltfunktionen über Tipptasten auszuführen.

Meßgrößen
Zusätzlich zu den zwölf Standardableitungen - die Extremitätenableitungen in konventioneller und Cabreraabfolge - können auch die Ableitungen nach Frank aufgezeichnet werden.

Kontrollfunktionen
Eine Netzkontrolleuchte gibt Aufschluß über den Einschaltzustand.

Elektroden und Kabel
Ein zehnadriges Patientenkabel incl. Elektrodenzuleitungen ist ebenso wie sechs Brustwand- und vier Plattenelektroden im Grundpreis enthalten. Ein Patientenausgleichskabel muß zusätzlich bestellt werden.

Bemerkungen
Für Signale externer Geräte und den Anschluß eines Monitors sind Ein- und Ausgang vorhanden.

Als ER 330 ist das Gerät auf ein Zusatzteil mit eigener Tastatur aufgesetzt. Dadurch werden für die Ergometrie die Lasteinstellungen, Intervallzeiteinstellungen und Einstellung des Herzfrequenzalarms ermöglicht. Für die zusätzlichen Bedienungsfunktionen sind drei weitere Leuchtdiodenanzeigen vorhanden. Die Ergometriedaten werden auf dem EKG-Papier protokolliert.

tkb Gerätebeschreibung

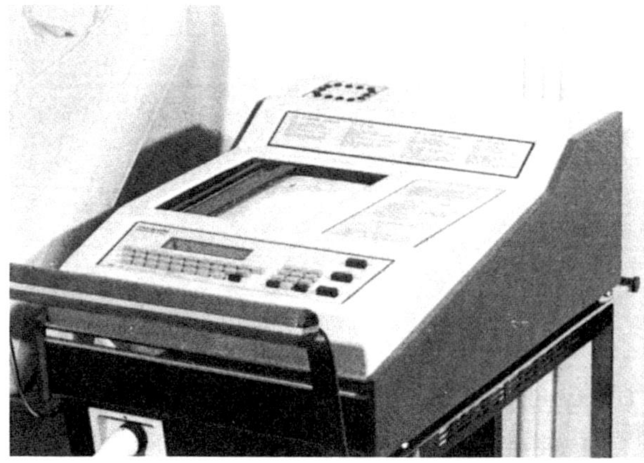

Marquette
MAC II

Abmessungen (B x H x T in mm): 445 x 950 x 810
Gewicht (kg): 56,2
Richtpreis (DM ohne MwSt.): 40 000,-
Marktübersicht (Seite): 16
Gerätedaten (Seite): 89/91

Aufbau und Ausstattung
Der Dreikanal-Elektrokardiograph MAC II wird als Einheit mit einem in den Wagen eingesetzten Analysenrechner geliefert. Die Auswertung erstreckt sich auf Ermittlung der Herzfrequenz, QRS-Dauer, P-, R-, T-Achsenlage, des PR-Intervalls und der QT-Zeit sowie auf Hinweise bezüglich pathologischer Veränderungen. Darüber hinaus können über eine Digitalanzeige Patientendaten eingegeben werden. Die EKG-Signale aus allen Ableitungen werden gleichzeitig in digitale Form umgewandelt und gespeichert. Die Aufnahme ist automatisch und in manueller Anwahl der Ableitungen möglich. Die Aufzeichnung erfolgt nach dem Digitalisieren in der üblichen Weise, beim MAC II mit Drucktintenverfahren auf keramikbeschichtetem vorperforiertem Rollenpapier. Das Papier registriert neben den EKG-Kurven die ermittelten Werte und Hinweise, die Auflistung der Ableitungen in der gewählten Reihenfolge, den Patientennamen, Alter, Größe, Gewicht, Geschlecht, Patientennummer, verabreichte Medikamente, Blutdruck, Papiergeschwindigkeit, Verstärkung, Datum und Uhrzeit.

Die Aufzeichnung der Daten erfolgt durch einen Thermodrucker. Bei fünf Papiergeschwindigkeiten lassen sich vier Empfindlichkeiten einstellen. Ein Defibrillationsschutz wird bis zu 5 kV gewährleistet. Das Gerät ist in Schutzklasse I ausgeführt; zur Unterdrückung von Wechselspannungsstörungen ist ein 35Hz-Tremorfilter vorhanden.

Stromversorgung
Der MAC II ist für den Betrieb mit 220 V Wechselspannung eingerichtet. Bis zu 200 W Leistung werden maximal aufgenommen.

Bedienungselemente
Alle Schaltfunktionen und die Dateneingabe werden über Drucktasten vorgenommen.

Meßgrößen
Die zwölf Standardableitungen und die Ableitung –aVR lassen sich aufzeichnen.

Kontrollfunktionen
Der Kardiograph verfügt über ein Selbsttestprogramm, das die Funktionen des Gerätes und des Aufnahmesystems an Kabeln und Elektroden überprüft und Störungen erkennt und meldet. Geräteintern werden überwacht Funktion des Rechners, Frequenzen, Kalibrationsimpuls, Papiergeschwindigkeiten, Rauschen, Linearität, Verstärkung, Schreibzeigerandruck und das System zur Patientensicherung.

Elektroden und Kabel
Das zehnpolige Patientenkabel und zehn Elektrodenleitungen sowie zehn Thorax- und vier Plattenelektroden werden in der Grundausführung mitgeliefert.

Bemerkungen
Ein Zusatzausgang ermöglicht den Anschluß eines Skops.

tkb Gerätebeschreibung

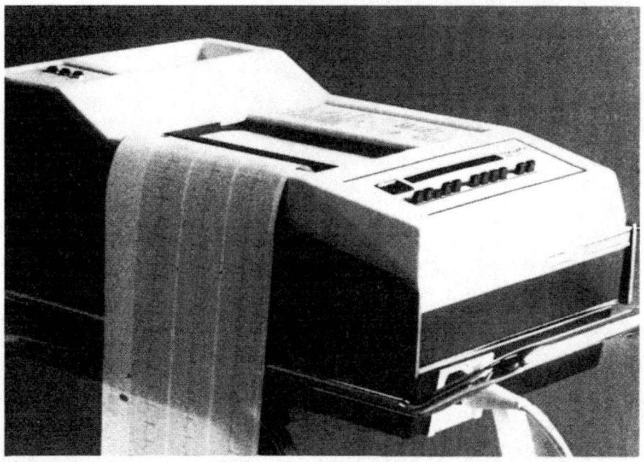

Marquette
Series 4000

Abmessungen (B x H x T in mm): 394 x 263 x 725
Gewicht (kg): 21,1
Richtpreis (DM ohne MwSt.): 16 000,-
Marktübersicht (Seite): 15
Gerätedaten (Seite): 92/94

Aufbau und Ausstattung
Das als kompakt bezeichnete Tischgerät ist mit einem Mikroprozessor ausgestattet. Das Ableitungsprogramm kann sowohl automatisch als auch manuell ablaufen. Im allgemeinen wird das Gerät mit einem eigenen Wagen versehen; die Gesamthöhe beträgt dann 1 m, und das Gesamtgewicht erhöht sich auf 29,5 kg. Für die Registrierung ist keramisch beschichtetes, vorperforiertes Rollenpapier vorgesehen, das im Drucktintenverfahren beschrieben wird. Die vier möglichen Empfindlichkeiten lassen sich individuell den verschiedenen Ableitungsgruppen zuordnen. Durch eine Quarzuhr werden die vier Papiergeschwindigkeiten gesteuert. Über eine mechanische Anzeige können insgesamt 20 Stellen, davon neun für eine Patientennummer, zur Patientenidentifikation eingegeben werden. Die Opto-Kopplung des Eingangskreises garantiert eine galvanische Trennung, so daß die gleiche Patientensicherheit wie durch einen Floating Input gegeben ist. Außerdem können noch erheblich geringere Frequenzen als bei den sonst üblichen Eingangskreisen übertragen werden. Der S 4000 ist in Schutzklasse I ausgeführt. Defibrillationsspannungen bis zu 5 kV können unterdrückt werden. Ein 35Hz-Tremorfilter eliminiert Muskelaktionspotentiale.

Stromversorgung
Das Gerät wird über das 220V-Netz betrieben.

Bedienungselemente
Die Eingabe der Ziffern für die mechanische Anzeige erfolgt durch Kipphebel. Die übrigen Bedienungselemente sind Drucktasten; der Funktionsverlauf wird über eine Leuchtanzeige erkennbar.

Meßgrößen
Einthoven-, Goldberger- und Wilsonableitungen werden automatisch wie manuell aufgezeichnet. Im manuellen Betrieb sind auch die Kombination V1, II, V5 und die Ableitungen nach Cabrera und Nehb (optionell auch Frank) registrierbar.

Kontrollfunktionen
Das Gerät verfügt über ein Selbsttestprogramm, das Elektrodenkabel und geräteinterne Funktionen überwacht.

Elektroden und Kabel
Patientenkabel, Elektrodenleitungen, vier Platten- und sechs Brustwandelektroden sind im Grundpreis des Gerätes enthalten. Ein Potentialausgleichskabel ist nicht lieferbar.

Bemerkungen
Für die Aufnahme externer Signale ist ein weiter Eingang vorhanden. Ein zusätzlicher Ausgang läßt die Darstellung der registrierten Signale auf einem Skop zu.

tkb Gerätebeschreibung

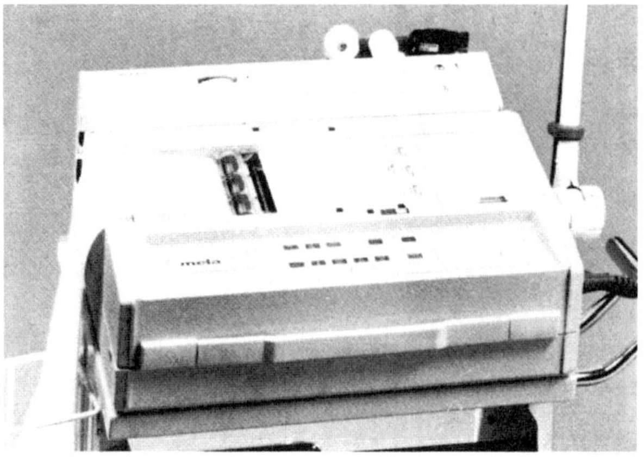

Mela
Cardio 3 Automatic

Abmessungen (B x H x T in mm): 435 x 135 x 370
Gewicht (kg): 11
Richtpreis (DM ohne MwSt.): 10 980,-
Marktübersicht (Seite): 12
Gerätedaten (Seite): 92/94

Aufbau und Ausstattung
Das kompakte Dreikanalgerät ist für manuellen und Automatikbetrieb eingerichtet. Zum Transport ist an der Gerätevorderseite ein Tragegriff angebracht. Der Automatikbetrieb ist in zwei Varianten möglich: Bei Einstellung "Auto-1" erfolgt die Aufzeichnung zunächst in Normalempfindlichkeit (10 mm/mV). Stellt sich in einem der drei Kanäle infolge der Signalgröße eine Überschreitung der Schreibbreite ein, wird die Empfindlichkeit mit dem Faktor 0,5 oder 0,25 von selbst reduziert. In der Betriebsart "Auto-2" wird zusätzlich diejenige Ableitungsgruppe, in der die Reduzierung erforderlich wurde, erneut gestartet und in der vorgewählten Länge aufgezeichnet. Auch die Nullinienverschiebung kann automatisch reguliert werden. Die Registrierdauer ist von 1 bis 15 s in Sekundenschritten wählbar. Die Aufzeichnung erfolgt in vier Verstärkungen und sechs Papiergeschwindigkeiten nach dem Thermoreaktivprinzip auf Rollenpapier. Das Gerät ist mit einem Floating Input ausgestattet, außerdem verfügt es über zwei im Wechsel schaltbare Patienteneingänge. Zur Unterdrückung von Wechselspannungsstörungen ist ein Tremorfilter vorhanden.

Stromversorgung
Der Cardio 3 Automatic ist für Netzbetrieb vorgesehen. Die maximale Leistungsaufnahme liegt unter 70 W.

Bedienungselemente
Die Nullinienverschiebung erfolgt durch Rändelräder, die weiteren Bedienungselemente sind als Tasten ausgeführt, denen überwiegend Funktionsanzeigeleuchten zugeordnet sind. Alle Elemente sind auf der Geräteoberseite angeordnet.

Meßgrößen
Die Ableitungen nach Einthoven, Goldberger, Wilson und Cabrera sind durchführbar. Eine weitere Programmtaste erlaubt die Aufnahme eines oder zweier externer Signale mit den Ableitungen I und II oder I.

Kontrollfunktionen
Bei Elektrodenfehlern leuchtet eine Warnlampe auf, gleichzeitig wird der Papiertransport angehalten.

Elektroden und Kabel
Vier Extremitätenelektroden, sechs Plattenelektroden und ein zehnpoliges Patientenkabel mit Elektrodenzuleitungen sind in der Grundausstattung enthalten.

Bemerkungen
Das Gerät ist mit zwei Zusatzeingängen für Atmung, Puls oder Blutdruck und einem Monitorausgang versehen.

tkb Gerätebeschreibung

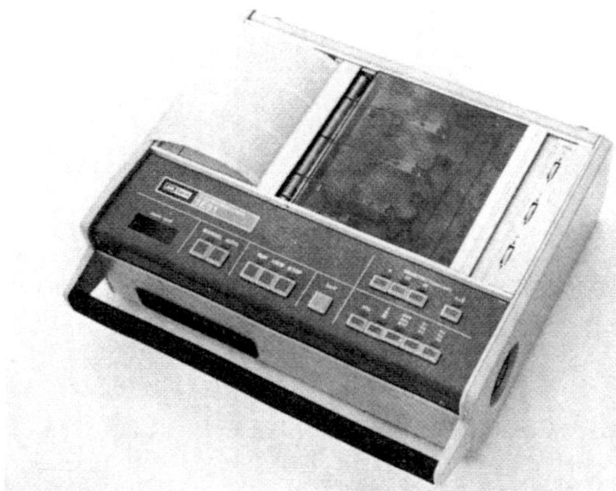

San-ei
1E31

Abmessungen (B x H x T in mm): 363 x 110 x 328
Gewicht (kg): 9
Richtpreis (DM ohne MwSt.): 6000,-
Marktübersicht (Seite): 10
Gerätedaten (Seite): 93/95

Aufbau und Ausstattung
Der modular aufgebaute, tragbare 1E31 ist an der Gerätevorderseite mit einem starren Tragegriff versehen. Neben einem abschaltbaren automatischen Programmlauf mit vier vorwählbaren Registrierlängen verfügt er über eine dreistellige 7-Segment-Leuchtdiodenanzeige zur Darstellung der Herzfrequenz. Bei den Thoraxableitungen wird eine automatische Nullinenpositionierung wirksam. Die Registrierung erfolgt auf thermosensitivem Rollenpapier in drei Geschwindigkeiten und vier Verstärkungen. Das Gerät ist in Schutzklasse I, Gerätetyp CF ausgeführt und mit einem schwebend gehaltenen Eingang (Floating Input) versehen. Zur Unterdrückung von 50Hz-Wechselspannung ist ein Netzfrequenzfilter vorhanden.

Stromversorgung
Die Energieversorgung ist auf Netzanschluß ausgelegt. Maximal werden etwa 75 W Leistung aufgenommen.

Bedienungselemente
Nullinienverschiebung und Heizzeigereinstellung sind mit Rändelrädern vorzunehmen, zur Wahl der Papiergeschwindigkeit dient ein Schiebeschalter. Die übrigen Funktionen sind über Tipptasten - größtenteils mit Leuchten versehen - zu bedienen. Filtertaste, Heizungsabschaltung des Schreibzeigers und Registrierlängenvorwahl befinden sich an der Gerätevorderseite, alle anderen Bedienungselemente auf der Deckfläche.

Meßgrößen
Die zwölf Standardableitungen in konventioneller Reihenfolge sind aufnehmbar.

Kontrollfunktionen
Zur Kontrolle der Kompensation des Galvanometers, der Dämpfung und der Verstärkung sind je eine Leuchte für jeden Kanal vorhanden.

Elektroden und Kabel
Ein zehnpoliges Ableitkabel, sechs Thorax- und vier Plattenelektroden gehören ebenso zur Grundausstattung wie ein Erdkabel.

Bemerkungen
Alternativ ist das Gerät entweder mit einem Zusatzeingang oder einem Ausgang ausgestattet.

Bei diesem Gerät handelt es sich laut Generalvertreter um ein Auslaufmodell, das in Zukunft nicht mehr angeboten wird.

tkb Gerätebeschreibung

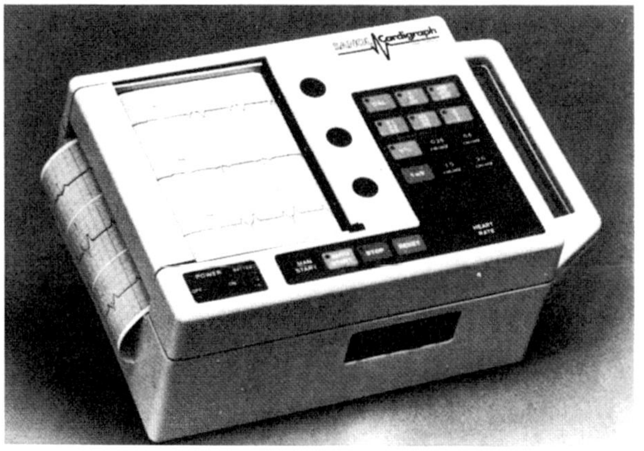

Sanol
Cardigraph*

Abmessungen (B x H x T in mm): 286 x 112 x 185
Gewicht (kg): 3,6
Richtpreis (DM ohne MwSt.): 9950,-
Marktübersicht (Seite): 11
Gerätedaten (Seite): 93/95

Aufbau und Ausstattung
Der modulare, tragbare Dreikanal-Elektrokardiograph verfügt über eine abschaltbare Programmautomatik, die mit dem Ergometrieschalter in ein spezielles Belastungsprogramm mit wechselnden Geschwindigkeiten gewandelt werden kann. Der starre Tragegriff ist an der rechten Geräteseite angebracht. Über eine dreistellige 7-Segmentanzeige (Leuchtdioden) wird die Herzfrequenz dargestellt. Die Aufzeichnung des EKGs wird auf thermoreaktivem Rollenpapier vorgenommen. Dazu sind drei Geschwindigkeiten und vier Verstärkungen einstellbar. Im Automatikprogramm können die Empfindlichkeiten für die Thorax-Ableitungen durch Drücken einer Taste halbiert werden.

Die sicherheitstechnische Ausführung erfüllt Schutzklasse II und Gerätetyp CF, außerdem ist der Patienteneingang vollisoliert (Floating Input). Zur Unterdrückung von Wechselspannungen dient ein Tiefpaßfilter.

Stromversorgung
Zum Betrieb vorgesehen ist eine Bestückung mit acht NiCd-Akkus der Größe C (Babyzellen), die zum Laden nicht entnommen werden müssen. Dazu wird ein separates Netzladeteil über einen Gleichspannungseingang angeschlossen. Während des Ladevorganges kann das Gerät betrieben werden. Bei reinem Akkubetrieb sind maximal zwei Stunden Dauerbetrieb möglich. Werden stattdessen Trockenbatterien benuzt, vergrößert sich diese Zeit auf drei Stunden. Die größte Leistungsaufnahme beträgt 15 W.

* baugleich mit Schiller Cardiovit 3

Bedienungselemente
Papiergeschwindigkeit, Wechsel auf Ergometrieprogramm, Registrierdauer pro Ableitung und der Filter werden an der Frontseite durch Schalter betätigt. Die weiteren Bedienungselemente befinden sich auf der Geräteoberseite. Die Nullinienverschiebung wird für jeden Kanal durch einen Drehregler vorgenommen, das Einschalten durch einen Schiebeschalter. Die restlichen Elemente sind Folientasten mit Funktionsleuchten.

Meßgrößen
Im Automatik-Betrieb werden entweder die zwölf Standardableitungen in konventioneller Abfolge aufgezeichnet, oder bei Betätigung des Schalters "Stress-Test" werden je Minute die Standardableitungen aufgezeichnet; in der Zwischenzeit registriert das Gerät die Ableitungen V4, V5, V6 mit 5 mm/s Papiergeschwindigkeit. Manuell betrieben sind auch die Ableitungen nach Frank aufnehmbar.

Kontrollfunktionen
Die Begrenzung des Frequenzganges durch den Filter wird durch eine blinkende Lampe am Schalter angezeigt. Über den Ladezustand der Akkus geben drei Leuchten Aufschluß; sie sind mit $>1/2$, $>1/4$ und ≥ 0 bezeichnet.

Elektroden und Kabel
Das zehnpolige Patientenkabel und die Elektrodenzuleitungen sind steckbar verbunden. Zusammen mit vier Extremitätenelektroden (mit Bändern) und sechs Thoraxelektroden sind sie in der Grundausstattung enthalten.

Bemerkungen
Über einen besonderen Ausgang können alle drei Kanäle parallel auf einem Skop dargestellt werden. Zur Aufnahme externer Signale sind außerdem noch zwei Zusatzeingänge vorhanden.

tkb Gerätebeschreibung

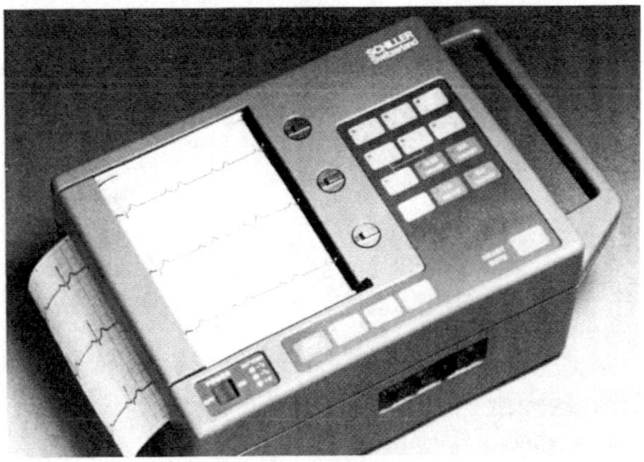

Schiller
Cardiovit 3

Abmessungen (B x H x T in mm): 286 x 112 x 185
Gewicht (kg): 3,6
Richtpreis (DM ohne MwSt.): 9950,-
Marktübersicht (Seite): 11
Gerätedaten (Seite): 93/95

Aufbau und Ausstattung
Der mit einer abschaltbaren Programmautomatik ausgestattete Cardiovit 3 ist modular (in Platinentechnik) und tragbar ausgeführt. An der rechten Geräteseite befindet sich ein starrer Tragegriff. Die Programmautomatik kann mit einem "Stress-Test"-Schalter in ein Belastungsprogramm verändert werden. Über eine dreistellige, digitale Leuchtdiodenanzeige wird die Herzfrequenz angezeigt. Zur Signalregistrierung wird thermoreaktives Rollenpapier verwendet. Drei Papiergeschwindigkeiten und vier Verstärkungen, die bei Automatikbetrieb für die Thorax-Ableitungen halbiert werden können, sind vorhanden. Das Gerät ist in Schutzklasse II und Gerätetyp CF ausgeführt und mit einem Floating Input ausgerüstet. Ein Tremorfilter ermöglicht die Unterdrückung von störenden Wechselspannungen.

Stromversorgung
Der Cardiovit 3 läßt sich entweder mit acht wieder aufladbaren NiCd-Zellen der Größe C oder mit acht entsprechenden Trockenbatterien betreiben. Außerdem verfügt der Cardiovit 3 über einen zusätzlichen Versorgungsspannungseingang (7,5 bis 12 V), so daß er sich auch mit dem mitgelieferten Netzgerät betreiben läßt, das gleichzeitig die NiCd-Zellen auflädt. Sie können dazu im Gerät eingesetzt bleiben. Mit den Akkus läßt sich der Kardiograph maximal 2 h, mit Trockenbatterien 3 h in Dauer betreiben. Die maximale Leistungsaufnahme beträgt 15 W.

Bedienungselemente
Der Schiebeschalter für die Papiergeschwindigkeit, der Umschalter auf das Ergometrieprogramm und der Schalter für den Frequenzfilter befinden sich an der Gerätevorderseite. Alle anderen Bedienungselemente sind auf der Oberseite des Gerätes angebracht. Bis auf die Nullinienverschiebung (drei Drehregler) und den Ein-/Aus-Schiebeschalter sind alle Funktionen durch Folientasten mit Leuchten wahrzunehmen.

Meßgrößen
Die zwölf Standardableitungen in konventioneller Reihenfolge werden kontinuierlich oder - nach Umschalten auf Ergometrieprogramm - im Minutenabstand bei Automatikbetrieb aufgenommen. Im Ergometriebetrieb werden zwischen dem Minutenrhythmus die Ableitungen V4, V5, V6 mit auf 5 mm/s reduzierter Geschwindigkeit aufgezeichnet. Im manuellen Betrieb ist außerdem noch die Aufzeichnung der Ableitungen nach Frank möglich.

Kontrollfunktionen
Wenn der Frequenzgang durch den Filter begrenzt ist, wird dies durch das Blinken einer Lampe am entsprechenden Schalter angezeigt. Drei Leuchten mit den Bezeichnungen >½, >¼ und ≧0 zeigen den Ladezustand der Akkus an.

Elektroden und Kabel
Vier Extremitätenelektroden mit Bändern, sechs Saugelektroden, die steckbar ausgeführten Elektrodenleitungen und das zehnadrige Patientenkabel sind im Grundpreis inbegriffen.

Bemerkungen
Zwei zusätzliche Eingänge dienen zur Aufnahme externer Signale. Über einen Monitorausgang können alle drei Kanäle parallel auf Skop dargestellt werden.

Gerätebeschreibung

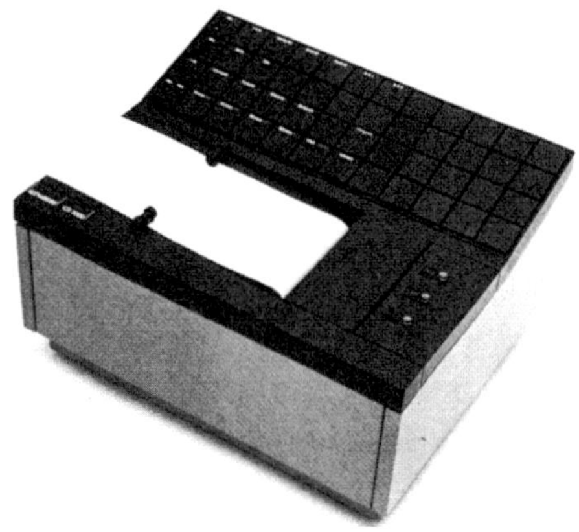

Schwarzer
CS 3100

Abmessungen (B x H x T in mm): 483 x 260 x 400
Gewicht (kg): 25
Richtpreis (DM ohne MwSt.): 12 900,-
Marktübersicht (Seite): 13
Gerätedaten (Seite): 93/95

Aufbau und Ausstattung
Als Tischgerät oder auf einem optionellen Gerätewagen zu betreiben, wird der CS 3100 in der Grundausstattung zunächst ohne Programmautomatik geliefert (Option: + 850,-). Als weitere Zusatzausstattungen sind ein Fernsteuerungsanschluß (+ 340,-) und eine digitale Herzfrequenzanzeige, verbunden mit einer Digitaluhr (zusammen + 1450,-) lieferbar.

Ebenfalls auf Option wird das Gerät mit einem Markierungskanal für automatische Ableitcodierung und Zeitmarken sowie für manuelle Ereigniskennzeichnung ausgestattet. Die erste Verstärkungsstufe ist bereits zwischen Elektrodenzuleitungen und Patientenkabel in der "Patientenanschlußbox" angesiedelt. Dadurch wird der Signalweg, auf dem anschließend mit vorverstärkte Störsignale einwirken können, besonders kurz gehalten. Die Elektrodenleitungen sind steckbar und damit einzeln auswechselbar. Die Aufzeichnung des Signals wird durch das Pigmentschreibverfahren realisiert; der Pigmentträger ist Kohlepapier. Insgesamt können acht Geschwindigkeiten und vier Verstärkungen gewählt werden. Der CS 3100 ist in Schutzklasse I, Gerätetyp BF ausgeführt. Auf Wunsch kann das Gerät auch mit einem Floating Input ausgestattet geliefert werden (+ 1200,-). Ein Defibrillationsschutz wird für Spannungen von über 5 kV gewährleistet. Serienmäßige Muskel- und Netzfrequenzfilter dienen zur Störspannungselimination.

Stromversorgung
Der CS 3100 ist für Netzbetrieb ausgelegt. Die Leistungsaufnahme erreicht höchstens 250 W.

Bedienungselemente
Alle Elemente, die sich ausnahmslos auf der Geräteoberseite befinden, sind als Tasten mit Funktionsleuchten ausgeführt. Lediglich die Nullinienverschiebung ist über Rändelräder zu regeln.

Meßgrößen
Im automatischen Programmablauf können die zwölf Standardableitungen aufgezeichnet werden. Manuell registrierbar sind die Ableitungen nach Nehb und Frank. Gegen Aufpreis (+ 340,-) wird auch eine Aufzeichnung der Extremitätenableitungen in Cabrera-Reihenfolge ermöglicht.

Kontrollfunktionen
Das Gerät verfügt serienmäßig über ein vollständiges Selbsttestprogramm. Das Prüfprotokoll wird auf dem EKG-Papier ausgeschrieben.

Elektroden und Kabel
Das Patientenkabel (von der Anschlußbox zum Gerät) wird serienmäßig mit 14 Anschlüssen geliefert wie auch die Anschlußbox und zehn Elektrodenzuleitungen. Platten- und Saugelektroden sind zusätzlich zu erwerben. Auf Wunsch werden auch 14 Elektrodenleitungen mitgeliefert.

Bemerkungen
Je Kanal verfügt das Gerät über einen Gleichspannungseingang für die Aufnahme externer Signale. Für Oszilloskop oder Magnetbandaufzeichnung sind zwei Ausgänge vorhanden. Auf Wunsch werden außerdem zwei Wechselspannungseingänge für Puls- oder Atmungsaufnahme installiert.

tkb Gerätebeschreibung

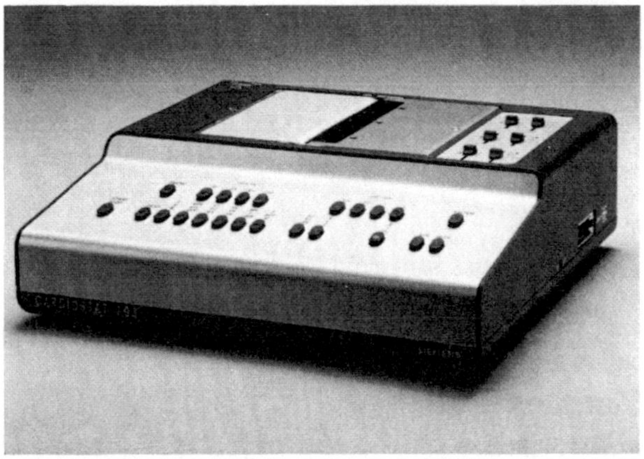

Siemens
Cardiostat 703/703 Fl

Abmessungen (B x H x T in mm): 415 x 125 x 380
Gewicht (kg): 9,5/9,8
Richtpreis (DM ohne MwSt.): 8908,-/11 733,-
Marktübersicht (Seite): 9
Gerätedaten (Seite): 96/98

Aufbau und Ausstattung
Das modular konstruierte Tischgerät stellt beim Einschalten automatisch eine Grundeinstellung her: Normalempfindlichkeit, Programmstellung "Test" und Geschwindigkeit 25 mm/s. Die EKG-Registrierung erfolgt in vier Verstärkungen und insgesamt fünf Geschwindigkeiten auf thermoreaktivem Rollenpapier. Cardiostat 703 und 703 Fl unterscheiden sich nur in sicherheitstechnischer Hinsicht: Die Version 703 wird in Schutzklasse I, Gerätetyp B ausgeführt, 703 Fl in Schutzklasse II, Gerätetyp BF, in Verbindung mit einem isolierten Patienteneingang (Floating Input). Für beide Versionen wird ein uneingeschränkter Defibrillationsschutz garantiert. Zur Unterdrückung von störenden Wechselspannungsüberlagerungen ist ein 36Hz-Tremorfilter vorhanden.

Stromversorgung
Beide Varianten des Cardiostat sind für Netzbetrieb eingerichtet. Maximal werden im Betrieb weniger als 70 W Leistung aufgenommen.

Bedienungselemente
Mit Ausnahme der Nulliniensteller, die als Drehknöpfe ausgeführt sind, werden alle Vorgänge über elektronisch steuernde Tipptasten mit Funktionsleuchten betätigt.

Meßgrößen
Für die Ableitungen nach Einthoven, Goldberger, Wilson, Cabrera und Frank sowie für eine Belastungsgruppe V2, V4, V6, sind Programmeinstellungen vorhanden. Die Ableitungen nach Nehb können über die Einthoveneinstellung aufgezeichnet werden.

Elektroden und Kabel
Das zehnadrige Patientenkabel und die abklemmbaren Elektrodenleitungen sind in der Grundausstattung enthalten. Dazu sind mehrere Elektrodensätze in unterschiedlicher Zusammenstellung erwerbbar.

Bemerkungen
Beide Gerätevarianten sind auch mit Herzschallverstärkern und Filtern nach Maass/Weber zur Phonokardiographie erhältlich.

Ein zusätzlicher Eingang dient z. B. zur Pulsregistrierung. Darüber hinaus ist ein Oszilloskopausgang vorhanden.

tkb Gerätebeschreibung

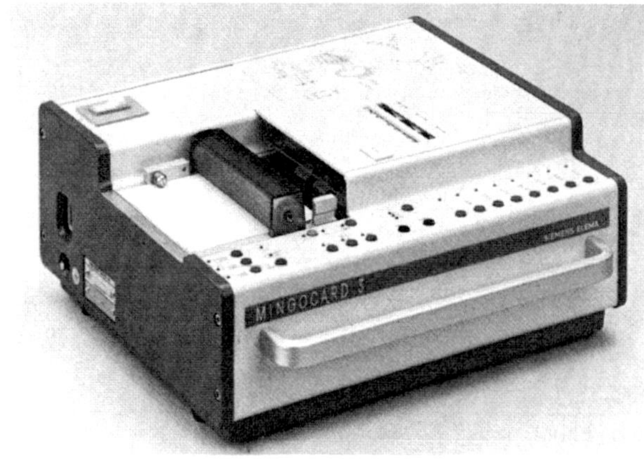

Siemens
Mingocard 3

Abmessungen (B x H x T in mm): 380 x 161 x 356
Gewicht (kg): 12
Richtpreis (DM ohne MwSt.): 12 908,-
Marktübersicht (Seite): 14
Gerätedaten (Seite): 96/98

Aufbau und Ausstattung
Der Dreikanal-Elektrokardiograph wird zwar überwiegend als Tischgerät oder auf einem Gerätewagen einzusetzen sein, ist aber auch mit einem Tragegriff an der Gerätefront versehen. Das Gerät ist in drei verschiedenen Betriebsabläufen verwendbar: automatisch, halbautomatisch (ohne selbsttätiges Weiterschalten der Ableitungsgruppen) und manuell. Im Automatikbetrieb sind zwei vorgegebene und eine frei wählbare Kombination möglich. Die Aufzeichnung wird mit einem Flüssigkeitsstrahlschreiber auf Rollenpapier vorgenommen. Es sind drei Papiergeschwindigkeiten und drei Eingangsempfindlichkeiten wählbar. Der Mingocard 3 ist in Schutzklasse II, Gerätetyp CF ausgeführt und mit einem isolierten Patienteneingang ausgestattet. Zur Unterdrückung von Muskelaktionspotentialen ist ein Tremorfilter vorhanden, ein Notchfilter eliminiert Netzfreqenzüberlagerungen. Der Hersteller garantiert uneingeschränkten Defibrillationsschutz.

Stromversorgung
Das Gerät ist für den Anschluß an das Lichtnetz vorgesehen. Die größte Leistungsaufnahme liegt unter 132 W.

Bedienungselemente
Der Netzschalter ist als Kippschalter ausgeführt, die Verschiebung der Nullinien erfolgt durch Rändelräder. Alle anderen Bedienungselemente sind Tipptasten mit Leuchten zur Anzeige der Funktion.

Meßgrößen
Die Ableitungen nach Einthoven, Goldberger, Wilson und Cabrera sowie ein frei wählbares Spezialprogramm können in allen Betriebsarten aufgezeichnet werden. Die bipolaren Brustwandableitungen nach Nehb lassen sich über die Einthovenanschlüsse und -einstellung aufzeichnen.

Kontrollfunktionen
Neben Kontrolleuchten der Nulliniensteller, für den Elektrodensitz, für die Schreibflüssigkeit und des Netzschalters ist ein komplettes Selbsttestprogramm abrufbar.

Elektroden und Kabel
Patientenkabel (zehnpolig) und Elektrodenleitungen sind trennbar ausgeführt und gehören zur Grundausstattung bei Lieferung. Zusätzlich müssen die Elektroden, in verschieden kombinierten Sätzen, bestellt werden.

Bemerkungen
Zum Anschluß eines Bandspeichers oder Rheographen bzw. eines Oszilloskops sind zusätzliche Schnittstellen vorhanden.

tkb Gerätebeschreibung

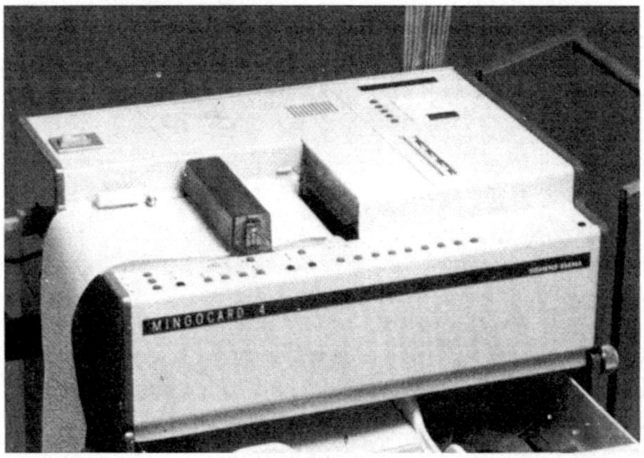

Siemens
Mingocard 4

Abmessungen (B x H x T in mm): 510 x 200 x 384
Gewicht (kg): 18
Richtpreis (DM ohne MwSt.): 26 808,-
Marktübersicht (Seite): 16
Gerätedaten (Seite): 97/99

Aufbau und Ausstattung
Der Mingocard 4 ist für den Betrieb stationär als Tischgerät oder auf einem Gerätewagen zu plazieren. Die Ziffer 4 heißt, daß neben der dreikanaligen Signalaufzeichnung ein vierter alphanumerischer Kanal vorhanden ist, der alle Aufzeichnungsbedingungen und eingegebenen Daten sowie die errechnete Herzfrequenz in Klartext wiedergibt. Sie werden turnusmäßig wiederholt ("DIN A 5-Abstand"). Die über einen Mikroprozessor eingegebenen Werte wie Datum und Patientenidentifikationsnummer werden in einer Leuchtdiodenanzeige dargestellt. Ebenfalls in Klartext werden in jedem Kanal die Ableitungen gekennzeichnet. Drei unterschiedliche Betriebsarten sind möglich; automatisch, halbautomatisch und manuell. In der Automatik können zwei vorgegebene und eine selbst zu wählende Ableitungskombination genutzt werden. Die Halbautomatik verzichtet auf das selbsttätige Weiterschalten auf die nächste Ableitungsgruppe. Das Registriersystem arbeitet mit einem Flüssigkeitsstrahlschreiber. Zur Aufzeichnung auf Z-gefaltetem Papier können drei Eingangsempfindlichkeiten und sechs Papiergeschwindigkeiten genutzt werden. Sicherheitstechnisch ist der Mingocard 4 in Schutzklasse I, Gerätetyp CF ausgeführt und mit einem Floating Input ausgestattet. Das Gerät ist derart defibrillationsgeschützt, daß die Defibrillation - laut Hersteller - direkt auf den EKG-Elektroden anliegen kann. Notchfilter und Tremorfilter unterdrücken Netz- oder Muskelaktionsspannungen.

Stromversorgung
Das Gerät ist an das allgemeine Stromversorgungsnetz anzuschließen. Dabei werden höchstens 132 W Leistung aufgenommen.

Bedienungselemente
Die Nullinienverschiebung der einzelnen Kanäle erfolgt durch Rändelräder, der Netzschalter ist ein Kippschalter. Die numerische Eingabe von Daten und die Programmschaltfunktion werden durch Tasten, größtenteils mit Funktionsleuchten versehen, wahrgenommen.

Meßgrößen
Die Extremitätenableitungen in konventioneller Abfolge und in Cabrerasequenz, die Wilsonableitungen (alle auch im automatischen oder halbautomatischen Betrieb) und die Ableitungen nach Frank sowie eine frei wählbare Spezialkombination können durch Programmtasten gewählt werden. Die Ableitungen nach Nehb lassen sich über Einthoven aufnehmen.

Kontrollfunktionen
Einschaltzustand, Elektrodensitz und Tintenvorrat werden je durch eine zugeordnete Kontrolleuchte überwacht. Bei jedem Einschalten kontrolliert der Mingocard 4 selbsttätig die Prozessorkomponenten und Informationsspeicher, außerdem Elektrodenanschlüsse und Patientenkabel.

Elektroden und Kabel
In der Grundausstattung enthalten sind das zehnpolige Patientenkabel und die davon abklemmbaren Elektrodenzuleitungen. Verschieden kombinierte Zubehörsätze enthalten unter anderem auch die gewünschten Elektroden; die Zubehörsätze sind gesondert zu bestellen.

Bemerkungen
Neben dem EKG-Eingang sind besondere Schnittstellen vorhanden, z. B. für Magnetband oder Rechner.

tkb Gerätebeschreibung

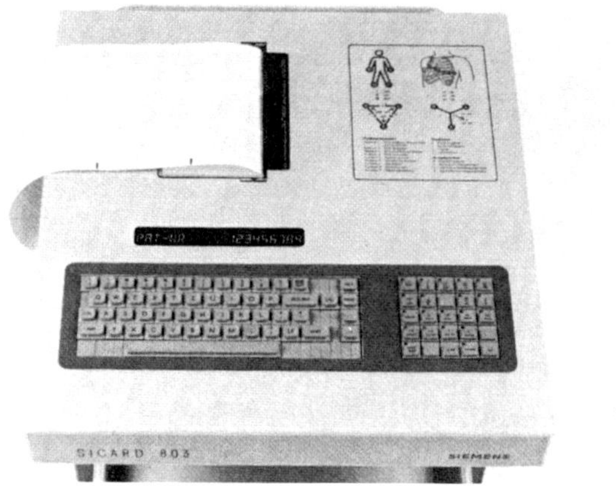

Siemens
Sicard 803

Abmessungen (B x H x T in mm): 550 x 900 x 505
Gewicht (kg): 90
Richtpreis (DM ohne MwSt.): 70 000,-
Marktübersicht (Seite): 16
Gerätedaten (Seite): 97/99

Aufbau und Ausstattung
Bei diesem fahrbaren Standgerät handelt es sich um einen Dreikanal-Elektrokardiographen mit rechnergestützter EKG-Auswertung. Der EKG-Aufnahme mit Registrierung und Thermodrucker sind ein Rechner (u. a. mit Digitalanzeige) und ein Diskettenlaufwerk zugeordnet. Alle Komponenten sind in einer festen Einheit zusammengestellt. Die EKG-Signale werden digitalisiert und auf Disketten gespeichert, wodurch sie beliebig oft aufgezeichnet werden können. Der gesamte Programmablauf erfolgt durch Dialog mit dem Computer, durch Vorschlag des nächsten Schrittes per Rechner und Ja/Nein-Entscheidung des Anwenders. Das aufgezeichnete Signal wird auf thermoreaktivem Rollenpapier ausgegeben. Am oberen Rand werden die Ableitungen und die Aufnahmebedingungen alphanumerisch ausgeschrieben. Nach der Aufzeichnung steht das Auswertungsprotokoll incl. eines Diagnosevorschlags in Ausnutzung der gesamten Papierbreite. Im Anschluß an die Befundung können vom Bediener eingespeicherte Texte ausgedruckt werden. Der Sicard 803 verfügt über je vier Verstärkungen und Papiergeschwindigkeiten.

Er ist in Schutzklasse I, Gerätetyp BF mit einem Floating Input ausgeführt. Tremorfrequenzen können durch ein 36Hz-Tiefpaßfilter eliminiert werden.

Stromversorgung
Im Betrieb ist der Kardiograph an das allgemeine Lichtnetz anzuschließen. Die maximale Leistungsaufnahme beträgt etwa 600 W.

Bedienungselemente
Alle Bedienungselemente sind als Tipptasten ausgeführt, teilweise mit Leuchten zur Funktionsanzeige versehen. Zur Daten- und Texteingabe dient eine Schreibmaschinentastatur.

Meßgrößen
Die Ableitungen nach Einthoven, Goldberger, Wilson, Cabrera, Frank, Nehb und ein Belastungsprogramm sind wählbar.

Kontrollfunktionen
Über Diagnosedisketten ist ein Selbsttestprogramm abrufbar.

Elektroden und Kabel
In der Grundausstattung enthalten sind das zehnpolige Patientenkabel und die davon abklemmbaren Elektrodenzuleitungen. Verschieden kombinierte Zubehörsätze enthalten unter anderem auch die gewünschten Elektroden; die Zubehörsätze sind gesondert zu bestellen.

Bemerkungen
Das Gerät verfügt über keine Nullinienverschiebung. Es sind je drei zusätzliche Ein- und Ausgänge vorhanden.

Ausgewähltes Zubehör

Fabrikat (Anbieter)	Typ	Elektrodengel/-creme DM/100 ml	Ersatz-Schreibzeiger DM/Stck.	Registrierpapier DM/50 m	Elektrodenpapier DM/100 Stck.	Löschrolle -tuch	Schreibflüssigkeit DM/100 ml	Wagen/ Rolltisch DM/Stck.	EKG-Simulator DM/Gerät
Battaglia-Rangoni (Laboklinika)	Simplex M	o. A. *	o. A. *	o. A. *	o. A. o. A.	– –	– –	o. A. o. A.	o. A. o. A.
Bosch	EKG-13A 103A/13L/ 103L	5,75 *	105,– *	14,50[1] *	– –	– –	– –	595,– o	378,– o
	EKG 501A/ 501 M	5,75 *	105,– o. A.	10,– *	– –	– –	– –	o. A. o. A.	378,– o
Cardioline (Brüders u. Brücklmeier)	eta 150 DS/ eta 150	3,34[18] *	42,– *	5,95 *	3,95[4] *	– –	– –	458,– o	– –
	eta 340	3,34[18] *	42,– *	13,95 *	3,95[4] *	– –	– –	507,30 o	– –
Cardisuny (Debumed, Polymed)	IC-501 F/ G/S/SA/ HA	3,50 *	198,– *	12,50[4] *	o. A. o. A.	– –	– –	o. A. o. A.	o. A. o. A.
	IC-503 F/ 503 FA	3,50 *	o. A. o. A.	16,50[4] *	o. A. *	– –	– –	o. A. o. A.	o. A. o. A.
Fukuda (BMT-Medizintechnik)	FD-35	o. A. *	o. A. *	o. A. *	o. A. o. A.	– –	– –	o. A. o. A.	o. A. o. A.
Hellige	EK 31	7,50[18] o	43,20 o	5,40 o	3,90 o	– –	– –	o. A. o. A.	763,– o
	EK 43	7,50[18] o	43,20 o	11,40 o	3,90	– –	– –	956,– o	763,– o
	EK 403 p/ 403 t	7,50[18] o	43,20[9] o	39,20[10] o	3,90 o	– –	– –	956,– o	763,– o
Hewlett-Packard	4700 A/ 4750 A	2,35[18] *	11,65 *	2,20 *	o. A. o. A.	– –	– –	o. A. o	o. A. o. A.
Honeywell	CR 100	11,74 *[4]	o. A. o. A.	7,12 *	o. A. o. A.	– –	– –	o. A. o. A.	1170,– o
	CR 300/ CR 330/ ER 330	11,74[4] *	o. A. o. A.	14,80[4] *	o. A. o. A.	– –	– –	o. A. o. A.	1170,– o

Alle Angaben ohne Gewähr
* im vom Hersteller angegebenen Grundpreis enthalten
o optionell gegen Aufpreis
\- nicht erhältlich oder entfällt
o. A. ohne Angabe

1 Preis für 300 m Z-Faltpapier: 85,- DM
4 ohne Mengen- oder Längenangabe
9 Thermozeiger und Pigmentzeiger gleicher Preis
10 1000 Blatt Faltbuch (thermo) ≙ 75 m: 58,50 DM; für Pigmentschreiber: 1000 Blatt Faltbuch (≙ 75 m): 22,90 DM, Farbband: 14,80 DM
18 je 100 g

Ausgewähltes Zubehör

Fabrikat (Anbieter)	Typ	Platten-elektrode DM/Stck.	Spann-band DM/Stck.	Saug-elektrode (Thorax) DM/Stck.	Patienten-kabel DM/Stck.	Elektroden-leitung DM/Stck.	Netzkabel DM/Stck.	Erdkabel DM/Stck.	Akku (A) Batterie-satz (B) DM/Satz
Battaglia-Rangoni (Laboklinika)	Simplex M	o. A. *	o. A. *	o. A. *	o. A. *	o. A. *	o. A. *	o. A. *	o. A. o. A.
Bosch	EKG-13A/ 103A/13L/ 103L	5,75 *	13,25[2] *	9,75 *	 *	275,– *	10,– *	25,– *	– –
	EKG 501 A/ 501 M	5,75 *	13,25[2] *	9,75 *	 *	315,– *	10,– *	62,– *	160,–[3] *(A)
Cardioline (Brüders u. Brücklmeier)	eta 150 DS/ eta 150	11,50 *	 *	8,– *	 *	301,– *	– –	o. A. *	18,– *(B)
	eta 340	11,50 *	 *	8,– *	 *	591,– *	22,– *	49,– *	224,– *(A)
Cardisuny (Debumed, Polymed)	IC-501 F/ G/S/SA/ HA	12,40 *	12,40 *	16,20 *	 *	272,– *	12,80 *	48,– *	o. A. o. A.
	IC-503 F/ 503 FA	12,40 *	12,40 *	16,20 *	 *	272,– *	12,80 *	48,– *	– –
Fukuda (BMT-Medizin-technik)	FD-35	18,– *	17,– *	34,– *	o. A. *	o. A. *	o. A. *	o. A. *	– –
Hellige	EK 31	11,40[6] o	4,20 o	60,– o	 o	174,– o	16,80 o	112,– o	176 o (A)
	EK 43	11,70[6] o	4,20 o	51,50[5] o	 o	448,– o	16,40 o	112,– o	176,– o (A)
	EK 403 p/ 403 t	11,70[6] o	4,20 o	51,50[5] o	 o	448,–[7] o: 70,–[8]	16,40 o	54,– o	– –
Hewlett Packard	4700 A/ 4750 A	54,11[19] *	– –	o. A. *	o. A. *	o. A. *	o. A. *	o. A. *	– –
Honeywell	CR 100	9,– *	4,90 *	45,– *	 *	139,– *	o. A. *	25,– *	425,–[11] o
	CR 300/ CR 330/ ER 330	9,– *	4,90 *	45,– *	 *	400,– *	o. A. o. A.	25,– o	– –

Alle Angaben ohne Gewähr
- * im vom Hersteller angegebenen Grundpreis enthalten
- o optionell gegen Aufpreis
- \- nicht erhältlich oder entfällt
- o. A. ohne Angabe
- 2 Klettenverschlußbänder, 300 mm lang: 13,25 DM, 500 mm lang: 22,25 DM
- 3 NC-Pack
- 5 mit kleinem Ball, mit großem Ball: 60,- DM
- 6 incl. Bänder
- 7 Patientenkabel und Elektrodenleitungen fest; steckbar: 685,- DM (14 Adern), 551,-DM (10 Adern)
- 8 70,- DM je Stück für Anschluß an Plattenelektroden, mit Anschluß für Thoraxelektrode: 78,50 DM
- 11 Akkusatz und Netzteil zusammen
- 19 Klammerelektroden

tkb Ausgewähltes Zubehör

Fabrikat (Anbieter)	Typ	Elektroden-gel/-creme DM/100 ml	Ersatz-Schreib-zeiger DM/Stck.	Registrier-papier DM/50 m	Elektroden-papier DM/100 Stck.	Löschrolle -tuch	Schreib-flüssigkeit DM/100 ml	Wagen/ Rolltisch DM/Stck.	EKG-Simulator DM/Gerät
Marquette (Gruber)	S 4000/ MAC II	o. A. *	o. A. o. A.	o. A. *	o. A. o. A.	o. A. o. A.	o. A. o. A.	o. A. *	o. A. o. A.
Mela	Cardio 3 Automatic	o. A. o. A.	o. A. o. A.	o. A. o. A.	o. A. o	– –	– –	730,– o	o. A. o. A.
O.T.E. Biomedica	Personal C1	o. A. *	o. A. o. A.	o. A. *	o. A. o. A.	– –	– –	o. A. *	o. A. o
San-ei (BMT, nbn)	1E31	o. A. *	o. A. *	21,67[12] *	o. A. o. A.	– –	– –	o. A. o. A.	o. A. o. A.
	1E21/ 1E22	o. A. *	o. A. *	o. A. *	o. A. o. A.	– –	– –	o. A. o. A.	o. A. o. A.
Sanol	Vita-graph	o. A. *	o. A. o	o. A. *	o. A. o. A.	– –	– –	– –	o. A. o. A.
	Cardi-graph	o. A. *	o. A. o. A.	o. A. *	o. A. o. A.	– –	– –	o. A. o. A.	o. A. o. A.
Schiller (BMT, nbn, Dego)	Minigr. MG-1A	9,–[4] *	48,–/65,– o	5,–[4] *	o. A. o	– –	– –	o. A. o. A.	o. A. o
	Cardio-vit 3	o. A. *	65,– o. A.	11,50 *	o. A. o	– –	– –	o. A. o. A.	o. A. o
Schwarzer (Böhm)	CS 3100	6,07[18] o	69,– o	8,–[17] *	6,– o	– –	– –	646,– o	o. A. o. A.
Siemens	Cardio-stat 703	5,–[18]/7,20 o	o. A. o. A.	6,73 *	4,10 o	– –	– –	920,– o	720,– o
	Mingo-card 3/4	5,–[18]/7,20 o	o. A. o	3,30[15] *	4,10 o	[14] *	[14] *	920,– o	720,– o
	Sicard 803	5,–[18]/7,20 o	o. A. o	6,73 *	4,10 o	– –	– –	o. A. *	720,– o
	Mira-card 1	5,–[18]/7,20 o	o. A. *	3,95 *[16]	4,10 o	– –	– –	795,– o	720,– o

Alle Angaben ohne Gewähr
- * im vom Hersteller angegebenen Grundpreis enthalten
- o optionell gegen Aufpreis
- \- nicht erhältlich oder entfällt
- o. A. ohne Angabe
- 4 ohne Mengen- oder Längenangabe
- 12 mit Wachsoberfläche: 30,- DM für 30 m,≙ 50,- DM je 50 m
- 14 Schreibflüssigkeit 30,- DM (200 ml), Löschtuch 5,80 DM, Löschrolle 65,- DM (Mingocard 3) oder 78,- DM (Mingocard 4)
- 15 42 m (Mingocard 3): 3,30 DM; 500 Blatt Z-Faltpapier Mingocard 4: 16,- DM/ 42 m, 19,05 DM/50 m
- 16 50 mm breit: 3,95 DM, 60 mm breit: 4,50 DM
- 17 nur Registrierpapier, Pigmentträger ohne Angabe
- 18 je 100 g

tkb Ausgewähltes Zubehör

Fabrikat (Anbieter)	Typ	Plattenelektrode DM/Stck.	Spannband DM/Stck.	Saugelektrode (Thorax) DM/Stck.	Patientenkabel DM/Stck.	Elektrodenleitung DM/Stck.	Netzkabel DM/Stck.	Erdkabel DM/Stck.	Akku (A) Batteriesatz (B) DM/Satz
Marquette (Gruber)	S 4000/ MAC II	o. A. *	o. A. *	o. A. *	o. A. *	o. A. *	o. A. *	o. A. o. A.	– –
Mela	Cardio 3 Automatic	o. A. *	o. A. o. A.	o. A. *	o. A. *	o. A. o. A.	o. A. *	o. A. o. A.	1980,–[21] o
O.T.E. Biomedica (Gruber)	Personal C1	o. A. *	o. A. o. A.	o. A. *	o. A. *	o. A. *	o. A. *	o. A. *	o. A. o(A) *(B)
San-ei (BMT, nbn)	1E31	16,25 *	16,25 *	21,67 *	o. A. *	o. A. *	o. A. *	o. A. *	– –
	1E21/ 1E22	16,25 *	16,25 *	21,67 *	o. A. *	o. A. *	o. A. *	o. A. *	o. A. *(A)
Sanol	Vitagraph	o. A. o	o. A. o	o. A. o	o. A. o	o. A. o	– –	o. A. o. A.	o. A. o[11]
	Cardigraph	o. A. *	o. A. *	o. A. *	o. A. *	o. A. *	o. A. *	o. A. o. A.	o. A. o. A.
Schiller (BMT, nbn, Dego)	Minigr. MG-1A	11,– o	5,– o	35,– o	 o	171,– o	–[20] –	50,– o	2,–[13] *(B)
	Cardiovit 3	o. A. *	o. A. *	o. A. *	o. A. *	o. A. *	o. A. *	50,– o	o. A. *
Schwarzer (Böhm)	CS 3100	12,– o	11,50 o	20,– o	o. A. *	o. A. *	o. A. *	o. A. o. A.	– –
Siemens	Cardiostat 703	o. A. o	5,40 o	o. A. o	o. A. *	o. A. *	o. A. *	82,– *	– –
	Mingocard 3/4	o. A. o	5,40 o	o. A. o	 *	509,– *	o. A. *	82,– *	– –
	Sicard 803	o. A. o	5,40 o	o. A. o	 *	509,– *	o. A. *	82,– *	– –
	Miracard 1	o. A. o	5,40 o	o. A. o	 *	509,– *	o. A. *	82,– *	o. A. *

Alle Angaben ohne Gewähr
* im vom Hersteller angegebenen Grundpreis enthalten
o optionell gegen Aufpreis
\- nicht erhältlich oder entfällt
o. A. ohne Angabe

11 Akkusatz und Netzteil zusammen
13 Trockenbatterien, 2 Akkusätze (2x6 NiCd) incl. Ladegerät 260,- DM; Akkusatz (6 NiCd): 77,- DM
20 Netz-/Ladegerät 550,- DM
21 Lieferung umfaßt Ladegerät incl. Akku-Satz

2 Wirtschaftlichkeit

Für einen Wirtschaftlichkeitsvergleich von Elektrokardiographen sind folgende Faktoren von Interesse:

- Einmalige Ausgaben (Investitionsmittel)
  Gesamtbetrag für die benötigte Anzahl von EKG-Geräten mit den einzelnen Ausstattungskomponenten und dem notwendigen Zubehör
- Laufende Ausgaben (Betriebskosten)
  Kosten für Reparatur und Wartung sowie regelmäßig zu erneuerndes Zubehör (z. B. Patientenkabel) und für das Registrierpapier

Im folgenden werden Hinweise für die relevanten Kostenfaktoren gegeben. Es ist zu beachten, daß die unterschiedlichen Abrechnungssysteme (u. a. steuerliche Vergünstigungen) von öffentlichen Krankenhäusern und Privatpraxen oder -klinika entscheidenen Einfluß auf die Wahl der Finanzierungsform haben.

Einmalige Ausgaben
Bei der Errechnung der einmaligen Ausgaben ist zu berücksichtigen, daß nicht alle vom Hersteller angegebenen Richtpreise die Kosten für das erforderliche Standardzubehör enthalten.

Aufgrund der vom tkb durchgeführten Marktanalysen kann von folgenden Preisen je Einheit incl. notwendigen Zubehörs ausgegangen werden. Einkanal-Elektrokardiographen kosten excl. MwSt.:

- Einfachausstattung: zwischen 2595,- u. 3320,- DM
- Standardausstattung: zwischen 2950,- u. 4814,- DM
- Sonderausstattung: zwischen 2900,- u. 16 800,- DM

Dreikanal-Elektrokardiographen kosten excl. MwSt.:

- Standardausstattung: zwischen 6000,- u. 10 800,- DM[3]
- Sonderausstattung: zwischen 9345,- u. 70 000,- DM

Diese Preisangaben sind als unverbindliche Richtpreise zu verstehen. Aus der Praxis sind Preisnachlässe z. B. bei Barzahlung oder Mengenrabatte beim Kauf mehrerer Geräte bekannt. Es sollte bei der Anschaffung stets der Grundsatz "Ein Haus - ein System" beachtet werden, da die Kompatibilität der Geräte eine große Bedienungssicherheit gewährleistet, Nachrüstungen erleichtert, weil auf ggf. vorhandenes Zubehör zurückgegriffen werden kann und bereits bei der Anschaffung Mengenrabatte möglich sind. Außerdem kann bei Benutzung gleicher Ableitkabel - aus Gründen der Zeitersparnis - ein Patient bereits zur EKG-Abnahme vorbereitet werden, während bei einem anderen das EKG geschrieben wird. Für das neue EKG genügt es dann, das Kabel des vorbereiteten Patienten mit dem Elektrokardiographen zu verbinden.

Für die meisten Untersuchungszwecke in den Krankenhäusern reichen gewöhnlich Dreikanal-Elektrokardiographen aus. Der Gesamtbedarf an EKG-Geräten im Krankenhaus richtet sich nach folgenden Faktoren:

- Zahl der Betriebsstellen, in denen EKGs geschrieben werden
- Größe der Betriebsstellen
- räumliche Verhältnisse, insbesondere in der Betriebsstelle Normalpflege
- Zahl der Intensivstationen
- Kapazitätsbedarf in der Betriebsstelle Funktionsdiagnostik

Der Betriebsstelle Aufnahme und Notfalldienst eines Krankenhauses sollte ein Dreikanal-Elektrokardiograph zur Verfügung stehen. Für die Normalpflege kann ein Gerät pro 100 Patienten als ausreichend angesehen werden, sofern die einzelnen Abteilungen räumlich zusammenliegen. Andernfalls sollte jeder räumlich getrennte Bereich über ein eigenes Gerät verfügen. Bei einer Spezialisierung auf kardiologische Fälle mit vielen Myokardinfarkten können mehr Geräte erforderlich werden. In der Intensivmedizin sollte jeder geschlossene Bereich über ein eigenes EKG-Gerät verfügen. Bei speziell kardiologisch ausgerichteten Intensivstationen mit mehr als zwölf Betten kann darüber hinaus ein weiteres Gerät zweckmäßig sein.

Für die Funktionsdiagnostik hat sich in bundesdeutschen Krankenhäusern im Gegensatz zur internationalen Praxis die Anschaffung von Sechskanalschreibern durchgesetzt.[4]

Im OP-Bereich können die Überwachungsfunktionen durch das Monitorsystem mit einem integrierten Schreiber zur Dokumentation wahrgenommen werden, ein separater Elektrokardiograph ist nicht erforderlich.

3 Das Gerät Siemens Cardiostat 703 verfügt weder über Markierungsmöglichkeiten noch über einen Floating Input, während der 703FI lediglich die Standardanforderung einer Markierungsmöglichkeit nicht erfüllt; dafür werden beide Geräte mit der Sonderaussattung zusätzlicher Ableitungen angeboten.

4 Die zum Teil erheblich teureren Sechskanalgeräte sollen in einem Folgeband der Schriftenreihe vorgestellt werden.

Da die EKG-Geräte bereits in der Einfachausstattung zuverlässige Ergebnisse liefern, kann durch Wahl eines höheren Ausstattungslevels lediglich der Bedienungskomfort verbessert werden. Allerdings bewirkt bei einigen Geräten bereits ein Markierungskanal einen Aufpreis zwischen 500,- und 1000,- DM.

Da Angaben wie Patientenname, Datum und Uhrzeit, Ableitungsart und Kennzeichnungen aufälliger Kurvenpartien prinzipiell auch von Hand aufgetragen werden können, ist im Einzelfall abzuwägen, inwiefern eine Automatik die Arbeitszeit am Gerät zu verkürzen und die Datenarchivierung zu erleichtern vermag.

Optionen der Sonderausstattung, wie etwa eine computergestützte Auswertelogik, können ein Gerät um das Mehrfache seines Grundpreises verteuern. Dabei reichen die begrenzten Speicher-und Programmkapazitäten der in die Dreikanalgeräte integrierten Auswertelogiken bisher nicht aus, um dem erfahrenen Arzt wenigstens in der Grobauswertung der EKGs eine Hilfe zu sein.

EKG-Geräte werden im Krankenhaus im allgemeinen länger als die in den AfA-Tabellen der Finanzverwaltung angegebenen fünf Jahre genutzt. In vielen Krankenhäusern sind Elektrokardiographen im Einsatz, die mit einem Alter von über zehn Jahren den heutigen medizinischen Anforderungen noch vollauf genügen.

Laufende Ausgaben

Die laufenden Ausgaben für Elektrokardiographen werden im wesentlichen bestimmt durch die Kosten für regelmäßig zu erneuerndes Zubehör sowie die Reparatur- und Wartungskosten.

Auf der Grundlage einer Prognose der in einem gewählten Zeitraum anfallenden Elektrokardiogramme kann für die benötigte Papierart und üblicherweise gewählte Schreibgeschwindigkeit die entsprechende Papiermenge und deren Preis abgeschätzt werden. Hierbei ist es selbstverständlich von Vorteil, wenn aufgrund einer Einheitlichkeit der im Krankenhaus vorhandenen Elektrokardiographen die zu beschaffenden Mengen das Aushandeln entsprechender Mengenrabatte ermöglichen. In einigen Krankenhäusern wird beispielsweise der Bedarf an Registrierpapier für drei bis fünf Jahre im voraus geordert und bedarfsweise von der Lieferfirma abgerufen. Bezahlt wird bei Abruf der jeweiligen Liefermenge.

Bei EKG-Geräten mit Formatierungsautomatik kann ein unnötiger Papierverbrauch vermieden werden.

Um auch bezüglich der laufenden Kosten höchstmögliche Mengenrabatte erzielen zu können, sollte hinsichtlich aller Verbrauchsmaterialien ebenfalls der Grundsatz "ein Haus - ein System" eingehalten werden. Bei Anschaffung kompatibler Geräte muß nicht nur das Papier, sondern auch Ersatz-Patientenkabel und -Elektrodenleitungen in lediglich einer Ausführung vorgehalten werden.

Zudem ist zu bedenken, daß hier unter Verzicht auf das Originalzubehör der Firmen durch Bezug von Fremdfabrikaten bzw. durch Eigenanfertigung der Kabel erhebliche Einsparungsmöglichkeiten bestehen. Allerdings ist auf die qualitativen Anforderungen an die Patientenkabel zu achten (möglicherweise Kautersicherheit, Sterilisierbarkeit etc.) um sicherzustellen, daß gleichwertige Produkte verglichen werden.

Des weiteren ist der Umgang mit dem Zubehör für die Funktionstüchtigkeit der Geräte entscheidend: Gelingt es, das Bedienungspersonal zu einem sorgsamen Umgang z. B. mit den Patientenkabeln (Lösen von Steckverbindungen durch Zug am Stecker und nicht am Kabel) und zur Pflege des Akkus anzuhalten, so können auch hier die Kosten für die laufende Erneuerung von EKG-Kabeln, Netzleitungen usw. reduziert werden.

Die Reparatur- und Wartungskosten lassen sich im voraus nicht exakt angeben. Sie werden beeinflußt von folgenden Faktoren:

- Gerätekonstruktion (insbesondere Ausführung der Bedienungselemente und des Schreibsystems)
- Einsatzbedingungen (insbesondere beim mobilen Einsatz sowie bei häufigem Transport zwischen den einzelnen Arbeitsbereichen eines Krankenhauses)
- Gerätepflege (insbesondere Häufigkeit regelmäßiger Inspektion)
- fachgerechte Bedienung des Gerätes (insbesondere durch Schulung des Personals)

Auch die Instandhaltung der Geräte durch krankenhauseigene Medizintechniker oder die Einrichtung von TSZs kann helfen, die Ausfallwahrscheinlichkeit zu senken und Reparatur- und Wartungskosten möglichst niedrig zu halten: Die TSZ-Mitarbeiter sollten bereits an der Auswahl der Geräte beteiligt werden, um Aspekte der Robustheit bzw. Reparaturanfälligkeit und servicegerechten Aufbau mit einzubeziehen und zu testen; außerdem können sie die Schulungen des Bedienungspersonals zur sachgerechten Handhabung der Geräte durchführen und einfache Fehler schnell beheben.[5]

Das tkb hat hierzu ein Inspektionskonzept entwickelt, das in Kapitel 6 dargestellt ist. Sofern die dort vorgeschlagenen Inspektionen nicht vom Krankenhauspersonal oder vom niedergelassenen Arzt selbst durchgeführt werden können, sind die Konditionen der Firmenkundendienste interessant. Die in nachstehender Tabelle festgehaltenen Konditionen geben Hinweise zur Bewertung folgender Problemkreise, die vor Kauf eines Gerätes mit der Kundendienstfirma zu klären sind:

- Stundensätze für Instandhaltung incl. fester Auftragskosten (Fahrt- oder Frachtkosten)
- Überbrückung der Wartungs- bzw. Reparaturzeit durch ein kostenloses Ersatzgerät gleicher Bauart
- Kosten für Sicherheits-, Betriebs- und Hauptinspektionen sowie Vollservice-Wartungsverträge
- Umfang und Häufigkeit der empfohlenen Inspektionen pro Jahr

5 Das Technische Krankenhausservice- und Beratungsinstitut tkb bietet über die Beratung in der Beschaffung von Medizintechnik hinaus ein umfassendes Dienstleistungsangebot hinsichtlich der Geräteinstandhaltung und Anwenderschulung; Informationen können mit beiliegendem Formblatt eingeholt werden.

Sofern die EKG-Geräte von einem krankenhauseigenen Medizintechniker oder einem Technischen Servicezentrum betreut werden, sollten bestimmte Verschleißteile wie Patienten-, Elektroden-Kabel und Schreibzeiger vorrätig sein, um die Funktionsfähigkeit der Geräte schnell und problemlos sicherzustellen. Außerdem bieten verschiedene Hersteller ihre Unterstützung beim Eigenservice in Form von Schulungen, Ersatzteilbereithaltung usw. an; auch sind Preisnachlässe auf Anfrage möglich.

Instandhaltungskonditionen

Einzelberechnung nach Aufwand (DM)

Anbieter	Stundensatz	Mehrarbeitszuschläge/Stunde				fixe Kosten	
	Normal-arbeitszeit	17:00–22:00	22:00–7:00	Samstags Sonntags	Feiertags	Fahrt-/ Frachtkosten	Kostenloses Ersatzgerät bei Ausfall
BMT[1]	75,–	–[2]	90,–[2]	90,–	90,–	Anfahrt 65,–	ja
Böhm[3]	89,–	–	–	–	–	0,86/km +89,–/Std.	ja
Bosch	Der Service wird vom regionalen Fachhandel durchgeführt						
Brüders & Brücklmeier	76,50	–	–	–	–	Anfahrt + 8,50 49,50/Std.	ja
Debumed[5]	90,–	45,–	90,–	90,–	90,–	–	ja
Dego[6]	50,–	–	–	–	–	Fracht	ja
Gruber[7]	72,–	–	–	–	–	–	ja
Hellige	90,–	–	–	–	–	0,68/km + 90,–/Std.	ja
Hewlett Packard	125,–	37,50	37,50	nach Absprache	nach Absprache	150,– 225,–[8]	ja
Honeywell	89,–	23,25	46,50	62,30	133,50	o. A.	o. A.
Laboklinika[9]	80,–	–	–	–	–	Fracht	ja
Mela	70,–	–	–	–	–	Fracht	o. A.
nbn[10]	84,–	–	–	–	–	Frachtkostenpauschale	o. A.
Sanol	96,–	–	–	–	–	Fracht	ja
Siemens	100,–	134,–	134,–	134,–	134,–	0,75/km	o. A.

1 Service für Fukuda, San-ei und Schiller in Berlin
2 17:00 bis 19:00 ohne Zuschlag, ab 19:00 bis 7:00 90,– DM
3 Service für Schwarzer in Berlin
4 Service für Cardioline in Berlin
5 Service für Cardisuny
6 Service für Schiller
7 Service für O.T.E. und Marquette
8 gilt für Fahrten innerhalb Berlins
9 Service für Battaglia Rangoni
10 Service für San-ei und Schiller

tkb Instandhaltungskonditionen

Wartungsverträge/Festpreise (DM)

Anbieter	Gerätetyp	Sicherheits-inspektion	empf. Anzahl/Jahr	Betriebs-Inspektion	empf. Anzahl/Jahr	Haupt-inspektion	empf. Anzahl/Jahr	Vollservice Vertrag	Sonderkonditionen[2]
BMT[1]	Fukuda Sanei Schiller	nicht angeboten	o. A.	nicht angeboten	o. A.	nicht angeboten	o. A.	nicht angeboten	o. A.
Böhm[3]	Schwarzer CS 3100	89,– + Anfahrt	1	89,– + Anfahrt	1	176,– + Anfahrt	alle 2–3 Jahre	nicht angeboten	o. A.
Bosch	Der Service wird vom regionalen Fachhandel durchgeführt								
Brüders & Brücklmeier[4]	Cardioline	125,–	1	125,–	1	175,–	alle 2 Jahre	nicht angeboten	o. A.
Debumed[5]	Cardisuny	nicht angeboten	o. A.	nicht angeboten	o. A.	nicht angeboten	o. A.	nicht angeboten	o. A.
Dego[6]	Schiller	nicht angeboten	o. A.	nicht angeboten	o. A.	nicht angeboten	o. A.	nicht angeboten	o. A.
Gruber[7]	O.T.E. Marquette	nicht angeboten	o. A.	nicht angeboten	o. A.	nicht angeboten	o. A.	nicht angeboten	o. A.
Hellige	alle Hellige	auf Anfrage	auf Anfrage	auf Anfrage	2	auf Anfrage	auf Anfrage	auf Anfrage	o. A.
Hewlett Packard	alle H. P.	90,–[8]	o. A.	90,–[8]	o. A.	153,–	1	1452,–	ja
Honeywell	alle Honeywell	o. A.	o. A.	o. A.	o. A.	o. A.	o. A.	o. A.	o. A.
Laboklinika[9]	Battaglia Rangoni	nicht angeboten	o. A.	nicht angeboten	o. A.	nicht angeboten	o. A.	nicht angeboten	o. A.
Mela	Mela	nicht angeboten	o. A.	nicht angeboten	o. A.	nicht angeboten	o. A.	nicht angeboten	o. A.
nbn[10]	San-ei Schiller	nicht angeboten	o. A.	nicht angeboten	o. A.	nicht angeboten	o. A.	nicht angeboten	o. A.
Sanol	Cardigraph Vitagraph	nicht angeboten	o. A.	nicht angeboten	o. A.	nicht angeboten	o. A.	nicht angeboten	o. A.
Siemens	Miracard Sicard 803 Mingocard 3 Mingocard 4 Cardiostat 703/703 FI	nach Aufwand	o. A.	50,– 700,– 130,– 270,– 90,– 120,–	1 1 1 1 1 1	o. A.	o. A.	160,– 2240,– 415,– 865,– 290,– 380,–	o. A.

1 Service für Fukuda, San-ei und Schiller in Berlin
2 für Eigenleistungen (TSZ)
3 Service für Schwarzer in Berlin
4 Service für Cardioline in Berlin
5 Service für Cardisuny
6 Service für Schiller
7 Service für O.T.E. und Marquette
8 348,– DM/Jahr für Sicherheits- und Betriebsinspektion incl. An- und Abfahrt einmal pro Jahr
9 Service für Battaglia Rangoni
10 Service für San-ei und Schiller

3
Geräteparameter und ärztliche Anforderungen

Parameterübersicht

Ärzte verschiedener Fachdisziplinen, Pflegekräfte, Ingenieure, Medizintechniker und Kaufleute ermittelten in gemeinsamer Diskussion die für einen Vergleich von EKG-Geräten wesentlichen medizinisch-technischen Parameter, die in diesem Kapitel erläutert und in der anschließenden vergleichenden Übersicht der Gerätedaten gerätespezifisch zusammengestellt worden sind.

Sofern für die Parameter nicht bereits einschlägige Vorschriften existieren, wurden Richtwerte aufgestellt, die aus der Sicht der behandelnden Ärzte und Pflegekräfte Empfehlungen für den Normalfall der EKG-Aufzeichnung in nahezu allen Anwendungsbereichen darstellen. Die Parameter lassen sich folgenden Funktionsgruppen zuordnen:

- Gesamtgerät
- Verstärker
- Registriersystem

3.1 Gesamtgerät

3.1.1 Allgemeine Parameter

Stromversorgung
Für die Energieversorgung der Ein- und Dreikanalgeräte werden folgende, teilweise kombinierte Möglichkeiten angeboten:

- Netzbetrieb
- Akkubetrieb
- Batteriebetrieb
- Anschluß für externe Versorgungsspannung

Sofern die Geräte ausschließlich für Batterie- und Akkubetrieb ausgerüstetet sind, sollten Ladedauer und maximale Betriebszeit bei voller Ladung bzw. neuen Batterien vermerkt sein, z. B., um Aufschluß über das Verhältnis Betriebszeit/Ladezeit zu geben; nötigenfalls muß ein weiterer Satz Batterien bzw. Akkus bereitgestellt werden. Bei tragbaren Akku-Geräten sollte das Ladeteil separat aufgebaut sein, um für den mobilen Einsatz ein möglichst geringes Gewicht zu erreichen.

Bei der Kombination Netz/Akku ist darauf zu achten, ob tatsächlich ein alternativer Betrieb möglich ist, oder ob bei Tiefentladung oder Defekt des Akkus ein Netzbetrieb ausgeschlossen ist, weil die Leistung des Netzteils allein für den Betrieb nicht ausreicht.

Ein bei mehreren Fabrikaten vorhandener zusätzlicher Eingang für die Versorgungsspannung ermöglicht den Anschluß an das Bordnetz eines Notarztwagens, Rettungshubschraubers oder Seenotrettungskreuzers.

Maximale Leistungsaufnahme
Die maximale elektrische Leistungsaufnahme eines Elektrokardiographen kann im Einzelfall bis zu 0,6 kW betragen. Eine solche Leistung bedingt eine Stromaufnahme von nahezu 3 A. Bei gleichzeitigem Betrieb mehrerer Elektrokardiographen oder anderer Stromverbraucher (insbesondere im OP und auf der Intensivstation) über denselben Netzstromkreis kann die Überlastungsschutzgrenze der vorhandenen elektrischen Installation erreicht bzw. überschritten werden. Die maximale Leistungsaufnahme der medizinischen Geräte ist daher bereits bei der Planung der Installation eine wichtige Größe.

Abmessungen
Die äußeren Abmessungen der Geräte spielen für Handhabung, Transport, Platzbedarf und Unterbringung im Krankenhaus bzw. im Außeneinsatz eine wesentliche Rolle. Die Angaben in den vergleichenden Geräteübersichten sind in mm (B x H x T: Breite x Höhe x Tiefe) angegeben.

Gewicht
Das Gewicht eines EKG-Gerätes kann zum entscheidenden Faktor werden, wenn der mobile Einsatz einen leichten Transport erfordert; insbesondere bei tragbaren Geräten ist dieser Angabe große Bedeutung beizumessen. Das in der vergleichenden Übersicht der Gerätedaten angegebene Gewicht ist das Gesamtgewicht des EKG-Gerätes mit allem zum Betrieb erforderlichen Zubehör. Für tragbare Geräte sollte ein Gewicht von 10 kg keinesfalls überschritten werden; Geräte unter 5 kg Gewicht erweisen sich als optimal für Transportzwecke.

Temperaturbereich
Die für elektromedizinische Geräte geltenden Bestimmungen DIN IEC 601 Teil 1 und VDE 750 Teil 1 fordern, daß Geräte im klinischen Bereich eine ordnungsgemäße Funktion bei einer Umgebungstemperatur von + 10 bis + 40 °C gewährleisten müssen. Einige Hersteller geben sogar einen größeren Bereich an, etwa 0 bis 55 °C, was gerade bei mobilen Geräten für den Außeneinsatz einen zuverlässigen Betrieb auch bei extremen Temperaturen gewährleistet.

3.1.2 Bedienungs- und Ausstattungselemente

Ausführung
Die in diesem Band zusammengestellten Elektrokardiographen werden in folgenden Ausführungen angeboten:

- kompakt
- modular
- mit Zusatzkomponenten

Die Ausstattung von Kompaktgeräten ist vom Hersteller von vornherein festgelegt. Als modular bezeichnete Geräte werden zwar ebenfalls in Kompaktbauweise angeboten, sind aber infolge der Austauschbarkeit interner Bauelemente (Platinentechnik) servicefreundlicher oder auch in ihrer Ausstattung intern veränderbar; derartige Modifikationen sind jedoch in der Regel nur vom Fachpersonal durchführbar.

Unter besonderen Zusatzkomponenten sind die elektronische Speicherung entweder auf Disketten oder mittels Halbleiterspeichern einerseits sowie Auswerterechner andererseits zu verstehen.

Ableitungen
Hinsichtlich des Einsatzes der Elektrokardiographen sind die wählbaren Ableitungen das erste Entscheidungskriterium (vgl. dazu Kap. 4.2).

Unter einer Ableitung versteht man die Aufzeichnung der durch die elektrische Herzaktivität hervorgerufenen Potentiale an genau vorgegebenen Körperstellen bei definierter Schaltung von zwei oder mehr Elektroden. Die Aufzeichnung erlaubt Rückschlüsse auf Herzlagetyp, pathologische Veränderungen usw. Ein EKG-Gerät für den Einsatz im Krankenhaus muß mindestens über folgende Ableitungen verfügen (vgl. dazu Kap. 4.2):

- Einthoven
- Goldberger
- Wilson

Zusätzlich bzw. alternativ werden bei einigen Geräten die Ableitungsgruppen nach Einthoven und Goldberger in der Folge des Cabrera-Kreises angeboten.

Ableitungen nach Frank oder Nehb gehören zur Sonderausstattung einiger Dreikanal-Elektrokardiographen (vgl. Exkurs Kap. 4.2).

Anhang III bietet eine Übersicht der verschiedenen Ableitungen mit ihren Definitionen und einer Beschreibung der Ableitungsstellen.

Einige Geräte verfügen über die Möglichkeit, Ableitungen aufzuzeichnen, die mit einer sogenannten Dreibeinelektrode abgenommen sind. Dreibeinelektroden werden meist bei Notfallpatienten zur schnellen Abnahme eines EKGs auf den Brustkorb über dem Herzen aufgesetzt. Die Elektroden werden dabei nicht befestigt, sondern vom Anwender festgehalten.

Automatischer Programmablauf
Automatikfunktionen des Programmablaufs erleichtern die routinemäßige Aufzeichnung der zwölf Standardableitungen, verringern die Möglichkeit von Fehlbedienungen und verkürzen den Zeitaufwand für die gesamte Untersuchung.

Durch feste Laufzeiten kann Papier eingespart werden, da man nicht selbst terminieren muß.

Um das Programm variieren bzw. einschränken zu können, sollte die Automatik unbedingt abschaltbar sein. Da sich die Elektroden unter Umständen vom Körper des Patienten lösen können, wenn die Aufnahmedauer sehr lang oder die Bewegung des Patienten zu intensiv ist (z. B. beim Belastungs-EKG), ist zu prüfen, ob von einer Automatik in jedem Falle Gebrauch gemacht werden sollte, die bei einer Unterbrechung neu gestartet werden müßte.

Zu unterscheiden sind vollautomatische Programmabläufe und Halbautomatiken, je nachdem ob das gesamte Aufnahmeprogrammm oder nur Teilfunktionen automatisiert sind. Bei vollautomatischen Programmabläufen werden die zwölf Standardableitungen in vorgegebener Folge mit einheitlichen Aufzeichnungslängen registriert. Neben der Vollautomatik werden auch Halbautomatiken z. B. für Formatierungen (Länge der Aufzeichnung einer Ableitung und Papiergeschwindigkeit), Grundeinstellungen beim Einschalten und zur Verstärkung angeboten. Alle derartigen Automatikfunktionen dienen in erster Linie der Bedienerfreundlichkeit; die Aufzeichnungsqualität verbessert sich in keiner Weise.

Schaltelemente
Vor allem die Ausführung des Ableitungswählers variiert von Gerät zu Gerät, wobei drei verschiedene Ausführungen zur Anwendung gelangen:

- Drehschalter
- mechanische Tastatur
- Sensor- oder Folientasten

Allgemein erweisen sich Tastaturen als wartungs- und reparaturfreundlicher als Drehschalter. Sensor- und Folientasten erleichtern durch eine glatte Oberfläche die Reinigung und Desinfektion des Gerätes.

Es ist stets bedienungsfreundlicher und übersichtlicher, wenn alle routinemäßig zu betätigenden Elemente auf derselben Fläche des Gerätes (Ober- oder Vorderseite) angeordnet und Doppelbelegungen von Tasten vermieden sind.

Fernsteuerungsanschluß
Ein Fernsteuerungsanschluß ermöglicht die Auslösung oder Steuerung bestimmter Gerätefunktionen durch den Arzt, etwa bei der Ergometrie, oder durch Computer.

Zusätzliche Anzeigen
Als zusätzliche Anzeigen sollen alle Elemente verstanden werden, die nicht unmittelbar mit der Registrierung des EKG-Signals zusammenhängen (Netz-, Ladekontrollleuchte, Ladestrom- oder Ladezustandsanzeige, digitale Herzfrequenzanzeige etc.). Sie bieten in der Regel optische Kontrollmöglichkeiten bezüglich des technischen Zustandes des Gerätes, wie z. B. eine Bedienerführung, deren Zweck es ist, entweder Bedienungsfehler durch Anleitung des Anwenders zu vermeiden oder solche Störungen zu beheben, die keinen Servicetechniker erfordern.

Selbsttestprogramm
Als Sonderausstattung bietet ein Selbsttestprogramm die Möglichkeit, vor, während oder nach der Durchführung des vorgesehenen Programms die Funktion des gesamten Systems entweder automatisch oder durch Abruf zu überprüfen.

3.1.3 Sicherheitsparameter

Schutzklasse/Gerätetyp
EKG-Geräte unterliegen als elektromedizinische Geräte der VDE-Richtlinie 0750. Geräte mit Netzanschluß müssen den Schutzklassen I oder II entsprechen. Diese Schutzklassen geben an, welche zusätzlichen Maßnahmen über die sogenannte Basisisolierung hinaus gegen eine Gefährdung durch elektrische Energie ergriffen wurden.

- Schutzklasse I: Alle berührbaren, leitfähigen Teile sind mit dem Schutzleiter verbunden
- Schutzklasse II: Es ist eine doppelte oder verstärkte Isolierung vorhanden

Elektrokardiographen, für die eine intrakardiale Anwendung nicht grundsätzlich ausgeschlossen werden kann, sollten ausschließlich den Sicherheitsanforderungen des Gerätetyps CF genügen (vgl. Kap. 5.1).

Ableitströme
Für den Anwender und Patienten ist die Größe der stets auftretenden Gehäuse- und Patientenableitströme relevant. Der Gehäuseableitstrom ist der Strom, der vom Gehäuse z. B. über den das Gerät berührenden Anwender oder Patienten zur Erde abfließt. Da EKG-Geräte über die Ableitungskabel mit dem Patienten leitend verbunden sind, tritt zusätzlich noch ein Patientenableitstrom auf.

In der Tabelle "Ableitströme" des Kapitels 5.1 sind die zulässigen Ableitströme unter Normalbedingungen (Normal Condition: NC) und nach einem sogenannten ersten Fehler (Single Fault Condition: SFC) aufgeführt.

Isolierter Patienteneingang (Floating Input)
Der isolierte Patienteneingang wird zusätzlich zu den bereits genannten Schutzmaßnahmen angeboten. Dabei wird der Eingang schwebend gehalten, d. h., der Patientenstromkreis ist vollständig isoliert, so daß die Bildung eines zweiten Stromkreises über Erde unterbunden wird, bei dem der Patient sonst mit einbezogen wäre und somit ein höheres Risiko trüge (vgl. Abb. 3.1). Infolge der Isolierung zwischen Patientenkabel und Schutzleiter sowie Netzteil kann sich das Eingangspotential des Verstärkers nahezu exakt auf das Patientenpotential einstellen. Der Patientenableitstrom ist damit theoretisch gleich Null.

Da ein Floating Input heute keinen großen technischen Aufwand mehr erfordert, sollte er zur Standardausstattung des Elektrokardiographen gehören.

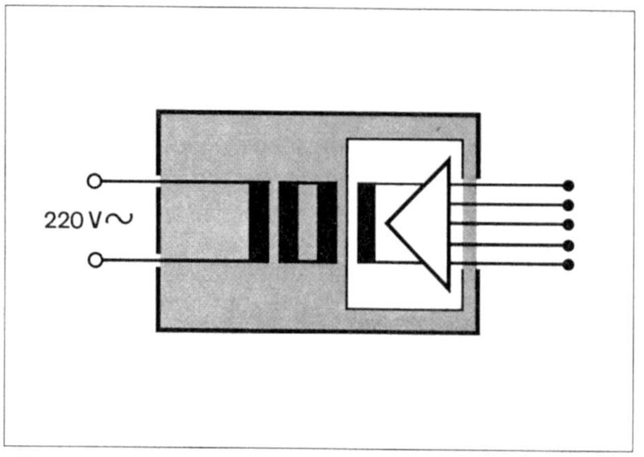

Abb. 3.1 Schema des Isolierten Patienteneingangs (Floating Input)

Potentialausgleichsklemme
In medizinisch genutzten Räumen müssen alle medizintechnischen Geräte in einen allgemeinen oder speziellen Potentialausgleich einbezogen werden. Die Berührungsspannungen zwischen den Gerätegehäusen und anderen Teilen dürfen bestimmte Werte nicht übersteigen. In Schutzklasse II ausgeführte Geräte erfordern daher eine gesonderte Möglichkeit des Potentialausgleichs, da kein Potentialausgleich über einen Schutzleiter erfolgen kann; bei in Schutzklasse I aufgebauten Geräten ist für den speziellen Potentialausgleich (Berührungsspannung <10 mV) z. B. im OP ebenfalls ein zusätzlicher Anschluß notwendig.

Außerhalb medizinisch genutzter Räume dürfen in Schutzklasse I ausgeführte Geräte nur netzunabhängig mit internen Stromquellen (Akku, Batterie) betrieben werden.

Über die verschiedenen Anforderungen an medizinisch genutzte Räume und die Verwendbarkeit der verschiedenen Gerätetypen (gegliedert nach Räumen und Anwendungen) geben die Tabellen des Kapitels 5.2.2 Auskunft.

Feuchtigkeitsschutz
Nicht nur bei tragbaren Geräten, die im Außeneinsatz den Witterungsbedingungen ausgesetzt werden können, sondern auch bei Geräten, die in der Klinik Verwendung finden, sollten Angaben über die Ausführung des Feuchtigkeitsschutzes obligatorisch sein, damit zum Beispiel auch die Gefahr einer Schädigung durch auslaufende Flüssigkeiten abgeschätzt werden kann. Insbesondere ist von Interesse, in welcher Weise die Bedienungselemente gegen solche Einflüsse geschützt sind. Angaben, die sich nur auf die Luftfeuchte der Umgebung beziehen, wie nach DIN 13 401 vorgeschrieben, sind deshalb unzureichend. Unseres Erachtens sollte eine Angabe über den Feuchtigkeitsschutz gemäß DIN 57 750 Teil 1 erfolgen (tropfwassergeschützt etc.).

Prüfzeichen
Prüfzeichen sollen dem Anwender Aufschluß über die Betriebs- und Funktionssicherheit geben. Die wichtigsten Prüfzeichen der Bundesrepublik Deutschland sind:

- GS (Geprüfte Sicherheit)
- VDE (Verband Deutscher Elektrotechniker)
- FTZ (Funktechnische Zulassung)

GS- und VDE-Zeichen werden von allen amtlich anerkannten Prüfstellen gemäß dem Prüfstellenverzeichnis des Gerätesicherheitsgesetzes (GSG) vergeben, die FTZ erteilt die Bundespost.

Insbesondere die Erteilung des GS-Zeichens erfolgt über die Prüfung der elektrischen Sicherheit hinaus erst nach Prüfung der Funktionssicherheit von Geräten. Diese zusätzlichen Anforderungen sind bisher nur für wenige Gerätearten durch verbindliche Normen geregelt und werden derzeit noch von den einzelnen Prüfstellen unterschiedlich gestellt. Deshalb sollte neben der Prüfstelle auch das Prüfjahr angegeben werden.

Demgegenüber vergibt beispielsweise in Großbritannien die Britisch Standards Institution (BSI) als zentrale Prüfstelle Prüfzeichen nur nach verbindlichen Normen, den internationalen IEC-Normen. Auf internationaler Ebene werden die den europäischen Prüfzeichen vergleichbaren Zertifikate unter anderem auch von der American Heart Association (AHA) in den USA und von der Canadian Standard Association (CSA) in Kanada ausgestellt.

Für Elektrokardiographen ist ferner von Wichtigkeit, daß alle Geräte, die intrakardial eingesetzt werden, ab 01.01.86 gemäß der Medizingeräteverordnung (MedGV) eine Bauartzulassung aufweisen müssen (vgl. auch die EG-Vorschrift 6620/84 Teil 1 von Oktober 1984 "Council Directive on the approximation of the laws of the Member States relating to electro-medical equipment used in human or veterinary medicine").

3.1.4 Schnittstellen

Zusätzliche Eingänge
Insbesondere bei Dreikanal-, aber auch bei Einkanal-Elektrokardiographen sind zum Teil zusätzliche Eingänge vorhanden, die mit entsprechenden Adaptern oder Zusatzgeräten die Aufnahme, Verstärkung und Aufzeichnung von zusätzlichen Meßgrößen (Puls etc.) oder Experimentiersignalen ermöglichen. Falls solche zusätzlichen Buchsen vorhanden sind, sollten Angaben über einzuhaltende Anschlußwerte gemacht werden.

Zusätzliche Ausgänge
Für Zusatzausgänge (Skop, Magnetband etc.) gilt sinngemäß das gleiche wie für die Eingänge. Für Oszilloskopanschlüsse werden nach dem Entwurf zur DIN 13 401, bezogen auf eine Aufzeichnungsamplitude auf dem Schreibstreifen von 30 mm, folgende Anschlußwerte empfohlen:

- 75 mV symmetrisch und/oder
- 1,5 V symmetrisch oder
- unsymmetrisch

Bei unsymmetrischem Ausgang soll der Anschluß auf Erdpotential liegen. Bei symmetrischem Ausgang soll ein konstantes Potential von maximal 2,5 V nicht überschritten werden.

Verbindungen
Die verschiedenen Verbindungen zwischen den Elektroden und dem EKG-Gerät weisen eine unterschiedliche Störanfälligkeit sowie Bedienungs- und Servicefreundlichkeit auf.

Die Zuleitung besteht aus zwei Abschnitten: dem Patientenkabel, das vom Gerät zu einem Verteiler führt, und den Elektrodenleitungen, die Verteiler und Meßwertaufnehmer (Elektroden) verbindet. Lösbare Verbindungen ermöglichen es, die entsprechenden Leitungen bei Defekten schnell auszuwechseln, falls nicht ein kompletter Satz von Reservekabeln und -leitungen vorrätig gehalten wird. Außerdem reduzieren sich die Reparaturkosten, da defekte Einzelleitungen schon durch den Anwender ohne weiteres zu ersetzen sind. Andererseits stellen lösbare Verbindungen einen nicht zu vernachlässigenden Störfaktor bei der Signalaufnahme dar, sofern durch Lockerung Wackelkontakte auftreten.

Einzeln steckbare Adern für das Patientenkabel anstelle der mehradrigen Ausführung werden nur dann für sinnvoll gehalten, wenn eine Vorrichtung vorhanden ist, die einen "Kabelsalat" verhindert, wie beispielsweise ein Galgen mit Kabelkamm.

Bei den meisten Geräten wird nur ein Patientenkabel für das Ableitungsprogramm benötigt, jedoch werden auch Systeme mit zwei unterschiedlichen Kabeln angeboten, um etwa die Frank-Ableitungen abnehmen zu können.

Zwischen den Elektroden und ihren Zuleitungen werden folgende Verbindungen verwendet:

- Bananenstecker
- Federklemme
- Druckknopf

Für Elektrodenleitungen und Patientenkabel können folgende Verbindungen vorgesehen sein:

- fest (verlötet oder verschraubt)
- Bananenstecker
- Federklemmen

Die grundsätzlich lösbare Verbindung zwischen Patientenkabel und Gerät wird durch die nachstehenden Varianten klassifiziert:

- Bananenstecker
- sechspolige runde Stiftstecker
- zehnpolige runde Stiftstecker
- fünfzehnpolige flache Stiftstecker

Anzahl der Adern des Patientenkabels
Bei Einkanal-Elektrokardiographen werden Patientenkabel mit fünf oder zehn Adern mitgeliefert. Fünfadrige Patientenkabel ermöglichen nur den Anschluß einer einzigen Thoraxelektrode, so daß diese für jede einzelne Wilson-Ableitung neu appliziert werden muß. Zehnadrige Elektrodenleitungen ermöglichen den gleichzeitigen Anschluß aller Extremitäten- und Thorax-Elektroden. Dies ist eine Voraussetzung für einen vollautomatischen Programmablauf der Ableitungsfolge der zwölf Standardableitungen.

Dreikanal-Elektrokardiographen verfügen über 10adrige, 14adrige oder 15adrige Kabel, je nach Art des durchführbaren Ableitungsprogramms.

Gesamtlänge Zuleitung
Nach dem Entwurf zur DIN IEC 62 D (CO) 6 werden mindestens 2 m Gesamtlänge für die Zuleitung zwischen Elektrode und Gerät gefordert. Um Beeinflussungen durch eingestreute Störspannungen gering zu halten, sollte die Gesamtlänge andererseits auch nicht wesentlich größer sein.

3.2 Verstärker

3.2.1 Medizintechnische Parameter

Eingangsimpedanz
Die Eingangsimpedanz (Z_e) gibt Aufschluß über das Anpassungsverhalten des EKG-Verstärkers an Veränderungen des einspeisenden Systems: Je größer die Eingangsimpedanz des Verstärkers ausfällt, desto geringer wirken sich Widerstand oder Widerstandsveränderungen der Haut, der Elektroden und des Patientenkabels bzw. Unsymmetrien innerhalb des Eingangskreises aus. Die Eingangsimpedanz ist definiert als das Verhältnis von Eingangsspannung (U_e) zu Eingangsstrom (I_e):

$$Z_e = \frac{U_e}{I_e}$$

Der Widerstand des Aufnahmesystems setzt sich aus dem Widerstand der Epidermis (Oberhaut) unter der Elektrode, dem des tieferliegenden Gewebes und dem der Phasengrenze Haut/Metall zusammen. Der Widerstand der Phasengrenze ergibt sich aus der Beziehung zwischen der Polarisationsspannung und dem über die Elektrode fließenden Strom. Die aus diesen Komponenten resultierende gesamte Elektrodenimpedanz ist demnach abhängig vom Momentanzustand von Haut, Körper und Kontaktmittel sowie vom Elektrodenmaterial.

Da die Widerstände bzw. Widerstandsveränderungen des Aufnahmesystems unter ungünstigen Bedingungen bis zu 30 kΩ betragen können, werden für die Eingangsimpedanz eines EKG-Verstärkers nach dem Entwurf zur DIN IEC 62 D (CO) 6 Werte von mehr als 2,5 MΩ halbseitig verlangt.

Außerdem müssen die Bedienungsanleitungen Hinweise zur Elektroden-Anlegetechnik enthalten, um einen möglichst niedrigen Hautübergangswiderstand zu erzielen; eine Forderung, der die meisten Hersteller nachkommen.

Eingangskapazität
Entsprechend dem Aufbau des Eingangsverstärkers und der Ableitkabel stellt sich eine kapazitive Belastung des Eingangssignals ein, im wesentlichen resultierend aus Kapazitäten zwischen den Leitern und den Elektroden sowie zwischen den Leitern und der Kabelabschirmung (auch verstärkerseitig).

Zur Minimierung der dadurch bedingten Verfälschung des EKG-Signals sind diese Kapazitäten möglichst gering zu halten. Je nach Angabe sollten die erreichten Werte ohne Kabel unter 1000 und mit Kabel unter 2000 pF liegen.

Eingangsempfindlichkeit
Die Eingangsempfindlichkeit bezeichnet die Relation zwischen Ausschlag des Schreibzeigers und elektrischem Eingangssignal, bezieht sich also auf Verstärker und Schreibsystem. Gängige Werte sind 20 mm, 10 mm, 5 mm und 2,5 mm Zeigerausschlag pro Millivolt Eingangssignal.

Gemäß dem Entwurf zur DIN 13 401 von 1971 muß die Empfindlichkeit auf mindestens 15 mm/mV einstellbar sein. Sie darf bei Netzspannungsschwankungen von ±10 % sowie bei Nachlassen der Spannung bei Batteriebetrieb jeweils keine größeren Abweichungen als ±5 % aufweisen.

Gleichspannungsempfindlichkeit
Infolge des Übergangs von Ionenleitung zu metallischer Leitung bildet sich zwischen Haut (Elektrolyt) und Elektrode eine Spannung, deren Größe von der Haut, den Elektroden und dem Zustand der Grenzfläche Haut/Metall abhängt. Nach dem Entwurf zur DIN IEC 62 D (CO) 6 dürfen diese aus Elektroden-Haut-Potentialen resultierenden Gleichspannungen die Funktionen des Verstärkers und damit die Aufzeichnung des Signals selbst bei Werten von ±300 mV nicht beeinflussen.[6] Das dem Eingangskreis des Verstärkers integrierte RC-Glied (s. u. Frequenzbereich) hat die Aufgabe, diesen Gleichspannungsanteil des eingegrenzten Systems abzutrennen.

6 nach DIN 13 401: ±200 mV

Grenzfrequenzen

Da stets nur ein begrenzter Frequenzbereich der Eingangssignale verstärkt werden kann, kommt den Grenzfrequenzen des Verstärkersystems für das Spektrum diagnostisch auswertbarer Frequenzanteile eine gewisse Bedeutung zu.

- Untere Grenzfrequenz/Zeitkonstante

Die untere Grenzfrequenz wird durch die sogenannte Zeitkonstante festgelegt, die durch die Auslegung des RC-Gliedes bestimmt wird.

Die galvanoelektrische Gleichspannung, die zwischen Körper und Elektrode entsteht, wird hinter dem Eingangsverstärker mit Hilfe eines RC-Gliedes abgekoppelt (Abb. 3.2). Die Zeitkonstante beschreibt die Entladecharakteristik des Kondensators (C) über den Widerstand (R), für die folgende Richtlinien gelten:
AHA[7]-Empfehlung: 3,2 s (≙ 0,05 Hz)
DIN-Empfehlung: >1,5 s (≙ 0,10 Hz)

Geräte mit kleinerer Zeitkonstante, z. B. 0,3 s, wie sie für Monitorgeräte üblich sind, verfälschen die niederfrequenten Signalanteile entsprechend.

Eine Angabe der unteren Grenzfrequenz erweist sich im allgemeinen als leichter verständlich als die der Zeitkonstante; traditionell wird in den Gerätebeschreibungen jedoch der Wert für die Zeitkonstante angegeben. Andererseits tritt die untere Grenzfrequenz - direkt angegeben - noch einmal im Amplitudenfrequenzgang des Schreibsystems (s. u.) auf.

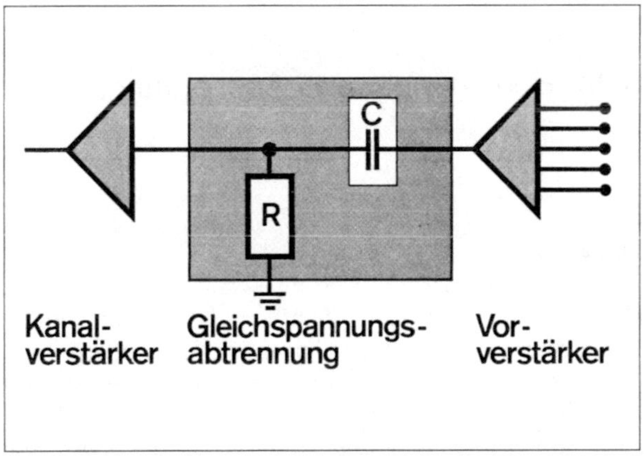

Abb. 3.2 Prinzip der Gleichspannungsabkoppelung

- Obere Grenzfrequenz

Die obere Grenzfrequenz von EKG-Verstärkern liegt in der Regel über der maximalen Amplitudenfrequenz des verwendeten Schreibsystems (s. u.), so daß der im Endeffekt aufgezeichnete Frequenzgang in erster Linie durch die Trägheit des Schreibsystems festgelegt wird. Die Größe der oberen Grenzfrequenz spielt eine Rolle, wenn die Verstärkersignale über Zusatzausgänge abgegriffen werden, um sie beispielsweise durch Auswerterechner weiterzuverarbeiten oder auf Monitoren darzustellen. Jedoch sollte die Bandbreite des Verstärkers nicht größer als nötig sein, da Störanfälligkeit und Rauschen (s. u.) mit erhöhtem Frequenzspektrum steigen.

Gleichtaktunterdrückung

Als Gleichtaktunterdrückung bezeichnet man die Fähigkeit des Verstärkers, Störsignale, die auf beiden Eingängen gleichartig anliegen, sich also im Gleichtakt befinden, gegenüber dem Nutzsignal (EKG) nicht zu verstärken.

Anzugeben ist üblicherweise eine mit Dezibel (dB) bezeichnete Größe (G), die sich wie folgt als Quotient aus Verstärkung (V_n) des Nutzsignals und Gleichtaktverstärkung (V_g) herleitet:

$$G = 20 \log \frac{V_n}{V_g} \text{ [dB]}$$

Die Gleichtaktunterdrückung dient dazu, kapazitiv auf den Patienten übertragene Spannungen zu dämpfen. Da der Gleichtaktanteil oft einige Zehnerpotenzen größer ist als das EKG-Signal, sind Werte von mehr als 60 dB (Unterdrückungsverhältnis 1000 : 1) erforderlich, obwohl in DIN 13 401 nur 40 dB gefordert werden, was einem Verhältnis von 100 : 1 entspricht.

Rauschen

Aufgrund der Wärmebewegung der Elektronen entsteht in jedem elektrischen Widerstand eine als Rauschen bezeichnete regellose Störspannung. Diese Spannungsschwankungen überlagern den gesamten Frequenzbereich, also auch das EKG-Signal (Abb. 3.3).

Da die Ausmessung des EKGs - nach Umrechnung der Amplitudenhöhe (mm) in Spannung (mV) - bis in den 10 µV-Bereich erfolgt, sollte die Rauschspannung gemäß dem Entwurf zur DIN 13 401 unter diesem Wert liegen (vgl. Kap. 4.3).

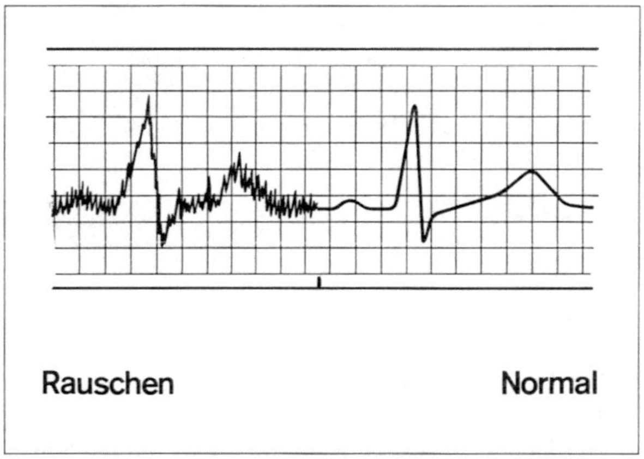

Abb. 3.3 Überlagerung des EKG-Signals durch Rauschen

Kalibriersignal

Unter einem Kalibriersignal versteht man einen Spannungsimpuls von eindeutig definierter Größe und Dauer. Bei EKG-Geräten wird unter dem Kalibriersignal ein Rechteckimpuls von 1 mV Spannung bei einer maximalen Anstiegszeit von 5 ms verstanden; die Signaldauer liegt üblicherweise bei ca. 0,1 s.

7 AHA: American Heart Association, vgl. dazu Kap. 3.1.3

Schwankungen der Netzspannung von bis zu ±10 % oder ein Abfall der Batteriespannung dürfen das Kalibriersignal nicht mehr als ±5 % Abweichung bezogen auf den Sollwert beeinflussen.

In die EKG-Aufzeichnung eingeblendet, erlaubt das Kalibriersignal:

- Kontrolle der gewählten Empfindlichkeit
- Vergleich des EKGs mit den Normwerten
- Vergleich von verschiedenen EKGs untereinander

Eine ungenaue Verstärkung kann zu einer Fehlinterpretation des Kardiogramms führen. Bei der Normalempfindlichkeit des Verstärkers von 10 mm/mV muß der Kalibrierimpuls von 1 mV einen Ausschlag von 10 mm bewirken. Das Kalibriersignal muß gemäß Kapitel 6.4 überprüft werden.

Linearitätsfehler
Hinsichtlich der EKG-Auswertung ist zu fordern, daß alle diagnostisch relevanten Spannungsunterschiede gleichmäßig, d. h. linear verstärkt werden. Bei jedem Verstärker ist aber die Linearität nur inneralb eines Teilabschnitts des Arbeitsbereichs erfüllt (vgl. Abb. 3.4)

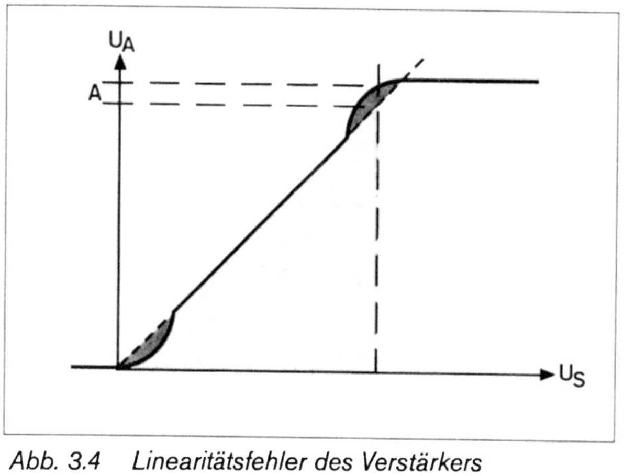

Abb. 3.4 Linearitätsfehler des Verstärkers

Der Linearitätsfehler ist als das Verhältnis der maximalen Abweichung A (Differenz von Ausgangsspannung U_A und Linearitätsgerade) zur Ausgangsspannung definiert. Die Angabe erfolgt meist in %.

Nullstabilität
Bei einer Eingangsspannung $U_E = 0$ soll der Verstärker eine Ausgangsspannung $U_A = 0$ aufweisen. Andernfalls schlägt der Schreibzeiger bereits ohne Eingangssignal aus. Die dadurch bedingte Verschiebung des Nullpunktes zieht eine gleichgroße Veränderung der zeitgleichen Auslenkung nach sich und wirkt damit auch auf den Amplitudenfehler ein.

Durch einen sogenannten Offset-Abgleich wird bei kurzgeschlossenem Eingang ($U_E = 0$) mit Hilfe einer Potentiometerschaltung U_A auf Null eingestellt. Nach längerer Betriebszeit wird der Nullpunkt jedoch wieder auswandern, wofür in erster Linie Temperaturschwankungen verantwortlich sind, die durch die Erwärmung interner Bauteile verursacht werden.

Die Nulliniendrift, d. h. die Nullinienabweichung in Abhängigkeit von der Zeit, darf 0,5 mV/s nicht überschreiten.

Drift der Verstärkung
Die Abweichung der Verstärkung vom angegebenen Sollwert wird wie die Nullliniendrift hauptsächlich durch die Erwärmung des Verstärkers nach dem Einschalten verursacht; darüber hinaus können auch Beeinflussungen durch Schwankungen der Versorgungsspannung auftreten. Verstärkungsschwankungen rufen ebenfalls Auslenkungsfehler des verstärkten Signals hervor. Da besonders bei Akku- und Batteriebetrieb nach längerer Betriebszeit ein Nachlassen der Versorgungsspannung zu erwarten ist, sollte eine Angabe der Verstärkungsdrift sowohl in Abhängigkeit von der Betriebszeit als auch von der Versorgungsspannung erfolgen.

Übersprechdämpfung
Unter Übersprechen versteht man die gegenseitige Beeinflussung benachbarter Leitungen, wobei dem eigentlichen Signal ein Störsignal des anderen Kanals überlagert wird. Die verursachte Verfälschung ist durch eine Übersprechdämpfung zu unterdrücken, die größer als 40 bzw. dann größer als 60 dB sein soll, wenn auch Herzschallkurven aufgezeichnet werden (DIN 13 401).

3.2.2 Bedienungs- und Ausstattungselemente

Vorverstärker
Einige Geräte besitzen direkt im Ableitkabel oder in der Patientenbox Elektrodenverstärker; die Anzahl dieser Vorverstärker entspricht der Anzahl der Elektrodenleitungen. Eine solche Anordnung gewährleistet größtmögliche Störspannungsunterdrückung, da der Signalweg zwischen Signalquelle und Vorverstärker kurzgehalten wird und kapazitiv oder induktiv einwirkende Störsignale einen geringen Einfluß auf das Nutzsignal ausüben.

Filter

- Muskelfilter (Tremorfilter)

Der Muskelfilter ist ein sogenannter Tiefpaß, d. h., nur die unterhalb der Nennfrequenz schwingenden elektrischen Signale können ungedämpft passieren, während höhere Frequenzen stark abgeschwächt werden (Abb. 3.5).

Zweck des Muskelfilters ist das Abkoppeln von Frequenzen, die durch Muskelzittern (Tremor) hervorgerufen werden und das EKG-Signal überlagern; jedoch werden alle oberhalb dieser Nennfrequenz angesiedelten Signale, also auch ein Teil des EKG-Signals, abgeschwächt. Eine gängige Nennfrequenz ist 35 Hz. Die

Angabe erfolgt in der Frequenz, die nach DIN gerade um 3 dB (Faktor 0,7) abgeschwächt wird. Da auf diese Weise aber nicht einmal das halbe Frequenzspektrum des Elektrokardiogramms erfaßt wird, sollte der Tremorfilter abschaltbar sein und nur im Bedarfsfall eingesetzt werden.

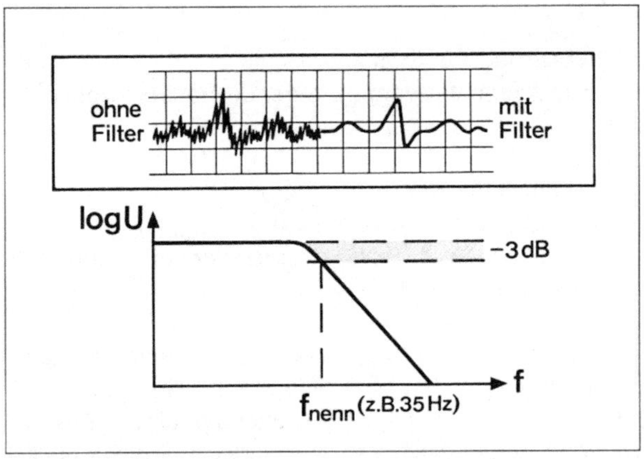

Abb. 3.5 Frequenzgang und Wirkung des Muskelfilters

- Netzfrequenzfilter

Der Netzfrequenzfilter ist ein sogenannter selektiver Filter oder Bandfilter, d. h., nur ein schmales Band des gesamten Frequenzbereichs wird unterdrückt. Die Wirkungsweise besteht im wesentlichen darin, daß einem Tiefpaß (s. o. Muskelfilter) ein Hochpaß zugeschaltet wird, dessen Funktionsweise umgekehrt verläuft: Nur die

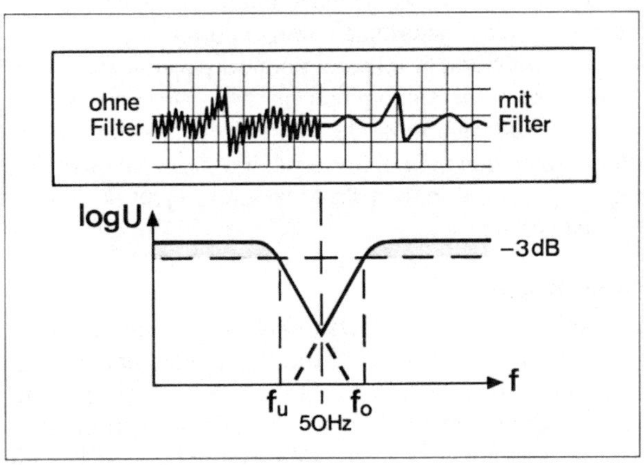

Abb. 3.6 Frequenzgang und Wirkung des Netzfrequenzfilters

oberhalb der Nennfrequenz liegenden Schwingungen werden ungedämpft durchgelassen (Abb. 3.6).

Netzfrequenzfilter entsprechen zur Zeit nicht den internationalen Empfehlungen und sollten stets abschaltbar sein.

Aufgrund der unterschiedlichen Wirkung von Tremor- und Netzfilter ist es unerläßlich, daß beide Filter getrennt zuschaltbar sind, denn wenn dem EKG-Signal nur die konstante Netzfrequenz überlagert ist, besteht kein Grund, die darüber liegenden Teile des Frequenzbereichs ebenfalls mit der Netzfrequenz zusammen zu unterdrücken. Tremorfrequenzen dagegen erstrecken sich über einen weiten Frequenzbereich, dessen obere Grenze noch weit über das vom EKG abgedeckte Spektrum hinausreicht.

Tremor- und Netzfrequenzüberlagerungen sind in der Regel identifizierbar und ihre Ursachen meist abzustellen (vgl. Kap. 5.3.3).

Hochfrequenz-Eingangsschutz

Eingebaute HF-Filter vor dem Verstärkereingang haben die Aufgabe, über Patient und Ableitkabel oder leitende Bauteile eingestreute hochfrequente Wechselspannungen zu dämpfen. Diese Einstreuungen verfälschen zwar durch die wesentlich höheren Frequenzen nicht direkt das EKG-Signal, können aber im Vorverstärker zu Übersteuerungen und Selbsterregungen führen, also indirekte Funktionsstörungen bewirken. Quellen der HF-Einstreuungen sind beispielsweise Rundfunksender, HF-Chirurgie- oder Wärmetherapiegeräte.

Defibrillationsschutz

EKG-Geräte sollten über einen Defibrillationsschutz verfügen, um extreme Übersteuerungen von 3000 V bei 5 ms Dauer, wie sie bei der Defibrillation vorkommen, ohne Beschädigung zu überstehen.

Erkennung und Unterdrückung von Schrittmacherimpulsen

Die von Herzschrittmachern erzeugten Impulse müssen gesondert erkennbar sein oder vom Gerät unterdrückt werden, bevor sie aufgezeichnet werden. Andernfalls wäre die Abgrenzung zu dem natürlichen QRS-Komplex nicht gewährleistet, so daß die registrierten Schrittmacherimpulse durch eine ggf. vorhandene Auswertelogik als Extrasystolen interpretiert oder bei einer Herzfrequenzanzeige eingerechnet würden.

Blocktaste

Beim Umschalten auf eine andere Ableitung und bei Übersteuerung, etwa durch Defibrillation, bewirken die hohen Umladezeiten der RC-Glieder eine Verzögerung der Nullpunktstabilisierung. Um den Vorgang zu beschleunigen, wird mit Hilfe einer Automatik bzw. durch Drücken der Blocktaste der Entladevorgang des Kondensators (C) durch Parallelschaltung eines Widerstandes (R) zum vorhandenen die Zeitkonstante (s. o. Frequenzbereich) wesentlich verkürzt.

3.3 Registriereinheit

3.3.1 Medizintechnische Parameter

Schreibbreite und Papiergeschwindigkeit sind kennzeichnende Parameter für die optische Auflösung der aufgezeichneten Kurven und damit für die Interpretation des EKGs.

Schreibbreite je Kanal
Die effektive Schreibbreite ist die Schreibstreifenbreite, innerhalb der das Signal eines Kanals aufgezeichnet werden kann. Normalerweise ist sie identisch mit der linierten Breite des Papiers bei Einkanalgeräten oder mit der durch Anschläge begrenzten Breite bei Mehrkanal-Elektrokardiographen.

Der Forderung nach größtmöglicher Schreibbreite ist dadurch eine Grenze gesetzt, daß mit wachsender Schreibbreite auch höhere Anforderungen an die Führung des Schreibzeigers gestellt sind, damit die größeren Ausschlagwinkel der Meßwerke nicht zur Erhöhung des Linearitätsfehlers (s. u.), d. h. zur Verfälschung der Kurvenaufzeichnung führen.

Je Kanal ist eine Schreibbreite von wenigstens 25 mm gefordert. Sofern kein Überschreiben in den benachbarten Kanal möglich ist, ergibt sich für Dreikanalgeräte eine Schreibbreite von mindestens 75 mm.

Besteht die Möglichkeit des Überschreibens, errechnet sich die Mindestbreite nach folgender Formel: (Anzahl der Kanäle + 1) x 15 mm. Beispielsweise ergibt sich für drei Kanäle dann eine Mindestschreibbreite von 60 mm.

Papiergeschwindigkeit
Die Transportgeschwindigkeit, mit der das Papier am Schreiber vorbeigeführt wird, nimmt ebenfalls Einfluß auf die optische Auflösung der EKG-Kurve. 25 und 50 mm/s sind als Mindestanforderung vorgeschrieben. Mit höheren Geschwindigkeiten, wie 100 mm/s, wird durch Streckung des Signals die Analyse, beispielsweise der R-Flanke, erleichtert.

Zur Erfassung von Rhythmusstörungen allerdings ist eine Aufzeichnungsdauer von mindestens einer Minute erforderlich. Da sich die Auswertung im wesentlichen auf die Distanz der R-Spitzen konzentriert, ist es wünschenswert, eine Geschwindigkeit von höchstens 10 mm/s einstellen zu können, um angesichts der langen Papierstreifen nicht die Übersicht zu verlieren: Bei der Papiergeschwindigkeit von 10 mm/s und der Aufzeichnungsdauer von 1 min ergibt sich immerhin noch eine Streifenlänge von 60 cm.

Die Toleranzen der Papiergeschwindigkeit nehmen Einfluß auf die Genauigkeit graphisch aus dem EKG abgeleiteter Werte, wie etwa der Ausmessung der Herzfrequenz. Die Abweichung sollte bei einer Umgebungstepeperatur zwischen 15 und 30 °C maximal ±5 % betragen.

Ein automatisches Setzen von Zeitmarken erlaubt die Kontrolle der Ganggenauigkeit und ggf. eine Berücksichtigung von Geschwindigkeitsabweichungen (s. u. Markieren).

Papierformat, Papierart
Als Papierformate werden folgende Varianten angeboten:

- (E): Einzelblatt (Format in mm)
- (R): Rollenpapier (Breite in mm, Länge in m)
- (Z): Z-Faltpapier (Anzahl x Einzelformat in mm oder Gesamtlänge in m)

Während das Bedienungspersonal bei der Verwendung von Rollenpapier häufig ordnend eingreifen muß, sammelt sich das Z-Faltpapier selbsttätig in einem entsprechenden Auffangkorb. Der Trend zum Faltpapier erklärt sich außerdem durch die bessere Raumausnutzung der Z-Faltung, auf der im Vergleich zur Rolle etwa dreifach so lange aufgezeichnet werden kann, ohne das Papier zu wechseln.

Der Pigmentschreiber benötigt zwei Papierarten: den Pigmentträger, meist Farbpapier, und das unbehandelte Registrierpapier, dessen Verbrauch im Vergleich zum Pigmentträger bei 3 : 1 liegt.

Abstand der Kanäle
Zunächst wird die Kanalmitte durch die Nullage des Schreibsystems gekennzeichnet, sofern nicht eine Nullinienverschiebung (s. u.) vorgenommen worden ist. Wenn der Abstand der Kanalmitten geringer als die gesamte maximale Schreibbreite ist, kann ein Überschreiben in den Bereich des benachbarten Kanals bei Vollausschlag die Folge sein, wodurch die Aufzeichnung an Übersichtlichkeit verliert.

Linearitätsfehler
Da nach DIN 13 401 und den AHA-Empfehlungen rechtwinkelige Koordinatensysteme vorgeschrieben sind, müssen die Ausschläge des Galvanometers bei der Aufzeichnung auf ebenem Papier linearisiert werden. Aus der Umwandlung der Drehbewegung in eine lineare Bewegung und aus der nichtlinearen Beziehung Drehausschlag/Signalstärke resultiert ein Restfehler, der Linearitätsfehler, der zu einer Verfälschung der aufgezeichneten Kurve führt. Sofern die Schreibfedern wie beim Plotter linear geführt werden, ergeben sich verbleibende Restfehler hauptsächlich aus der Reibung zwischen bewegten Teilen und ihrer Führung.

Amplitudenfrequenzgang
Der Amplitudenfrequenzgang beschreibt, in welchem Frequenzbereich das Schreibsytem eine nahezu unverzerrte graphische Darstellung des EKGs liefert. Hierbei sind die sich widersprechenden Anforderungen zwischen einer möglichst trägheitslosen Bewegung des

Schreibzeigers einerseits und einer mechanischen Dämpfung zur Vermeidung eines Überschwingens in Einklang zu bringen.

Nach DIN 13 401 darf die maximale Abweichung der dargestellten Kurve im Bereich von 0,3 - 60 Hz Grenzen von +5 bzw. −10 % nicht übersteigen (Abb. 3.7). Infolge der Abhängigkeit des Amplitudenfrequenzganges von der Größe der Amplituden sinkt bei Hebelschreibern das Leistungsvermögen mit der Amplitudengröße. Deshalb sind die Herstellerwerte, sofern angegeben, sorgfältig bezüglich der Zeigerausschläge zu kontrollieren bzw. umzurechnen; sie differieren oft stark und schließen somit eine direkte Vergleichbarkeit aus.

Da derzeit keine Vorschrift darüber existiert, für welche Amplitude die Angabe in den −3dB-Grenzen zu erfolgen hat, wird vom tkb unter Bezugnahme auf die Größe des Kalibriersignals als Kriterium eine Amplitude von 10 mm oder eine Angabe analog zu DIN 13 401 vorgeschlagen, wo ein erfüllter Frequenzgang mit geringerer Abweichung als +5 bzw. −10 % bezogen auf eine Amplitude von 10 Hz gefordert wird.

Der größte Teil der Thermoschreiber arbeitet je nach Zeitkonstante (s. o. Frequenzbereich) in einem Bereich von 0,05 bzw. 0,1 bis 100 Hz mit einem Abfall von −3 dB (Dezibel) an den Grenzen. Die technischen Grenzen des Hebelschreibers (Thermo- und Pigmentverfahren liegen jedoch heute etwa bei 250 - 300 Hz; Flüssigkeitsstrahlschreiber sind in der Lage, bis zu etwa 1,2 kHz aufzuzeichnen (vgl. Kap. 4.3).

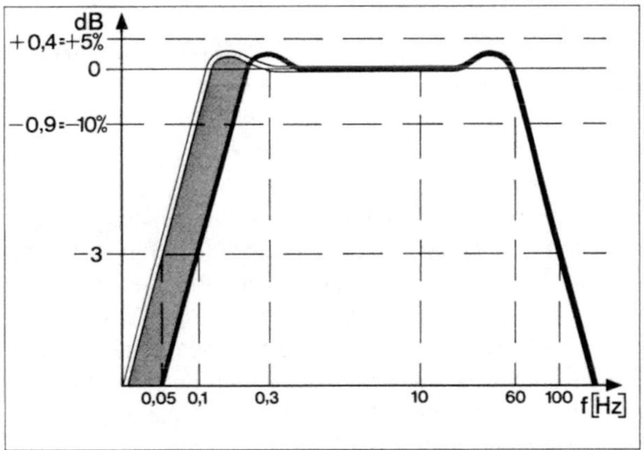

Abb. 3.7 Exemplarischer Amplitudenfrequenzgang bei Normerfüllung gem. Herstellerangabe: 0,05 bzw. 0,1 bis 100 Hz (−3 dB)

Nullinienfehler

Eine Instabilität oder Drift der Nullinie des aufgezeichneten Signals ist in erster Linie von der Nullstabilität (s. o.) des Verstärkers abhängig, jedoch können auch andere Einflüsse wirksam werden. Nach einer Anwärmzeit von einer Minute darf die Nullinie während der folgenden fünf Minuten nicht mehr als 5 mm auswandern. Außerdem soll während der nächsten fünf Stunden die Nulliniendrift nicht den Bereich der Nullinienverschiebung (s. u.) überschreiten. Weiterhin wird gefordert, daß die Lage der Nullinie unabhängig von der Verstärkungseinstellung ist.

Synchronisationsfehler

Als Synchronisationsfehler ist das zeitlich differierende Einsetzen der Aufzeichnung zweier oder mehrerer Kanäle definiert. Vor allem durch Einblendung des Kalibrierimpulses kann eine solche Abweichung erkannt werden. Bei meßbarer Abweichung ergeben sich Fehler in der zeitlichen Zuordnung der einzelnen Kurven zueinander. Nach DIN 13 401 darf die Abweichung bei jeder Geschwindigkeit 3 ms oder 0,3 mm nicht überschreiten.

Hysteresefehler

Der Hysteresefehler resultiert aus einer nach Abklingen des Signals im Galvanometer verbleibenden Restinduktion (Remanenz). Als Folge ist ein Restausschlag zu erkennen, obwohl die Spannung gleich Null ist. Nach DIN IEC 62 D (CO) 6 darf nach entgegengesetzten Ausschlägen von je 15 mm Aufzeichnungsamplitude der Hysteresefehler 0,5 mm (absolut) nicht überschreiten.

Ein nicht ausreichend kompensierter Hysteresefehler kann z. B. irrtümlich auf eine pathologische ST-Veränderung schließen lassen.

Überschwingen

Beim Einschalten eines Signals wird das Galvanometer des Schreibsystems zunächst kurzfristig einen höheren als den effektiven Wert anzeigen, um sich nach kurzer Zeit auf diesen einzupendeln. Für die Größe des Überschwingbetrages und für die Einstellzeit bis zum Effektivwert sind der mechanische Dämpfungsgrad und die Masse der beweglichen Teile des Instruments verantwortlich. Bei der Aufzeichnung eines Spannungssprunges von 1 mV Eingangsspannung dürfen nach DIN IEC 62 und DIN 13 401 bei 10 mm/mV 10 % des Sollwertes nicht überschritten werden. Allgemein werden in der elektrischen Meßtechnik jedoch 4 % verlangt (Stöckl/Winterling).

Aufwärmzeit

Unter Aufwärmzeit ist die Zeitspanne vom Einschalten des Gerätes bis zum deutlichen Aufzeichnen der EKG-Kurven zu verstehen. Sie wird z. B. bei thermoreaktiven oder -sensitiven Systemen von der Aufheizzeit des Schreibstiftes maßgeblich beeinflußt.

Aufnahmekapazität

Da die Kurven mikroprozessorgesteuerter Plotter in der Regel nicht synchron, sondern langsamer als die Aufnahme mit zunehmender Verzögerung ablaufen, ist die Angabe einer maximalen Aufnahmedauer bei solchen Systemen erforderlich. Sie ist abhängig von der Kapazität des Zwischenspeichers, in dem die erfaßten elektrischen Signale gespeichert werden.

3.3.2 Bedienungs- und Ausstattungselemente

Anzahl der Kanäle
Mit der Anzahl der Kanäle wird zunächst nur die Anzahl der parallel zeitgleich aufzeichenbaren EKG-Signale beziehungsweise weiterer elektrisch verstärkter Biosignale (z. B. PKG, Blutdruck) erfaßt. Wenn verschiedene Ableitungen gleichzeitig vorgenommen werden sollen, ist ein Einkanalschreiber nicht ausreichend (vgl. Kap. 4.5), da hiermit weitere Ableitungen allenfalls nacheinander aufgezeichnet werden können (vgl. Kap. 4.5).

Registrierverfahren
Man unterscheidet grundsätzlich:

- Hebelschreiber
- Flüssigkeitsstrahlschreiber
- Fotoschreiber
- Plotter

Hebel- und Flüssigkeitsstrahlschreiber werden auch als Direkt- oder Galvanometerschreiber bezeichnet.

Während der Hebelschreiber einen Schreibhebel entweder direkt (beheizter Schreibhebel, thermoreaktives oder -sensitives Papier und Farbstoffpasten- oder Drucktintenschreiber) oder über ein Farbband (Kohlepapier) auf das Registrierpapier drückt, arbeitet der Flüssigkeitsstrahlschreiber berührungslos mit einem Tintenstrahl. Schwierigkeiten ergeben sich bei Hebelschreibern, deren Eigenfrequenz sich im zu übertragenden Frequenzbereich befindet.

Fotoschreiber werfen einen Lichtstrahl über einen Spiegel, der von einem Galvanometer gedreht wird, auf Fotopapier. In Deutschland werden sie jedoch für Dreikanal-Elektrokardiographen nicht angeboten.

Plotter wandeln zunächst das eintreffende analoge Signal in digitale Impulse um und speichern diese ab. Anschließend werden mit den gespeicherten Werten die vom Schreibstift anzusteuernden Auslenkungen errechnet und dieser dorthin geführt.

Der Hauptvorteil des Plotters gegenüber Galvanometerschreibern liegt darin, daß alle Partien der geplotteten Kurve aufgrund konstanter Geschwindigkeit des Schreibstiftes gleichmäßig ausgeprägt sind; auch die steilen Flanken des QRS-Komplexes erscheinen im Kurvenbild nicht schwächer als die flach verlaufenden Partien. Außerdem kann bei entsprechender technischer Auslegung aufgrund der indirekten Aufzeichnung ein weiteres Frequenzspektrum als bei den Hebelschreibern, für die eine trägheitsbedingte Maximalgrenze von 250/300 Hz anzunehmen ist, aufgezeichnet werden.

Die Notwendigkeit, höhere Frequenzen aufzuzeichnen, ergibt sich besonders bei der Erstellung eines Phonokardiogramms (PKG). Da das PKG jedoch in der klinischen Praxis durch die Echokardiographie sukzessive ersetzt wird, ist ein breites Frequenzspektrum nur dann gefordert, wenn die Diagnose einen direkten Vergleich von EKG und PKG erforderlich macht.

Flüssigkeitsstrahlschreiber sind wegen der geringen Trägheit des Röhrchens in der Lage, Frequenzen bis zu 1,2 kHz aufzuzeichnen. Kennzeichnende Merkmale der Galvanometerschreiber sind:

- Zeigersteuerung

Die Zeigersteuerung beeinflußt folgende technische Parameter: Die Gesamtmasse aller beweglichen Teile bedingt die obere Grenzfrequenz des Schreibsystems; die Umsetzung der Drehbewegung des Galvanometers in die geradlinig-rechtwinkelige Auslenkung der Schreibspitze wirkt sich auf Linearität und Amplitudenfehler (s. o.) aus.

Koppellenker und Ellipsenlenker sind die gebräuchlichsten mechanischen Systeme, die zur Anwendung gelangen. Die Linearität (s. o.) von Pigmentschreibern läßt sich durch eine sogenannte Exzentersteuerung gewährleisten. In neuerer Zeit werden auch Mikroprozessoren verwendet, um den Zeigerausschlag elektronisch mit der Signalgröße rückzuvergleichen und ggf. nachzusteuern.

- Anpassung von Schreibzeiger-Temperatur oder Tintendruck an die Papiergeschwindigkeit

Eine automatische Anpassung von Temperatur des Schreibzeigers oder Tintendruck an die Papiergeschwindigkeit soll eine konstante Strichstärke und damit eine übersichtliche Darstellung des Elektrokardiogramms bewirken.

Die Bahngeschwindigkeit der Schreibspitze gegenüber dem Papier setzt sich aus zwei Komponenten zusammen: der Papiergeschwindigkeit und der Auslenkungsgeschwindigkeit der Spitze des Schreibzeigers oder -röhrchens.

Während die gewählte Papiergeschwindigkeit als konstant anzusehen und somit ohne großen Aufwand kompensierbar ist, variiert die Auslenkungsgeschwindigkeit erheblich in Abhängigkeit von der Signalstärke. Aus diesem Grund werden die beiden steilen Flanken des QRS-Komplexes (vgl. Abb. 4.2) wegen der relativ hohen Auslenkungsgeschwindigkeit bei nahezu allen Systemen mit geringerer Strichausprägung als beispielsweise die P- oder T-Welle abgebildet (vgl. Kap. 4.1).

Papiertransport
Das Prinzip des Papiertransportes beeinflußt zum einen die Konstanz der Papiergeschwindigkeit (s. o.), zum anderen aber auch die Bedienungs- (Einlegen neuen Papiers) und Servicefreundlichkeit (Wartung, mechanischer Verschleiß, Instandsetzung).

Markierungsmöglichkeiten
Durch Markierungen auf einem Zusatzkanal können weitere Informationen aufgezeichnet werden. Zeitmarkierungen, die das Gerät automatisch setzt, erleichtern die Ausmessung der EKGs, weil Papiertransportschwankungen durch Abweichungen zwischen gesetzten und gedruck-

ten Zeitintervallen sichtbar werden. Durch den Bediener manuell vornehmbare Marken dienen zur leichteren Erkennung und Wiederauffindbarkeit einzelner Perioden des EKGs.

Bei einigen Systemen wird auch zu Beginn der Aufzeichnung eine automatische Ableitungsmarkierung vorgenommen, d. h., aufgezeichnetes Signal und Ableitung sind eindeutig einander zugeordnet, so daß es zu keiner Verwechselung kommen kann. Mitunter können auch vom Bedienungspersonal eingegebene Daten auf dem EKG-Papier mitgeschrieben werden (alphanumerische Randspur mit Datum, Uhrzeit und Patientenname).

Die alphanumerische Randspur erweist sich im klinischen Gebrauch als eine Sonderausstattung ohne entscheidenden Wert, da die notwendigen Aufschriften, wie Patientenname und Datum/Uhrzeit, im allgemeinen problemlos von Hand aufgetragen werden.

Nullinienverschiebung und -rückstellung

Eine manuelle Verschiebung der Nullinie des Aufzeichnungssystems aus der Kanalmitte heraus gewährleistet die Nutzung der jeweils größtmöglichen Verstärkung.

Da das relative Maximum (R-Spitze des QRS-Komplexes) und das relative Minimum (S-Spitze) einer Periode in bezug auf den Absolutbetrag je nach Ableitung oft stark differieren (vgl. Kap. 4.1), kann mit einer Nullinienverschiebung die volle Schreibbreite des Kanals besser ausgenutzt werden.

Nach DIN 13 401 soll eine Verschiebung mit ±10 mm aus der Mittellage obligatorisch sein.

Die Nullinienverschiebung kann manuell oder automatisch in Abhängigkeit von der Amplitude vorgenommen werden, bei Dreikanal-Elektrokardiographen für jeden Kanal einzeln. Zur Rückstellung auf die Kanalmitte kann zusätzlich eine mit "Inst", "Reset" oder ähnlich bezeichnete Taste vorhanden sein, so daß die Nullinienrückstellung manuell vorzunehmen oder als Nullinienautomatik auch mit manueller Vorwahl ausgeführt ist. Eine automatische Nullinienrückstellung findet in der klinischen Praxis nicht ungeteilt Zustimmung: Erfolgt die Rückstellung zu schnell, so sind z. B. Schrittmacherimpulse nicht mehr eindeutig erkennbar. Dies führt unter Umständen zu Zweifeln an der Funktionsfähigkeit der Schrittmacher und zu unnötigen Wiederholungsuntersuchungen. Deshalb sollte diese Automatik abschaltbar sein.

Schreibzeiger- und Papiertransportabschaltung (Stand-by-Schalter)

Eine Abschaltung des Schreibsystems und des Papiervorschubs ist nur dann sinnvoll, wenn ein zusätzlicher Ausgang für Skop oder Magnetbandaufzeichnung vorhanden ist und unabhängig von der Papieraufzeichnung genutzt werden kann. In diesem Fall jedoch können mit einer Abschaltung Papier und ggf. Schreibflüssigkeit eingespart werden.

Der Einsatz eines Elektrokardiographen ohne gleichzeitig mitlaufende graphische Aufzeichnung wird auch als Stand-by-Betrieb bezeichnet.

Vergleichende Übersicht der Gerätedaten

Die folgenden Tabellen enthalten nach schriftlicher Bestätigung die Herstellerangaben für die medizintechnischen Parameter und wesentlichen Bedienungs- und Ausstattungselemente.

Die tabellarische Übersicht soll dazu dienen, Elektrokardiographen verschiedener Hersteller mittels eines Schemas einheitlicher Parameter zu vergleichen. Infolge der unterschiedlichen Einsatzbereiche wird auch hier zwischen Ein- und Dreikanalgeräten unterschieden. Innerhalb dieser beiden Hauptgruppen sind die Kardiographen zur leichteren Auffindbarkeit alphabetisch nach Herstellern aufgeführt.

Die Erhebung wurde im Dezember 1984 abgeschlossen. Alle Angaben erfolgen ohne Gewähr.

Gerätedaten

Einkanal-Elektrokardiographen

Gesamtgerät

			Battaglia-Rangoni Simplex M	Bosch EKG 501 A
Allgemeine Parameter				
Strom	Versorgung		Netz, Akku[13]	Netz, Akku[13]
	Netz bei Akkudef.		*	*
	ext. Versorgung		-	-
	Ladedauer	*h:min*	12:00	30:00
	Ladeteil		integriert	integriert
	max. Betriebszeit	*h:min*	0:50/1:40[2]	0:50
Max. Leistungsaufn.		*W*	≤35	≤22
Abmessungen	BxHxT	*mm*	320x130x180	255x90x205
Gewicht		*kg*	7,7 incl. Akkus	≈3
Temperaturbereich		°C	+10 bis +40	+10 bis +40
Ausstattung				
Ausführung			tragbar, kompakt	tragbar, kompakt
Ableitungen			I,II,III,aVR,aVF,aVL, V,Test	I,II,III,aVR,aVL, aVF,V1 bis V6[5], D,A,I
Programmablauf	automatisch		-	*
	abschaltbar		-	*
Schaltelemente			Abl.drehwähler	Folientasten[4]
Fernsteuerungsanschluß			-	-
Zusätzliche Anzeigen			[12]	o. A.
Selbsttestprogramm			-	-
Sicherheitsparameter				
Schutzklasse			II	I
Gerätetyp			CF	CF
Ableitströme	Patient	*μA*	<10	<10
	Gehäuse	*μA*	<10	o. A.
Isol. Patienteneingang			*	*
Potentialausgleichskl.			*	*
Feuchtigkeitsschutz			o. A.	o. A.
Prüfzeichen			IMQ[51]	GS
Schnittstellen				
Zusätzliche Eingänge	Bestimmung		-	o. A.[1]
	Wert	*mm/V*	-	10/(0,5±0,25)
Zusätzliche Ausgänge	Bestimmung		o. A.	Monitor
	Wert	*V/mV*	o. A.	(1±0,25) V/10 mm
Verbindungen	Elekt./E.leit.		o. A.	o. A.
	E.leit./Pat.kabel		o. A.	o. A.
	Pat.kabel/Gerät		o. A.	o. A.
Patientenkabel	Anzahl Adern		o. A.	10
Zuleitung	Gesamtlänge	*m*	3	3,5

Fußnoten S. 100

Gerätedaten

Einkanal-Elektrokardiographen

			Battaglia-Rangoni Simplex M	Bosch EKG 501 A
Verstärkerteil				
Medizintechn. Param.				
Eingangsimpedanz		*MΩ*	10	10
Eingangskapazität		*pF*	o. A.	o. A.
Eingangsempf.		*mm/mV*	5/10/20	5/10/20
Gleichspannungsempf.		*mV*	o. A.	o. A.
Grenzfrequenzen	untere; Zeitk.	*Hz; s*	0,05; 3,2	0,05; 3,2
	obere	*Hz*	o. A.	250
Gleichtaktunterdr.		*dB*	>80	60, extern 100
Rauschen		*μV*	o. A.	o. A.
Kalibriersignal		*mV*	1 ±1 %	1 ±o. A.
Linearitätsfehler		*%*	o. A.	o. A.
Nullstabilität		mV_{max}	o. A.	o. A.
Drift der Verstärkung	Zeit	*%/h*	o. A.	o. A.
	Spannung	$\%/V_{dif}$	o. A.	o. A.
Ausstattung				
Vorverstärker			o. A.	o. A.
Filter	Muskel	*Hz (dB)*	35 (−3)	35 (o. A.)
	Netzfrequenz	*Hz (dB)*	o. A.[1]	50 (o. A.)
HF-Schutz			o. A.	o. A.
Defibrillationsschutz		*Ws,ms*	(5 kV)	o. A.[1]
Schrittmacher	Erk./Unterdr.		-	-
Blocktaste			-	-

			Battaglia-Rangoni Simplex M	Bosch EKG 501 A
Registriereinheit				
Medizintechn. Param.				
Eff. Schreibbreite		*mm*	±24	±20
Papier	Geschwindigkeit	*mm/s*	25/50 ±5 %	25/50 ±3 %
	Format/(Art)[3]	*mm; m*	50; 30 (R)	50; 30 (R)
Linearitätsfehler		*%*	±1 bei ±21 mm	o. A.
Amplitudenfrequenzgang		*Hz (dB)*	0,05-75 (o. A.)	0,05-75 (o. A.)
Nullinienfehler		*mm*	o. A.	o. A.
Hysteresefehler		*%*	o. A.	o. A.
Überschwingen		*%*	10 bei 10 mm	o. A.
Aufwärmzeit		*s*	o. A.	o. A.
Ausstattung				
Registrierverfahren			thermoreaktiv	thermosensitiv
	Zeigersteuerung		o. A.	[14]
	Temp./Geschw.		manuell	automatisch[16]
Papiertransport			o. A.	o. A.
Markierungen			-	manuell
Nullinie	Verschiebung	*mm*	o. A.	o. A.
	Verschiebung	*Art*	manuell	manuell
	Rückstellung		o. A.	[17]
Abschaltung	Schreibzeiger			
	Papiertransport		Papierstop	Papierstop

Gerätedaten

Einkanal-Elektrokardiographen Gesamtgerät			**Bosch** EKG 501 M	**Cardioline** eta 150 DS/ eta 150
Allgemeine Parameter				
Strom	Versorgung		Netz, Akku[13]	Netz[6], Bat.[13]
	Netz bei Akkudef.		*	entf.
	ext. Versorgung		-	*
	Ladedauer	*h:min*	30:00	entf.
	Ladeteil		integriert	entf.
	max. Betriebszeit	*h:min*	0:50	o. A.
Max. Leistungsaufn.		*W*	≦22	o. A.
Abmessungen	BxHxT	*mm*	255x90x205	257x75x178
Gewicht		*kg*	≃3	4,1
Temperaturbereich		*°C*	+10 bis +40	o. A.
Ausstattung				
Ausführung			tragbar, kompakt	tragbar, kompakt
Ableitungen			I,II,III,aVR,aVL, aVF,V1 bis V6[5], D,A,I	I,II,III,aVR,aVL, aVF,V,D,A,I
Programmablauf	automatisch		-	-
	abschaltbar		-	-
Schaltelemente			Folientasten[4]	Tasten[4]
Fernsteuerungsanschluß			-	-/*
Zusätzliche Anzeigen			o. A.	Warnleuchte[7]
Selbsttestprogramm			-	-
Sicherheitsparameter				
Schutzklasse			I	II (Netzger.)
Gerätetyp			B	B
Ableitströme	Patient	*μA*	<10	<100
	Gehäuse	*μA*	o. A.	<100
Isol. Patienteneingang			-	-
Potentialausgleichskl.			*	*
Feuchtigkeitsschutz			o. A.	o. A.
Prüfzeichen			GS	IMQ[51, 9]
Schnittstellen				
Zusätzliche Eingänge	Bestimmung		o. A.[1]	-
	Wert	*mm/V*	10/(0,5±0,25)	-
Zusätzliche Ausgänge	Bestimmung		Monitor	2
	Wert	*V/mV*	(1±0,25) V/10 mm	1
Verbindungen	Elekt./E.leit.		o. A.	4mm-Stecker[10]
	E.leit./Pat.kabel		o. A.	fest
	Pat.kabel/Gerät		o. A.	Spezialstecker
Patientenkabel	Anzahl Adern		10	5
Zuleitung	Gesamtlänge	*m*	3,5	1,85

Fußnoten S. 100

Cardisuny IC-501 F/ IC-501 G	Cardisuny IC-501 HA	Cardisuny IC-501 S/ IC-501 SA	Hellige Simpliscriptor EK 31
Netz, Akku/Netz, B	Netz	Bat./Netz, Akku	Netz, Akku
o. A.	entf.	o. A.	o. A.
* (12 V)	o. A.	*	-
o. A.	entf.	o. A.	4:00
integriert (501 F)	entf.	integriert (SA)	integriert
o. A.	entf.	8:00/6:00	3:30
o. A.	40	o. A.	31
288x96x212	286x113x291	227x136x116[29]	290x193x135
6,6	6	6,7[30]	5,4 incl. Akkus
o. A.	o. A.	o. A.	0 bis 40[31]
kompakt[11]	tragbar,modular[11]	tragbar, kompakt	modular, tragbar
I,II,III,aVR,aVL, aVF,V1 bis V6	I,II,III,aVR,aVL, aVF,V1 bis V6	I,II,III,aVR,aVL, aVF,V1 bis V6	I,II,III,aVR,aVL, aVF,V[39]
-	*	-	-
-	*	-	-
Tasten[4]	Folientasten	Abl.drehwähler	Abl.drehwähler
-	o. A.	-	-
Akku/Bat.kontr.	Puls	-	Akku/Netzleuchten
-	*	-	-
I	o. A.	o. A.	II
CF	o. A.	o. A.	B, o: CF
o. A.	<1	<2	10 nur bei CF
o. A.	<5	<5	10 nur bei CF
*	*	*	o
o. A.	*	*	*
o. A.	o. A.	o. A.	o. A.[1]
o. A.	AHA[8]	o. A.	VDE
o. A.[1]	o. A.[1]	o. A.[1]	-
o. A.	10/0,5	10/0,5	-
Monitor	Monitor	Monitor	Skop
o. A.	1	1 ±5 %	1 V/mm
o. A.	o. A.	o. A.	4mm-Rundstecker
o. A.	o. A.	o. A.	verlötet
o. A.	o. A.	o. A.	Rundstecker
10	o. A.	10	5
o. A.	2,5	o. A.	3

Gerätedaten

Einkanal-Elektrokardiographen

			Bosch EKG 501 M	Cardioline eta 150 DS/ eta 150
Verstärkerteil				
Medizintechn. Param.				
Eingangsimpedanz		*MΩ*	10	>100
Eingangskapazität		*pF*	o. A.	o. A.
Eingangsempf.		*mm/mV*	5/10/20	5/10/20
Gleichspannungsempf.		*mV*	o. A.	±350
Grenzfrequenzen	untere; Zeitk.	*Hz; s*	0,05; 3,2	0,05; 3,2
	obere	*Hz*	250	250
Gleichtaktunterdr.		*dB*	60, extern 100	>110
Rauschen		*µV*	o. A.	o. A.
Kalibriersignal		*mV*	1 ±o. A.	1 ±2 %
Linearitätsfehler		*%*	o. A.	o. A.
Nullstabilität		mV_{max}	o. A.	o. A.
Drift der Verstärkung	Zeit	*%/h*	o. A.	o. A.
	Spannung	$\%/V_{dif}$	o. A.	o. A.
Ausstattung				
Vorverstärker			o. A.	o. A.
Filter	Muskel	*Hz (dB)*	35 (o. A.)	40 (−3)
	Netzfrequenz	*Hz (dB)*	50 (o. A.)	o. A.
HF-Schutz			o. A.	*
Defibrillationsschutz		*Ws,ms*	o. A.[1]	o. A.[1]
Schrittmacher	Erk./Unterdr.		-	-
Blocktaste			-	-[15]
Registriereinheit				
Medizintechn. Param.				
Eff. Schreibbreite		*mm*	±20	±25
Papier	Geschwindigkeit	*mm/s*	25/50 ±3 %	25/50 ±2 %
	Format/(Art)[3]	*mm; m*	50; 30 (R)	50; 30 (R)
Linearitätsfehler		*%*	o. A.	±1
Amplitudenfrequenzgang		*Hz (dB)*	0,05-75 (o. A.)	0,05-100 (−3)
Nullinienfehler		*mm*	o. A.	o. A.
Hysteresefehler		*%*	o. A.	o. A.
Überschwingen		*%*	o. A.	o. A.
Aufwärmzeit		*s*	o. A.	o. A.
Ausstattung				
Registrierverfahren			thermosensitiv	thermoreaktiv
	Zeigersteuerung		[14]	Kompensation.
	Temp./Geschw.		automatisch[16]	o. A.
Papiertransport			o. A.	digital Tachosch.
Markierungen			manuell	alphanum. autom.
Nullinie	Verschiebung	*mm*	o. A.	o. A.
	Verschiebung	*Art*	manuell	manuell
	Rückstellung		Taste	automatisch
Abschaltung	Schreibzeiger			o. A.
	Papiertransport		Papierstop	*

Cardisuny IC-501 F/ IC-501 G	**Cardisuny** IC-501 HA	**Cardisuny** IC-501 S/ IC-501 SA	**Hellige** Simpliscriptor EK 31
>100	≧50	>100	>100
o. A.	o. A.	o. A.	100
5/10/20	5/10/20	5/10/20	2,5/5/10/20
o. A.	o. A.	o. A.	o. A.
<0,05; 3,3	o. A.	<0,05; 3,3	0,1; 1,5
o. A.	o. A.	o. A.	250
>100	≧100	>100	>100
o. A.	o. A.	o. A.	>10
1 mV ±o. A.	o. A.	1 ±o. A.	1 ±5 %
o. A.	o. A.	o. A.	<1
o. A.	o. A.	o. A.	20 mV/h_{max}
o. A.	o. A.	o. A.	2
o. A.	o. A.	o. A.	5 mV/h
o. A.	im Gerät	o. A.	Impedanzwandler
35-45 (-3)	35-45 (-3)	35/45 (-3)	25 (-3)
50 (-20)	50 (-20)	50/60 (-20)	-
o. A.	o. A.	-	*
o. A.	o. A.[1]	(4kV) bis zu 60 s	(4 kV)
o. A.	*	*	Darstellung[32]
o. A.	*	-	*[33]
±20	±25	o. A.	±20
25/50 ±o. A.	25/50 ±o. A.	25/50 ±o. A.	25/50 ±2 %
50; 30 (R)	63; o. A. (Z od. R)	50; 30 (R)	50; 50 (o. A.)
o. A.	o. A.	±5 bei 20 mm	<1
0,05-100 (-3)	0,05-100 (-3)	0,05-100 (-3)	0,1-85 (o. A.)
o. A.	o. A.	o. A.	0,5
o. A.	o. A.	o. A.	$<\lvert\pm 5\rvert$
o. A.	o. A.	o. A.	<5
o. A.	10	o. A.	<2
o. A.	thermoreaktiv	o. A.	thermoreaktiv
o. A.	tangentialgesteuert	tangentialgesteuert	o. A.
o. A.	o. A.	o. A.	manuell
o. A.	Zeit oder Puls[18]	o. A.	[35]
manuell	alphanum. autom.	manuell	o
o. A.	o. A.	o. A.	±20
o. A.	manuell	manuell	manuell
o. A.	automatisch	o. A.	automatisch
o. A.	o. A.	-	-
o. A.	o. A.	-	*

Gerätedaten

Einkanal-Elektrokardiographen

Gesamtgerät

			Honeywell Cardiopan CR 100	O.T.E. Biomedica Personal C1
Allgemeine Parameter				
Strom	Versorgung		Netz, Akku[19], B	Netz, Akku[24], B
	Netz bei Akkudef.		o. A.	entf.
	ext. Versorgung		-	*
	Ladedauer	*h:min*	10:00	o. A.
	Ladeteil		integriert[19]	o: separat
	max. Betriebszeit	*h:min*	4:10[20]	B 1:15;A 0:45
Max. Leistungsaufn.		*W*	o. A.	7,5
Abmessungen	BxHxT	*mm*	318x184x232[21]	250x63x183
Gewicht		*kg*	3,9/4,7[22]	<2[25]
Temperaturbereich		°C	o. A.	+10 bis +40
Ausstattung				
Ausführung			tragbar, kompakt	tragbar, kompakt
Ableitungen			I,II,III,aVR,aVL,aVF,V	I,II,III,aVR,aVL, aVF,V1 bis V6
Programmablauf	automatisch		-	*
	abschaltbar		-	*
Schaltelemente			Abl.drehwähler	Folientasten
Fernsteuerungsanschluß			-	-
Zusätzliche Anzeigen			[23]	LCD[26]
Selbsttestprogramm			-	3 Funktionen
Sicherheitsparameter				
Schutzklasse			II	o. A.
Gerätetyp			BF	CF
Ableitströme	Patient	*μA*	o. A.	<10
	Gehäuse	*μA*	o. A.	nicht meßbar
Isol. Patienteneingang			*	*
Potentialausgleichskl.			*	o. A.
Feuchtigkeitsschutz			tropfwasserdicht[21]	10-95 %[27]
Prüfzeichen			-	o. A
Schnittstellen				
Zusätzliche Eingänge	Bestimmung		-	o. A.
	Wert	*mm/V*	-	0,5/10
Zusätzliche Ausgänge	Bestimmung		-	EDV
	Wert	*V/mV*	-	0,5[28]
Verbindungen	Elekt./E.leit.		o. A.	o. A.
	E.leit./Pat.kabel		o. A.	o. A.
	Pat.kabel/Gerät		DIN-Stecker	o. A.
Patientenkabel	Anzahl Adern		5	o. A.
Zuleitung	Gesamtlänge	*m*	o. A.	o. A.

Fußnoten S. 100

San-ei 1E21/ 1E22	**Sanol** Vitagraph[36]	**Schiller** Minigraph MG-1A	**Siemens** Miracard 1
Netz, Akku	Bat.,Netz,Akku[37]	Bat., Netz, Akku[37]	Netz, Akku[40]
o. A.	entf.	entf.	o. A.
*	*	*	-
o. A.	o. A.	o. A.	o. A.
integriert	separat, optional	separat (optional)	integriert (optional)
1:00	3:00	3:00	1:30
o. A.	2,5	2,5	≤35
335x110x328,5	148x45x110	148x45x110	327x116x309
8	0,89[38]	0,89[38]	6,3; 7,2[41]
o. A.	-10 bis + 50	-10 bis +50	+10 bis +40
tragbar, kompakt	tragbar, kompakt	tragbar, kompakt	tragbar, kompakt
I,II,III,aVR,aVL, aVF,V1 bis V6	I,II,III,aVR,aVL, aVF,V,Dreibeinel.	I,II,III,aVR,aVF, aVL,V,Dreibeinel.	I,II,III,aVR,aVL, aVF[39], V1-V6, D,A,I
-	-	-	*
-	-	-	*
Abl.drehwähler	Abl.drehwähler	Abl.drehwähler	Folientasten[42]
-	-	-	o. A.
Lade-, Netzkontr.	Batteriekontroll.	Batteriekontroll.	Netzkontroll.
-	-	-	-
I	II (Netzgerät)	II (Netzgerät)	I
CF/B	o. A.	o. A.	CF
<5/<50	nicht meßbar	nicht meßbar	o. A.
<50	nicht meßbar	nicht meßbar	o. A.
*/-	-	-	*
*	-	-	o. A.
o. A.	o. A.	o. A.	25-95 %[27]
-	-	-	o. A.
o. A.	-	-	o. A.
10 mm/0,5 mV	-	-	10/0,5;par.100 kΩ
o. A.	-	-	Skop
0,5 bei 10 mm/mV	-	-	0,5
o. A.	4mm-Bananenstecker	4mm-Bananenstecker	o. A.
o. A.	fest	fest	o. A.
o. A.	5pol. DIN-St.	5pol. DIN-St.	16pol. Cannonst.
o. A.	5	5	10
o. A.	2	2	o. A.

tkb Gerätedaten

Einkanal-Elektrokardiographen

Verstärkerteil

			Honeywell Cardiopan CR 100	O.T.E. Biomedica Personal C1
Medizintechn. Param.				
Eingangsimpedanz		*MΩ*	2,5 halbseitig	100
Eingangskapazität		*pF*	o. A.	o. A.
Eingangsempf.		*mm/mV*	5/10/25	2,5/5/10/20
Gleichspannungsempf.		*mV*	o. A	±300
Grenzfrequenzen	untere; Zeitk.	*Hz; s*	0,05; 3,3	0,05; 3,2
	obere	*Hz*	o. A.	600
Gleichtaktunterdr.		*dB*	80	100
Rauschen		*µV*	≤35	o. A.
Kalibriersignal		*mV*	1 ±o. A.	1 ±2 %
Linearitätsfehler		*%*	o. A.	o. A.
Nullstabilität		mV_{max}	o. A.	o. A.
Drift der Verstärkung	Zeit	*%/h*	o. A.	o. A.
	Spannung	$\%/V_{dif}$	o. A.	o. A.
Ausstattung				
Vorverstärker			o. A.	o. A.
Filter	Muskel	*Hz (dB)*	40 (−3)	25 (−3), 35 (−3)
	Netzfrequenz	*Hz (dB)*	-	-
HF-Schutz			o. A.	o. A.
Defibrillationsschutz		*Ws,ms*	400 (5 kV)	(5 kV)
Schrittmacher	Erk./Unterdr.		o. A.	-
Blocktaste			o. A.	-

Registriereinheit

Medizintechn. Param.				
Eff. Schreibbreite		*mm*	±20	±20
Papier	Geschwindigkeit	*mm/s*	25/50 ±o. A.	25/50 ±2 %
	Format/(Art)[3]	*mm; m*	50; 20 (R)	50; 30 (R)
Linearitätsfehler		*%*	≤|±10|	±2
Amplitudenfrequenzgang		*Hz (dB)*	0,05-100 (−3)	0,05-100 (o. A.)
Nullinienfehler		*mm*	o. A.	o. A.
Hysteresefehler		*%*	≤0,5	o. A.
Überschwingen		*%*	o. A.	o. A.
Aufwärmzeit		*s*	o. A.	o. A.
Ausstattung				
Registrierverfahren			thermoreaktiv	thermoreaktiv
	Zeigersteuerung		o. A.	tangentialgest.
	Temp./Geschw.		o. A.	o. A.
Papiertransport			o. A.	o. A.
Markierungen			o. A.	o. A.
Nullinie	Verschiebung	*mm*	o. A.	o. A.
	Verschiebung	*Art*	manuell	manuell
	Rückstellung		manuell	o. A.
Abschaltung	Schreibzeiger		-	o. A
	Papiertransport		-	o. A

San-ei 1E21/ 1E22	**Sanol** Vitagraph	**Schiller** Minigraph MG-1A	**Siemens** Miracard 1
<50/<20	20	20	≥50
o. A.	o. A.	o. A.	o. A.
5/10/20	2,5/5/10/20	2,5/5/10/20	5/10/20
o. A.	o. A.	o. A.	o. A.
0,05; 3,2	0,1; 1,6	0,1; 1,6	0,05/0,1; 3,2/1,6
o. A.	75	75	500
>100/>80	80	80	≥103
o. A.	o. A.	o. A.	o. A.
1 ±o. A.	1 ±5 %	1 ±5 %	1 ±o. A.
o. A.	o. A.	o. A.	o. A.
o. A.	o. A.	o. A.	o. A.
o. A.	o. A.	o. A.	o. A.
o. A.	o. A.	o. A.	o. A.
o. A.	Differenzverst.	Differenzverst.	o. A.
-	-	-	40 (−3)
50	-	-	50 od.60 (−20)
o. A.	-	-	o. A.
o. A.[1]	eingeschränkt[43]	eingeschränkt[43]	o. A.[1]
-	-	-	o. A.
-	-	-	*
±20	+16, −14	+16, −14	±25
25/50 ±o. A.	25 ±2 %	25 ±2 %	25/50 ±3 %
50; 20 od. 30 (R)	32; 18 (Z)	32; 18 (Z)	50,60 od. 63; o. A.
o. A.	o. A.	o. A.	1 bei ±20 mm
0,05-75 (o. A.)	0,1-75 (−3)	0,1-75 (−3)	0,05-100 (o. A.)
o. A.	±1	±1	o. A.
o. A.	o. A.	o. A.	o. A.
o. A.	<10	<10	o. A.
o. A.	5	5	o. A.
thermo	thermoreaktiv	thermoreaktiv	thermo
o. A.	o. A.	o. A.	Drehspulgalvanom.
manuell	entf.	entf.	o. A.
o. A.	o. A.	o. A.	o. A.
manuell	-	-	manuell
o. A.	0	0	o. A.
manuell	keine	keine	manuell
manuell	manuelle Taste	manuelle Taste	manuell
-	-	-	o. A.
-	*[34]	*[34]	o. A.

tkb Gerätedaten

Dreikanal-Elektrokardiographen

Gesamtgerät

			Bosch EKG-13A/ EKG-103A	Bosch EKG-13L/ EKG-103L
Allgemeine Parameter				
Strom	Versorgung		Netz	Netz
	Netz bei Akkudef.		entf.	entf.
	ext. Versorgung		-	-
	Ladedauer	*h:min*	entf.	entf.
	Ladeteil		entf.	entf.
	max. Betriebszeit	*h:min*	entf.	entf.
Max. Leistungsaufn.		*W*	≤60	≤60
Abmessungen	BxHxT	*mm*	425, 145, 355	425,145, 355
Gewicht		*kg*	15	13
Temperaturbereich		°C	+10 bis +40	+10 bis +40
Ausstattung				
Ausführung			tragbar, modular	tragbar, modular
Ableitungen			I,II,III,aVR,aVL, aVF,V1 bis V6,Frank[44]	I,II,III,aVR,aVL, aVF,V1 bis V6,Frank[44]
Programmablauf	automatisch		*	-
	abschaltbar		*	-
Schaltelemente			Tipptasten[45]	Tipptasten[45]
Fernsteuerungsanschluß			-	-
Zusätzliche Anzeigen			-	-
Selbsttestprogramm			-	-
Sicherheitsparameter				
Schutzklasse			II	II
Gerätetyp			o. A.	o. A.
Ableitströme	Patient	*µA*	<10	<10
	Gehäuse	*µA*	<10	<10
Isol. Patienteneingang			*	*
Potentialausgleichskl.			*	*
Feuchtigkeitsschutz			o. A.	o. A.
Prüfzeichen			VDE, GS	VDE, GS
Schnittstellen				
Zusätzliche Eingänge	Bestimmung		3; o. A.	3; o. A.
	Wert	*mm/V*	10/V par. 1 MΩ	10/V par. 1 MΩ
Zusätzliche Ausgänge	Bestimmung		Monitor, DC	Monitor
	Wert	*V/mV*	52	52
Verbindungen	Elekt./E.leit.		o. A.	o. A.
	E.leit./Pat.kabel		o. A.	o. A.
	Pat.kabel/Gerät		o. A.	o. A.
Patientenkabel	Anzahl Adern		10	10
Zuleitung	Gesamtlänge	*m*	2,5	2,5

Fußnoten S. 100

Cardioline eta 340	Cardisuny IC-503F/ IC-503FA	Fukuda FD-35	Hellige Multiscriptor EK 43
Netz,Akku,Bat.	Netz	Netz	Netz, Akku[61]
ja	entf.	entf.	*
*	o. A.	o. A.	-
o. A.	entf.	entf.	8:00 (ggf.)
integriert	entf.	entf.	integriert (ggf.)
o. A.	entf.	entf.	1:00 (ggf.)
o. A.	60/70	≤60	50
320, 120, 275	380, 137, 327	364, 170, 236	325, 161, 275
6,3[46]	10,5/11,5	10	7,2
o. A.	o. A.	o. A.	+10 bis +35[31]
tragbar, kompakt	modular[48]	o. A.	modular, tragbar
I,II,III,aVR,aVL, aVF,V1 bis V6[53]	I,II,III,aVR,aVL, aVF,V1 bis V6[50]	I,II,III,aVR,aVL, aVF,V1 bis V6[66]	I,II,III,aVR,aVL, aVF,V1 bis V6[62]
*	*	*	o
*	*	*	o
Tipptasten[4]	Tipptasten	Tasten[4]	Folientasten[4]
*	o. A.	o. A.	*
[47]	[49]	o. A.	Elektrodenkontroll.
-	*	o. A.	-
II	o. A.	o. A.	II
B	o. A.	o. A.	CF
o. A.	<1	<2	<10
o. A.	<5	<30	<500 bei 230 V
*	*	*	*
*	*	*	*[68]
o. A.	o. A.	o. A.	abgedeckt[67]
IMQ,[51] GS	AHA	o. A.	GS,VDE-Funksch.
Phono/Pulsverst.	o. A.	Druck, Resp.	3 für ext. Signale
10/0,5	10/0,5	10/0,5[71]	40[71]
Monitor	Monitor	3: Mon.Bandaufz.	1: Monitor
1	1	0,5	±1 V, ±1 mA
4mm-Stecker	Bananenstecker	o. A.	Bananenstecker[69]
Spezialstecker	o. A.	o. A.	gelötet, fest
Spezialstecker	o. A.	o. A.	15pol. Stiftstecker
11	10	10	10
2,25	2,5	o. A.	3

Gerätedaten

Dreikanal-Elektrokardiographen

Verstärkerteil

			Bosch EKG-13A/ EKG-103A	Bosch EKG-13L/ EKG-103L
Medizintechn. Param.				
Eingangsimpedanz		*MΩ*	100	100
Eingangskapazität		*pF*	o. A.	o. A.
Eingangsempf.		*mm/mV*	5/10/20/40[138]	5/10/20/40[138]
Gleichspannungsempf.		*mV*	o. A.	o. A.
Grenzfrequenzen	untere; Zeitk.	*Hz; s*	0,05; 3,2	0,05; 3,2
	obere	*Hz*	1000	1000
Gleichtaktunterdr.		*dB*	100	100
Rauschen		*µV*	o. A.	o. A.
Kalibriersignal		*mV*	1 ±o. A.	1 ±o. A.
Linearitätsfehler		*%*	o. A.	o. A.
Nullstabilität		mV_{max}	o. A.	o. A.
Drift der Verstärkung	Zeit	*%/h*	o. A.	o. A.
	Spannung	$\%/V_{dif}$	o. A.	o. A.
Übersprechdämpfung		*dB*	o. A.	o. A.
Ausstattung				
Vorverstärker			o. A.	o. A.
Filter	Muskel	*Hz (dB)*	30 (–3)	30 (–3)
	Netzfrequenz	*Hz (dB)*	50 (o. A.)	50 (o. A.)
HF-Schutz			o. A.	o. A.
Defibrillationsschutz		*Ws,ms*	o. A.[1]	o. A.[1]
Schrittmacher	Erk./Unterdr.		Unterdrückung	Unterdrückung
Blocktaste			o. A.	o. A.

Registriereinheit

Medizintechn. Param.				
Schreibbreite je Kanal		*mm*	±20	±20
Papier	Geschwindigkeit	*mm/s*	2,5/5/10/25/50/100	2,5/5/10/25/50/100
	Format/(Art)[3]	*mm; m*	145, 50 (R,Z)	145, 50 (R,Z)
Abstand der Kanäle		*mm*	o. A.	o. A.
Linearitätsfehler		*%*	o. A.	o. A.
Amplitudenfrequenzgang		*Hz (dB)*	0,05-100 (–3)	0,05-100 (–3)
Nullinienfehler		*mm*	o. A.	o. A.
Synchronisationsfehler		*%*	o. A.	o. A.
Hysteresefehler		*%*	o. A.	o. A.
Überschwingen		*%*	o. A.	o. A.
Aufwärmzeit		*s*	o. A.	o. A.
Aufnahmekapazität		*h:min*	entf.	entf.
Ausstattung				
Anzahl der Kanäle			3	3
Registrierverfahren			thermosensitiv	thermosensitiv
	Zeigersteuerung		Schwingenst.[58]	Schwingenst.[58]
	Temp./Geschw.		man. Vorwahl[54]	man. Vorwahl[54]
Papiertransport			o. A.	o. A.
Markierungen			manuell (Taste)	manuell (Taste)
Nullinie	Verschiebung	*mm*	o. A.	o. A.
	Verschiebung	*Art*	automatisch	manuell
	Rückstellung		Taste	Taste
Abschaltung	Schreibzeiger		-	-
	Papiertransport		[34]	[34]

Cardioline eta 340	Cardisuny IC-503 F/ IC-503 FA	Fukuda FD-35	Hellige Multiscriptor EK 43
100	>50	>50	10 (bei 10 Hz)
o. A.	o. A.	o. A.	200
5/10/20	5/10/20/40	2,5/5/10/20	2,5/5/10/20
±350	o. A.	o. A.	o. A.
0,05; 3,2	o. A.;o. A.	0,05; >3,2	0,1; 1,5[72]
600	o. A.	o. A.	800
110	>100	120	100
o. A.	o. A.	o. A.	20
1 ±2 %	automatisch[60]	1 ±o. A.	1 ±5 %
o. A.	o. A.[54]	o. A.	<1
o. A.	o. A.	o. A.	15
o. A.	o. A.	o. A.	2,5 mV/h
o. A.	o. A.	o. A.	o. A.
o. A.	o. A.	o. A.	60
o. A.	im Gerät	o. A.	integr.Elektr.verst.
40 (–3)	35 bis 45 (–3)	o. A.[1]	35 (–3)[73]
o. A.	49 bis 51 (–20)	o. A.	50 oder 60 (–20)
*	*	o. A.	*
o. A.[1]	o. A.[1]	o. A.[1]	5 kV, 200 ms
o. A.	Erkennung	o. A.	Dämpfg.u.Dehng.
[59]	*	-	*
±20	±21	o. A.	±20
2,5/25/50 ±2 %	25/50/100; x 0,1	25/50 ±o. A.	25/50; x 0,1 ±3 %
125, 30 (R)	145, 60 (Z)[56]	145, 60 (R)	130; 50 (R)
42,5	45	o. A.	40
±1	o. A.	<±5 bei ±20 mm	innerhalb ±1
0,05-100 (–3)	0-100 (–3)	0,05-100 (–3)	0,1-100 (–3)
o. A.	o. A.	o. A.	0,4
o. A.	o. A.	o. A.	<1
o. A.	o. A.	o. A.	innerh. ±0,4
o. A.	o. A.	o. A.	<5
o. A.	10	o. A.	1
entf.	entf.	entf.	entf.
3	3	3	3
thermoreaktiv	thermoreaktiv	thermosensitiv	thermo
kompensationsgest.	Tangentialst.	o. A.	[75]
automatisch	o. A.	o. A.	o. A.[1]
digit.m.Tachoscheibe	o. A.[57]	o. A.	Tachogen.Stirnradg.
automatisch[55]	autom., alphanum.	man. + automatisch	automatisch[81]
o. A.	o. A.	o. A.	±20
automatisch	manuell	o. A.	manuell
automatisch	automatisch	automatisch, Taste	automatisch[76]
*	o. A.	-	Reduzierung
*	o. A.	*	*

Gerätedaten

Dreikanal-Elektrokardiographen

Gesamtgerät

			Hellige Multiscriptor EK 403 t/EK 403 p	**Hewlett Packard** 4700 A
Allgemeine Parameter				
Strom	Versorgung		Netz	Netz
	Netz bei Akkudef.		entf.	entf.
	ext. Versorgung		-	-
	Ladedauer	*h:min*	entf.	entf.
	Ladeteil		entf.	entf.
	max. Betriebszeit	*h:min*	entf.	entf.
Max. Leistungsaufn.		*W*	95	<75
Abmessungen	BxHxT	*mm*	440, 200, 370	394, 112, 422
Gewicht		*kg*	14	8,5
Temperaturbereich		*°C*	+10 bis +35[31]	0-55
Ausstattung				
Ausführung			modular	kompakt
Ableitungen			I,II,III,aVR,aVL, aVF, V1 bis V6, D, A,I,X,Y,Z[62]	I,II,III,aVR,aVL,[65] aVF,V1 bis V6, X,Y,Z
Programmablauf	automatisch		*	*[63]
	abschaltbar		*	*
Schaltelemente			Folientasten[63]	Tastatur
Fernsteuerungsanschluß			*	-
Zusätzliche Anzeigen			Elektrodenkontr.	Fehlercode, LED
Selbsttestprogramm			-[70]	*
Sicherheitsparameter				
Schutzklasse			I	I
Gerätetyp			CF	o. A.
Ableitströme	Patient	*μA*	<10	<10[64]
	Gehäuse	*μA*	<500 bei 230 V	o. A.
Isol. Patienteneingang			*	o. A.
Potentialausgleichskl.			*	o. A.
Feuchtigkeitsschutz			abgedeckt[67]	o. A.
Prüfzeichen			-	IEC,VDE
Schnittstellen				
Zusätzliche Eingänge	Bestimmung		3 für ext. Signale	o. A.
	Wert	*mm/V*	50[71]	o. A.
Zusätzliche Ausgänge	Bestimmung		3, Monitor	Rechner
	Wert	*V/mV*	±1 V, ±1 mA	1,0 bei 10 mm/mV
Verbindungen	Elekt./E.leit.		4mm-Rundstecker	o. A.
	E.leit./Pat.kabel		gelötet, fest	o. A.
	Pat.kabel/Gerät		Stecker, 15polig	o. A.
Patientenkabel	Anzahl Adern		10 oder 14	10
Zuleitung	Gesamtlänge	*m*	3	o. A.

Fußnoten S. 100

Hewlett Packard 4750 A	**Honeywell** Cardiopan CR 300	**Honeywell** Cardiopan CR 330/ER 330	**Marquette** MAC II
Netz	Netz	Netz	Netz
entf.	entf.	entf.	entf.
-	-	-	-
entf.	entf.	entf.	entf.
entf.	entf.	entf.	entf.
entf.	entf.	entf.	entf.
≤75	≤60	≤60	≤200
394, 112, 422	340, 120, 310	340, 120, 310[83]	445, 950, 810
8,5	10,7	10,7/13,6	56,2
0-50	o. A.	o. A.	o. A.
kompakt	kompakt	kompakt,program.	Mikropr.gest.[103]
I,II,III,aVR,aVL, aVF,V1 bis V6, X,Y,Z[65]	I,II,III,aVR,aVL, aVF,V1 bis V6, X, Y,Z[65]	I,II,III,aVR,aVL, aVF,V1 bis V6,X, Y,Z[84]	I,II,III,aVR,aVL, aVF,V1 bis V6
*[63]	-[88]	*	*
*	-	*	*
Tastatur	Abl.drehwähler	Tipptasten	Tasten
-	-	o. A./*	o. A.
alphanum. LCD	Netzkontrolleuchte	LED[85]	LCD[139]
*	-	o. A.	*
I	I	I	o. A.
o. A.	CF	CF	o. A.
<10[64]	o. A.	o. A.	<10
o. A.	o. A.	o. A.	<100
o. A.	*	*	*
o. A.	*	*	*
o. A.	o. A.[1]	o. A.[1]	o. A.
IEC, VDE	-	-	UL 544
o. A.	Elektromanom.	o. A.[1]	-
o. A.	0,5 V/10 mm	o. A.	-
Rechner	Monitor	Monitor	Monitor
1,0 bei 10 mm/mV	1 V/20 mm	o. A.	1 V/10 mm
o. A.	o. A.	o. A.	o. A.
o. A.	o. A.	o. A.	o. A.
o. A.	mech.Verriegelung	mech.Verriegelung	o. A.
10	10	10/14	10
o. A.	o. A.	o. A.	2,5

tkb Gerätedaten

Dreikanal-Elektrokardiographen

Verstärkerteil			Hellige Multiscriptor EK 403 t/EK 403 p	Hewlett Packard 4700 A
Medizintechn. Param.				
Eingangsimpedanz		*MΩ*	10 (bei 10 Hz)	>50
Eingangskapazität		*pF*	200	<1400
Eingangsempf.		*mm/mV*	2,5/5/10/20	2,5/5/10/20
Gleichspannungsempf.		*mV*	o. A.	±300
Grenzfrequenzen	untere; Zeitk.	*Hz; s*	0,1; 1,5[72]	0,05; 3,2
	obere	*Hz*	800	500
Gleichtaktunterdr.		*dB*	100	>115
Rauschen		*μV*	20	o. A.
Kalibriersignal		*mV*	1 ±5 %	1 ±2 %
Linearitätsfehler		*%*	1	o. A.
Nullstabilität		mV_{max}	25	o. A.
Drift der Verstärkung	Zeit	*%/h*	5; 12,5 mV/h	o. A.
	Spannung	$\%/V_{dif}$		o. A.
Übersprechdämpfung		*dB*	60	>40
Ausstattung				
Vorverstärker			integr. Elektverst.	o. A.
Filter	Muskel	*Hz (dB)*	35 (−3)[73]	40 (o. A.)
	Netzfrequenz	*Hz (dB)*	50 oder 60 (−20)	40
HF-Schutz			*	*
Defibrillationsschutz		*Ws,ms*	5 kV/20 ms	400
Schrittmacher	Erk./Unterdr.		Dämpfg.u.Dehng.	wird dargest.
Blocktaste			*	automatisch
Registriereinheit				
Medizintechn. Param.				
Schreibbreite je Kanal		*mm*	±25	variabel
Papier	Geschwindigkeit	*mm/s*	25/50/100; x0,1 ±3 %	25/50/100/200 ±1 %[77]
	Format/(Art)[3]	*mm; m*	170; 75 (Z)	[95](E)
Abstand der Kanäle		*mm*	50	variabel
Linearitätsfehler		*%*	innerhalb ±1	o. A.
Amplitudenfrequenzgang		*Hz (dB)*	0,1-140 (-3)	0,05-100 (o. A.)
Nullinienfehler		*mm*	0,4	o. A.
Synchronisationsfehler		*%*	<1	o. A.
Hysteresefehler		*%*	innerh. ±0,4	o. A.
Überschwingen		*%*	<10	o. A.
Aufwärmzeit		*s*	1	o. A.
Aufnahmekapazität		*h:min*	entf.	0:28/Blatt[79]
Ausstattung				
Anzahl der Kanäle			3	3, 2x3 oder 6x1
Registrierverfahren			thermo oder Pigm.	Plotter, Tintenstift
	Zeigersteuerung		[75]	entf.
	Temp./Geschw.		*[1]	entf.
Papiertransport			[78]	o. A.
Markierungen			automatisch[76]	automatisch[80]
Nullinie	Verschiebung	*mm*	±25	o. A.
	Verschiebung	*Art*	automatisch	o. A.
	Rückstellung		automatisch	o. A.
Abschaltung	Schreibzeiger		-	o. A.
	Papiertransport		*	o. A.

Hewlett Packard 4750 A	**Honeywell** Cardiopan CR 300	**Honeywell** Cardiopan CR 330/ER 330	**Marquette** MAC II
>50	≥2,5	2.5	100
<1400	o. A.	o. A.	400
2,5/5/10/20	1/5/10/20/40	5/10/20[89]	2,5/10/20[106]
±300	o. A.	o. A.	±390
0,05; 3,2	0,05; 3,2	0,05; 3,3	0,01; o. A.
500	o. A.	o. A.	140
>115	o. A.	o. A.	130
o. A.	o. A.	o. A.	<5
1,0 ±2 %	o. A.	o. A.	1 ±1 %
o. A.	o. A.	o. A.	o. A.
o. A.	o. A.	o. A.	o. A.
o. A.	o. A.	o. A.	o. A.
o. A.	o. A.	o. A.	o. A.
>40	o. A.	o. A.	o. A.
o. A.	o. A.	o. A.	DC, Optokoppl.
40 (o. A.)	o. A.[1]	o. A.[1]	35 (o. A.)
40	o. A.	50 (o. A.)	Unterdr.(Mikropr.)
*	o. A.	o. A.	o. A.
400	o. A.[1]	(5 kV) 400	(5 kV) o. A.
wird dargestellt	o. A.	o. A.	*
automatisch	automatisch	o. A.	o. A.
variabel	±25	±25	±25
25/50/100/200[77]	10/25/50 ±o. A.	25/50 ±o. A.	1/5/20/50/100 ±1 %
[95](E)	170x125[96](Z)	170x125[96](Z)	216; 75 (R)[94]
variabel	o. A.	o. A.	55
o. A.	o. A.	o. A.	1
0,05-100 (o. A.)	o. A.	0,14[90]-100 (−1)	0,01-140 (−3)
o. A.	o. A.	o. A.	0
o. A.	o. A.	o. A.	0
o. A.	o. A.	o. A.	0
o. A.	o. A.	o. A.	0
o. A.	o. A.	o. A.	nicht meßbar
0:28/Blatt[79]	entf.	entf.[91]	entf.
3, 2x3 oder 6x1	3	3	3+1[108]
Plotter,Tintenst.	thermoreaktiv	thermoreaktiv	Drucktintenverf.
entf.	Winkelkompens.	Radialkompens.	o. A.
entf.	o. A.	o. A.	o. A.
o. A.	o. A.	o. A.	o. A.
automatisch[80]	manuell	autom./man.	[108]
o. A.	o. A.	o. A.	-
o. A.	o. A.	o. A.	keine
o. A.	o. A.	o. A.	o. A.
o. A.	o. A.	*	o. A.
o. A.	o. A.	*	o. A.

tkb Gerätedaten

Dreikanal-Elektrokardiographen

Gesamtgerät

			Marquette Series 4000	Mela Cardio 3 Automatic
Allgemeine Parameter				
Strom	Versorgung		Netz	Netz, o: Bat.
	Netz bei Akkudef.		entf.	entf.
	ext. Versorgung		-	o. A.
	Ladedauer	*h:min*	entf.	entf.
	Ladeteil		entf.	entf.
	max. Betriebszeit	*h:min*	entf.	o. A.
Max. Leistungsaufn.		*W*	90	≦60
Abmessungen	BxHxT	*mm*	394, 263,[86] 725	435, 135, 370
Gewicht		*kg*	21,1[86]	ca. 11
Temperaturbereich		°C	o. A.	o. A.
Ausstattung				
Ausführung			kompakt,mikropr.	kompakt
Ableitungen			I,II,III,aVR,aVL, aVF,V1 bis V6[87], D,A,I	I,II,III,aVR,aVL, aVF,V1 bis V6,X, Y,Z[105]
Programmablauf	automatisch		*	*
	abschaltbar		*	*
Schaltelemente			Tasten[4]	Tasten
Fernsteuerungsanschluß			-	o. A.
Zusätzliche Anzeigen			Funktionsanzeige	[101]
Selbsttestprogramm			*	-
Sicherheitsparameter				
Schutzklasse			I	o. A.
Gerätetyp			o. A.	o. A.
Ableitströme	Patient	*μA*	<10	<10
	Gehäuse	*μA*	<100	<20
Isol. Patienteneingang			*	*
Potentialausgleichskl.			*	*
Feuchtigkeitsschutz			o. A.	o. A.
Prüfzeichen			UL 544	o. A.
Schnittstellen				
Zusätzliche Eingänge	Bestimmung		1	Atmung,Puls,Druck
	Wert	*mm/V*	10 bei 10 MΩ	10/0,1
Zusätzliche Ausgänge	Bestimmung		Monitor	Skop,Magnetband
	Wert	*V/mV*	1 V/10 mm	0,5
Verbindungen	Elekt./E.leit.		o. A.	Bananenstecker
	E.leit./Pat.kabel		o. A.	o. A.
	Pat.kabel/Gerät		o. A.	o. A.
Patientenkabel	Anzahl Adern		10	10
Zuleitung	Gesamtlänge	*m*	2,5	o. A.

Fußnoten S. 100

San-ei 1E31	Sanol Cardigraph[97]	Schiller Cardiovit 3	Schwarzer CS 3100
Netz	Netz[102], Akku, B	Netz,[102] Akku[13]	Netz
entf.	*	*	entf.
-	*	*	-
entf.	15:00/20:00	15:00/20:00	entf.
entf.	separat	separat	entf.
entf.	2:00[100]	2:00	entf.
≦75	15	15	≦250
363, 110, 328	286, 112, 185	286, 112, 185	483, 260, 400
9	3,6[38]	3,6[38]	25
o. A.	o. A.	o. A.	o. A.
modular,tragbar	modular, tragbar	modular tragbar	Tischgerät
I,II,III,aVR,aVL, aVF,V1 bis V6	I,II,III,aVR,aVL, aVF,V1 bis V6,X, Y,Z	I,II,III,aVR,aVL, aVF,V1 bis V6, X,Y,Z	I,II,III,aVR,aVL, aVF,[109] D,A,I, V1 bis V6,X,Y,Z
*	*	*	o
*	*	*	o
Tasten[4]	Folientasten[98]	Folientasten[98]	Tasten
-	-	-	o
Herzfrequenz	Herzfrequenz[99]	Herzfrequenz[99]	o: Herzfr. und Uhr
-	-	-	*
I	II	II	I
CF	CF	CF	BF
<5	<5	<5	<1
<50	<10	<10	<10
*	*	*	*
*	-	-	*
o. A.	o. A.	o. A.	o. A.
-	Netzg.:VDE, SEV	Netzg.:VDE,SEV	o. A.
o. A.[104]	2 Experimental	2 Experimental	3 Gleichsp.[111]
10/0,5	75 mV/10 mm, 50 kΩ	75mV/10mm 50 kΩ	0,2-2V/10mm[112]
Magnetband[104]	Monitor[110]	Monitor[110]	3: Band, Rechn., Mon.
0,5 bei 10 mm/mV	1	1	1/10
o. A.	4mm-Bananenstecker	4mm-Bananenstecker	Bananenstecker
o. A.	steckbar	steckbar	Patientenbox
o. A.	10pol. Stiftstecker	10pol. Stiftstecker	Einzelstecker[113]
10	10	10	14 + 1[118]
o. A.	3	3	3,2/3,7

tkb Gerätedaten

Dreikanal-Elektrokardiographen

Verstärkerteil

			Marquette Series 4000	Mela Cardio 3 Automatic
Medizintechn. Param.				
Eingangsimpedanz		*MΩ*	100	>50
Eingangskapazität		*pF*	400	o. A.
Eingangsempf.		*mm/mV*	2,5/5/10/20	2,5/5/10/20; x0,5; x2
Gleichspannungsempf.		*mV*	±300	o. A.
Grenzfrequenzen	untere; Zeitk.	*Hz; s*	[92]; 0,01	0,05; 3,2
	obere	*Hz*	140	o. A.
Gleichtaktunterdr.		*dB*	110	>120
Rauschen		*µV*	<5	o. A.
Kalibriersignal		*mV*	1 ±1 %	1 ±o. A.
Linearitätsfehler		*%*	<1	o. A.
Nullstabilität		mV_{max}	<1 %	o. A.
Drift der Verstärkung	Zeit	*%/h*	o. A.	o. A.
	Spannung	$\%/V_{dif}$	o. A.	o. A.
Übersprechdämpfung		*dB*	o. A.	o. A.
Ausstattung				
Vorverstärker			DC, Optokoppl.	o. A.
Filter	Muskel	*Hz (dB)*	35 (o. A.)	o. A.[1]
	Netzfrequenz	*Hz (dB)*	-	o. A.
HF-Schutz			o. A.	o. A.
Defibrillationsschutz		*Ws,ms*	(5 kV) o. A.	o. A.
Schrittmacher	Erk./Unterdr.		*	o. A.
Blocktaste			*	o. A.

Registriereinheit

			Marquette Series 4000	Mela Cardio 3 Automatic
Medizintechn. Param.				
Schreibbreite je Kanal		*mm*	±25	o. A.
Papier	Geschwindigkeit	*mm/s*	5/25/50/100 ±1 %	25/50/100;x0,1[60]
	Format/(Art)[3]	*mm; m*	216;75 (R)	145; 50 (R), 150(Z)
Abstand der Kanäle		*mm*	55	o. A.
Linearitätsfehler		*%*	<1	±5 bei 20 mm
Amplitudenfrequenzgang		*Hz (dB)*	0,01-100 (–3)[93]	0,05-100 (–3)
Nullinienfehler		*mm*	0	o. A.
Synchronisationsfehler		*%*	0	o. A.
Hysteresefehler		*%*	0	o. A.
Überschwingen		*%*	o. A.	o. A.
Aufwärmzeit		*s*	0	o. A.
Aufnahmekapazität		*h:min*	entf.	entf.
Ausstattung				
Anzahl der Kanäle			3	3
Registrierverfahren			Drucktintenv.	thermoreaktiv
	Zeigersteuerung		Rekomparation	elektr.Rekompar.
	Temp./Geschw.		-	o. A.
Papiertransport			quarzuhrgesteuert	o. A.
Markierungen			-	autom.
Nullinie	Verschiebung	*mm*	o. A.	o. A.
	Verschiebung	*Art*	o. A.	automatisch
	Rückstellung		o. A.	automatisch
Abschaltung	Schreibzeiger		o. A.	o. A.
	Papiertransport		o. A.	o. A.

San-ei 1E31	**Sanol** Cardigraph[97]	**Schiller** Cardiovit 3	**Schwarzer** CS 3100
50	>100	>100	>100
o. A.	o. A.	o. A	<250[121]
5/10/20, x0,5	2,5/5/10/20 u. x0,5	2,5/5/10/20u.x0,5	2,5/5/10/20
o. A.	o. A.	o. A.	o. A.
0,05; >3,2	0,05; 3,2	0,05; 3,2	0,05; 3,2
o. A.	85	85	o. A.
110	100	100	>100
o. A.	o. A.	o. A.	o. A.
1 ±o. A.	1 ±2 %	1 ±2 %	1 ±o. A.
o. A.	o. A.	o. A.	o. A.
o. A.	o. A.	o. A.	o. A.
o. A.	o. A.	o. A.	o. A.
o. A.	o. A.	o. A.	o. A.
o. A.	o. A.	o. A.	o. A.
o. A.	Differenzverstärker	Differenzverst.	in Patientenbox
o. A.	35 (–3)	35 (–3)	35 (–3)
o. A.[1]	-	-	o. A.[1]
o. A.	-	-	*
o. A.[1]	o. A.[1]	o. A.[1]	(>5 kV),o. A.
o. A.	-	-	o. A.
-	*	*	*
±20	±19,5	±19,5	±20
25/50/100 ±o. A.	5/25/50 ±2 %	5/25/50 ±2 %	10/25/50/100[123]
145; 30 (R)	130; 50 (R)	130; 50 (R)	136; 75 (R)
45	42	42	40
±5 bei 20 mm	o. A.	o. A.	<0,5
0,05-70 (–3)	0,05-85 (–3)	0,05-85 (–3)	0,05-270 (–3)
o. A.	±0,5	±0,5	o. A.
o. A.	o. A.	o. A.	o. A.
o. A.	o. A.	o. A.	o. A.
o. A.	10	10	o. A.
o. A.	<1	<1	8
entf.	entf.	entf.	entf.
3	3	3	3
thermosensitiv	thermoreaktiv	thermoreaktiv	Pigmentschreiber
o. A.	o. A.	o. A.	optoelektronisch
manuell	automatisch	automatisch	entf.
o. A.	optoelektronisch	optoelektronisch	o. A.
automatisch	Herzfrequenz[107]	Herzfrequenz[107]	Ereignis[124]
o. A.	±10	±10	o. A.
manuell[82]	manuell	manuell	o. A.
manuell	automatisch	automatisch	o. A.
vorhanden	-	-	-
*	*	*	*

Gerätedaten

Dreikanal-Elektrokardiographen

Gesamtgerät

			Siemens Cardiostat 703/703Fl	**Siemens** Mingocard 3
Allgemeine Parameter				
Strom	Versorgung		Netz	Netz
	Netz bei Akkudef.		entf.	entf.
	ext. Versorgung		o. A.	o. A.
	Ladedauer	*h:min*	entf.	entf.
	Ladeteil		entf.	entf.
	max. Betriebszeit	*h:min*	entf.	entf.
Max. Leistungsaufn.		*W*	≦70	≦132
Abmessungen	BxHxT	*mm*	415, 125, 380	380, 161, 356
Gewicht		*kg*	9,5/9,8[125]	12
Temperaturbereich		°C	0-40	o. A.
Ausstattung				
Ausführung			modular, tragbar	o. A.
Ableitungen			I,II,III,aVR,aVL, aVF[130],V1 bis V6, X,Y,Z	I,II,III,aVR,aVL, aVF,V1 bis V6,X,Y, Z,D,A,I[117]
Programmablauf	automatisch		-[131]	*
	abschaltbar		-	*
Schaltelemente			Tipptasten[4]	Tipptasten[4]
Fernsteuerungsanschluß			*	*
Zusätzliche Anzeigen			o. A.	Elektr.leuchte[114]
Selbsttestprogramm			-	*
Sicherheitsparameter				
Schutzklasse			I/II	II
Gerätetyp			B/BF	CF
Ableitströme	Patient	*μA*	o. A.	o. A.
	Gehäuse	*μA*	o. A.	o. A.
Isol. Patienteneingang			-/*	*
Potentialausgleichskl.			*	o. A.
Feuchtigkeitsschutz			o. A.	o. A.
Prüfzeichen			o. A.	o. A.
Schnittstellen				
Zusätzliche Eingänge	Bestimmung		3: Puls etc.	Rheograf,Bandsp.
	Wert	*mm/V*	500 mV/10 mm	±1,4 V bei 0,1 MΩ
Zusätzliche Ausgänge	Bestimmung		Monitor	Monitor
	Wert	*V/mV*	500 mV bei <100 Ω	±4 bei 1 kΩ
Verbindungen	Elekt./E.leit.		Bananenstecker	Bananenstecker
	E.leit./Pat.kabel		klemmbar	Bananenstecker[128]
	Pat.kabel/Gerät		o. A.	o. A.
Patientenkabel	Anzahl Adern		10	10
Zuleitung	Gesamtlänge	*m*	o. A.	o. A.

Fußnoten S. 100

Siemens Mingocard 4	**Siemens** Sicard 803
Netz	Netz
entf.	entf.
o. A.	-
entf.	entf.
entf.	entf.
entf.	entf.
≤132	≤600
510, 200, 384	550, 900, 505
18	90
o. A.	0-40
o. A.	Standgerät[126]
I,II,III,aVR,aVL, aVF,V1 bis V6,X,Y Z,D,A,I[117]	I,II,III,aVR,aVL, aVF,V1 bis V6,D, A,I,X,Y,Z[132]
*	*
*	*
Tipptasten[4]	Tasten[4]
*	o. A.
Elektr.leuchte[114]	LED[127]
* 116	*[129]
I	I
CF	BF
o. A.	<10
o. A.	<100
*	*
o. A.	*
o. A.	o. A.
o. A.	o. A.
Rheograf,Bandsp.	3
±1,4 V bei 0,1 MΩ	20 bei 100 kΩ
Monitor[115]	3
±4 bei 1 kΩ	0,5
Bananenstecker	Bananenstecker
Bananenstecker[128]	Bananenstecker[128]
o. A.	15pol. Cannonst.
10	10
o. A.	3,15

Gerätedaten

Dreikanal-Elektrokardiographen

Verstärkerteil			Siemens Cardiostat 703/ 703Fl	Siemens Mingocard 3
Medizintechn. Param.				
Eingangsimpedanz		*MΩ*	≥100	>10
Eingangskapazität		*pF*	<1000	o. A.
Eingangsempf.		*mm/mV*	2,5/5/10/20	5/10/20
Gleichspannungsempf.		*mV*	±400	o. A.
Grenzfrequenzen	untere; Zeitk.	*Hz; s*	0,05 u. 0,1; 3,2 u. 1,6	0,05/0,1; 3,2/1,6
	obere	*Hz*	340	500[119]
Gleichtaktunterdr.		*dB*	>100	>120
Rauschen		*μV*	o. A.	o. A.
Kalibriersignal		*mV*	1 ±o. A.	1 ±o. A.
Linearitätsfehler		*%*	o. A.	o. A.
Nullstabilität		mV_{max}	o. A.	o. A.
Drift der Verstärkung	Zeit	*%/h*	o. A.	o. A.
	Spannung	$\%/V_{dif}$	o. A.	o. A.
Übersprechdämpfung		*dB*	o. A.	o. A.
Ausstattung				
Vorverstärker			o. A.	o. A.
Filter	Muskel	*Hz (dB)*	36 (-3)	o. A.[1]
	Netzfrequenz	*Hz (dB)*	-	50 (o. A.)
HF-Schutz			o. A.	o. A.
Defibrillationsschutz		*Ws,ms*	o. A.[1]	o. A.[1]
Schrittmacher	Erk./Unterdr.		o. A.	o. A.
Blocktaste			*	*

Registriereinheit				
Medizintechn. Param.				
Schreibbreite je Kanal		*mm*	±25	±29
Papier	Geschwindigkeit	*mm/s*	10/25/50/100 ±2 %[133]	10/25/50 ±o. A.
	Format/(Art)[3]	*mm; m*	180; 50 (R)	120; 50 (R)
Abstand der Kanäle		*mm*	o. A.	o. A.
Linearitätsfehler		*%*	o. A.	±3 bei ±25 mm
Amplitudenfrequenzgang		*Hz (dB)*	0,05(0,1)-100 (-3)	0,05-500(-3)[119]
Nullinienfehler		*mm*	o. A.	o. A.
Synchronisationsfehler		*%*	o. A.	o. A.
Hysteresefehler		*%*	o. A.	o. A.
Überschwingen		*%*	o. A.	o. A.
Aufwärmzeit		*s*	o. A.	o. A.
Aufnahmekapazität		*h:min*	entf.	entf.
Ausstattung				
Anzahl der Kanäle			3	3
Registrierverfahren			thermoreaktiv	Flüssigkeitsstr.
	Zeigersteuerung		Drehspulgalvanom.	o. A.
	Temp./Geschw.		o. A.	o. A. (Tintendr.)
Papiertransport			o. A.	o. A.
Markierungen			o. A.	Elektrodenfehler
Nullinie	Verschiebung	*mm*	±16	o. A.
	Verschiebung	*Art*	manuell	o. A.
	Rückstellung		o. A.	o. A.
Abschaltung	Schreibzeiger		o. A.	o. A.
	Papiertransport		o. A.	o. A.

Siemens Mingocard 4	Siemens Sicard 803
>10	≥100
o. A.	<1000
5/10/20	2,5/5/10/20
o. A.	±400
0,05/0,1; 3,2/1,6	0,05/0,1[137]; 3,2/1,6
500[119]	340
>120	>100
o. A.	<25[134]
1 ±o. A.	1 ±1 %
o. A.	<3
o. A.	o. A.
o. A.	o. A.
o. A.	o. A.
o. A.	o. A.
o. A.	Impedanzwandler
o. A.[1]	36 (−3)
50 (o. A.)	-
o. A.	*
o. A.[1]	o. A.[1]
o. A.	*
*	*
±29 und ±43	±25
5/10/25/50/100/200	10/25/50/100±2%
158; o. A. (Z)[120]	180x100; 50(R)
o. A.	55
±3 bei ±25 mm	o. A.
0,05-500(−3)[119]	0,05-100 (−3)bei 20 mm
o. A.	o. A.
o. A.	o. A.
o. A.	<3
o. A.	o. A.
o. A.	o. A.
entf.	0:10[135]
3 + 1[122]	3
Flüssigkeitsstr.	thermoreaktiv
o. A.	Hebelschreiber
o. A. (Tintendr.)	o. A.
o. A.	o. A.
Elektrodenfehler[122]	[136]
o. A.	-
o. A.	keine
o. A.	manuell
o. A.	o. A.
o. A.	o. A.

Fußnoten zur vergleichenden Übersicht der Gerätedaten

* im vom Hersteller angegebenen Grundpreis enthalten
o optionell gegen Aufpreis
entf. entfällt
\- nicht erhältlich
o. A. ohne Angaben

1) vorhanden, jedoch nicht präzise angegeben
2) Herstellerangabe: 160 m; angegebene Zeiten errechnen sich aus der Papiergeschwindigkeit 25 bzw. 50 mm/s
3) (R): Rolle, (Z): Z-Faltpapier, (E): Einzelblattzuführung
4) mit Funktionsanzeigeleuchten
5) umschaltbar auf Cabrera-Ableitungsfolge
6) nur über zusätzlich anzuforderndes Netzteil
7) für Elektrodensitz, Defibrillationsimpuls, Patientenkabelfunktion
8) American Heart Association
9) GS-Zeichen beantragt
10) vergoldet
11) mit Analyseprogramm
12) Ladekontrolle und Elektrodenwarnlampe
13) NiCd-Akkus: Betrieb auch mit Trockenbatterien möglich; bzw. Trockenbatterien: Betrieb mit NiCd-Akkus möglich
14) Schwingensteuerung und Fehlerausgleich durch elektronische Rekomparation
15) Blockautomatik bei Ableitungsumschaltung
16) nur bei 501 A
17) 501 A im manuellen Betrieb Rückstellung mit Taste, bei Automatikbetrieb vollautomatische Rückstellung
18) bei Faltpapier auch nach Blattanzahl gesteuert
19) kombiniertes Netzladeteil incl. zehn NiCd-Akkus optional, komplett herausnehmbar
20) bei Betrieb mit Trockenbatterien, bei Akkubetrieb 1:40
21) mit Deckel
22) 3,9 incl. Deckel und komplettem Zubehör; 4,7 desgleichen plus acht Batterien
23) Netz-, Einschaltkontrolleuchte, Ladezustandsanzeige
24) separates Netzteil (optional) bzw. separates Ladeteil mit Akkupack erforderlich
25) ohne Zubehör
26) Herzfrequenz u. a., Ladezustandsleuchte
27) relative Luftfeuchte
28) verstärkungsabhängig, Frequenzgang filterbeeinflußt
29) 501 S, 501 SA: 227 x 177 x 116
30) S mit Zubehör; SA ohne Zubehör: 4,4; S ohne Zubehör und Batterien: 2,5
31) bei Betrieb, Lagerung bei −30 bis +60 °C möglich
32) bei Pace-Taste
33) automatische Übersteuerungsrückführung, auch manuell
34) bei Papiertransportabschaltung wird der Schreibzeiger vorgeheizt
35) Schneckengetriebe, kollektorloser Gleichstrommotor
36) baugleich mit Schiller Minigraph MG-1A
37) Ladegerät oder Netzgerät optional
38) mit Batterien
39) auch in Cabrera-Abfolge
40) Netz-/Akku-Kombination optional
41) Netz-/Akku-Kombination incl. Akkus
42) optische und akustische Funktionsanzeige
43) geschützt, jedoch nicht, wenn Defibrillationsspannung direkt an Elektrode anliegt
44) EKG 13A bzw. 13L: mit Cabreraabfolge und Nehb statt Frank
45) mit Leuchtdiodenfunktionsanzeige
46) incl. Batterien, ohne: 5,8
47) Warnleuchte für Defibrillation, Elektrodensitz
48) mit Mikroprozessor, FA mit Auswertelogik und Drucker
49) Zeit, Datum, Herzfrequenz, Pulsfrequenzalarm, Schrittmacherimpuls
50) wahlweise Cabreraabfolge; freie Programmierung möglich
51) Instituto Italiano del Marchio di Qualitá
52) 1 V/10 mm, parallel 100 MΩ
53) Sonderprogramm: V1, II, V5
54) automatisch
55) alphanumerisch: Ableitungen
56) oder 145 mm, 30 m (R)
57) Steuerung nach Herzfrequenz, Zeit oder Blattformat
58) kombiniert mit elektronischer Rekomparation
59) automatischer Übersteuerungsschutz
60) Toleranz ohne Angabe
61) optional: Netzladeteil mit zwei Akkus
62) geräteinterne Umschaltung auf Cabreraabfolge möglich, Experimentierprogramm (Ableitung II plus zwei oder drei frei wählbare Eingänge)
63) gesondertes Rhythmus-Programm (zusätzlich)
64) bei 120 V am Patienteneingang anliegend
65) ebenfalls Cabreraabfolge; Frank mit Spezialkabel (optional)
66) manuell: auch drei beliebige Ableitungen synchron kombinierbar
67) Feuchtklasse F nach VDE 750
68) Betriebserdebuchse (nicht nach DIN)
69) auch Druckknopf
70) Leistungsprüfung, zwei Testprogramme für Techniker
71) parallel 100 kΩ
72) geräteintern umschaltbar auf 2,2 oder 3,2 s
73) Flankensteilheit 6 dB/Oktave
74) bei Automatikversion: Verschiebung ebenfalls automatisch
75) Rückführung elektronisch proportional, elektronischer Anschlag
76) bei Ausführung mit Drucker: alphanumerische Datenausgabe
77) bei Rhythmus: 2,5/5/10/12,5/25/50, Toleranz ±1 %
78) Tachogenerator mit Schneckenantrieb
79) bei Einstellung Rhythmus
80) sieben Funktionen
81) Kalibrierimpuls, bei Automatikversion auch Ableitungen
82) bei Wilson-Ableitungen automatisch
83) ER 330: 340 x 165 x 390
84) zusätzlich: aVL, I, −aVR und II, aVF, III, Abfolge aller Dreiergruppen frei programmierbar, ER 330 mit Ergometrieprogrammen
85) alphanumerische Anzeige aller eingegebenen Daten, Funktionsanzeigen, Netzkontrolleuchte
86) mit Wagen: Höhe 1000 mm, Gewicht 29,5 kg
87) Rhythmusableitung V1, II, V5 zusätzlich, außerdem Cabrera-Abfolge, optional: X, Y, Z
88) nur Formatierungsautomatik
89) zusätzlich x 0,5 bei Thoraxableitungen
90) 0,05 bei −3dB-Grenze (Zeitkonstante!)
91) ER 330: Speicherung der Ergometriedaten bis zu 0:22 h
92) keine Gleichspannungsabkopplung im herkömmlichen Sinn
93) bei 10 mm Aufzeichnungsbreite, bei 5 mm: 0,01-140 (−3)
94) vorperforiert
95) Einzelblatt 216 x 279,4 mm oder 210 x 297 (DIN A 4)
96) 400 Blatt ≙ 60 m
97) baugleich mit Schiller Cardiovit 3
98) mit Funktionsleuchten, zusätzlich: Ergometriezeitschalter
99) außerdem: drei Ladekontrolleuchten
100) gilt für NiCd-Akkus, bei Betrieb mit Trockenbatterien 3 h
101) Elektrodenstop, Verlaufsanzeige
102) über externes Netzladeteil
103) mit Analysenprogramm automatisch für Standardableitungen
104) alternativ: nur Eingang oder Ausgang
105) und Sonderprogramme (frei wählbar)
106) bei V-Ableitungen automatische Verschiebung
107) außerdem: Ableitungen, Papiergeschwindigkeit
108) zwölfzeiliger Thermodrucker, Markierungen, alle Eingabedaten, Befund, Zeit, Datum
109) optional: Cabrera-Abfolge
110) dreikanalig
111) optional: zwei für Puls, Atmung (mit Zusatzgerät); Anschlußwerte: Wechselspannung 20 mm/mV parallel 30 MΩ, maximal 250 mV
112) parallel 100 kΩ
113) jedoch Sammelstecker
114) zusätzlich: Netzkontrolleuchte, Anzeige des Programmablaufs über Funktionsleuchten
115) auch an Rechner
116) automatisch und manuell abrufbar
117) zusätzlich: Cabrera-Abfolge sowie eine frei wählbare Kombinationsmöglichkeit
118) jedoch Elektrodenleitungen 10 + 1, optional: 14 + 1 (140,-)
119) bei EKG-Eingang; externer Eingang: 1250 Hz
120) 500 Blatt
121) ohne Patientenkabel, mit Patientenkabel 500 pF
122) Markierungskanal mit alphanumerischem Ausdruck (Datum, Zeit, Patientenkennzahl, Herzfrequenz, Fehlerausdruck)
123) zusätzlich: Taste x 0,05
124) manuell Zeit, Programme automatisch auf Option
125) 703 FI mit Floating Input
126) Diskettenspeicher, Thermodrucker, Computer
127) 20stellige Anzeige für Aufnahmedialog, Bedienerführung durch Dialog
128) oder Federklemmen
129) über Diagnosedisketten
130) zusätzlich Cabrera-Abfolge und Trendeinstellung für Ergometrie; Nehb (D,A,I) über Einthoven
131) automatische Grundeinstellung
132) zusätzlich auch Cabrera-Abfolge und Belastungsprogramm V2, V4, V6
133) bei Trend: 2 mm/s
134) gemessen von Spitze zu Spitze
135) je Diskette, incl. Ausmessung und Befund
136) Ausgabe: Kalibrierimpuls, Vermessung, Rhythmusanalyse, Befund, Patientendaten, Datum, Ableitungen
137) extern umschaltbar
138) zusätzlich Halbierungstaste vorhanden
139) Herzfrequenz, Uhrzeit, Patientendaten etc.

4 Medizinische und technische Grundlagen

4.1 Signalentstehung und -ausbreitung

Das Elektrokardiogramm ist die Aufzeichnung elektrischer Spannungen des Herzens, die die mechanische Kontraktion des Herzens einleiten.

Das Aktionspotential, das im Sinusknoten erzeugt wird und sich über das Reizleitungssystem wellenförmig ausbreitet, führt zunächst zur Erregung der Vorhofmuskulatur des Herzens (vgl. Abb. 4.1).

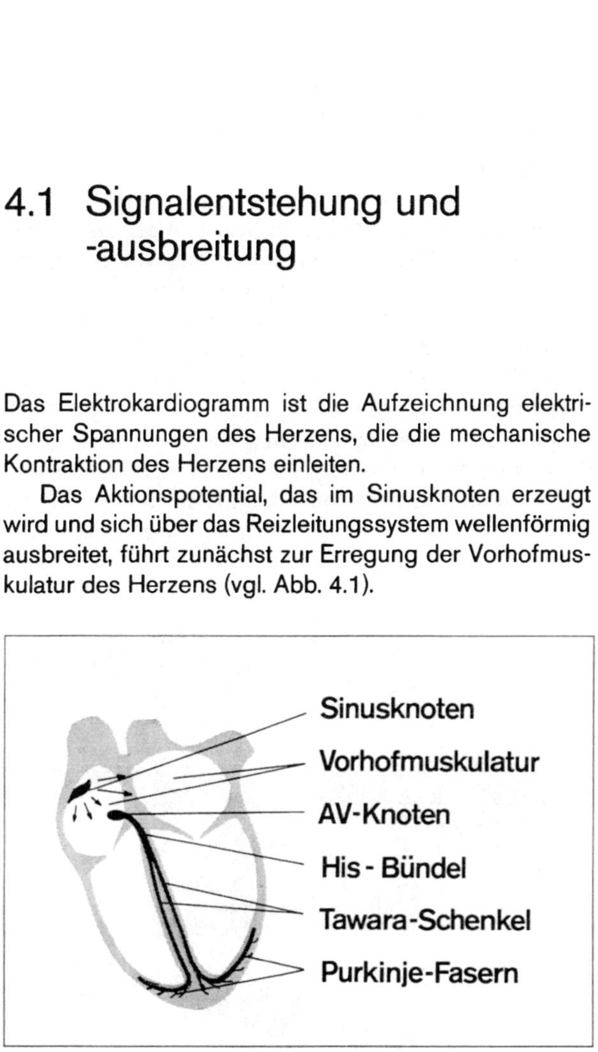

Abb. 4.1 Reizleitungssystem des Herzens

Die P-Welle des Elektrokardiogramms (Abb. 4.2) entspricht somit der elektrischen Aktivität im Herzen, die zur Kontraktion des Vorhof-Myokards (VM) führt. Der Impuls gelangt dann zum AV-Knoten (AV), wo die Weiterleitung verzögert wird.

Nach Erregung des AV-Knotens wird das Signal über das His-Bündel (HB) in die Tawara-Schenkel (TS) geleitet. Die Erregungsausbreitung vom Sinusknoten über den AV-Knoten zu den Purkinje-Fasern (PF) wird vom Elektrokardiographen als PQ-Überleitungszeit definiert. Die Erregung des Kammer-Myokards (KM) über die Purkinje-Fasern ist an den QRS-Zacken im EKG zu erkennen. Durch die Erregung der Einzelzellen kommt es zur Kontraktion der Herzhauptkammern, die etwa in Höhe der R-Zacke beginnt. Während der ST-Zeit sind normalerweise alle Myokardzellen voll erregt.

Die nachfolgende T-Welle ist Ausdruck der Repolarisation der Kammern. Der U-Welle schließlich wird

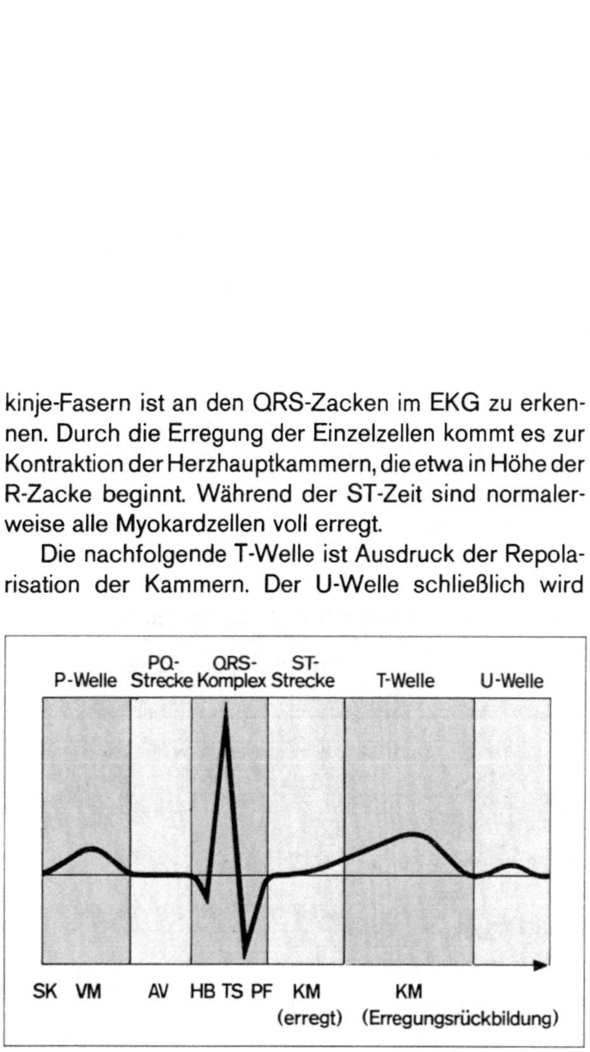

Abb. 4.2 Schematische Darstellung des EKGs

die Erregungsrückbildung in den Purkinje-Fasern zugeordnet.

Insgesamt ist das Elektrokardiogramm das Summensignal dieser Ereignisse, wobei jede der ca. 20 Millionen Muskelzellen ein eigenes Spannungsfeld aufbaut, so daß eine eindeutige Zuordnung der Meßergebnisse zu dem jeweiligen Herzabschnitt nur teilweise möglich ist. Abbildung 4.3 soll den ungefähren Verlauf der Aktionspotentiale am Beispiel ausgewählter Herzabschnitte verdeutlichen, die folgende Tabelle bietet einen Überblick der Zeitphasen des EKG-Signals.

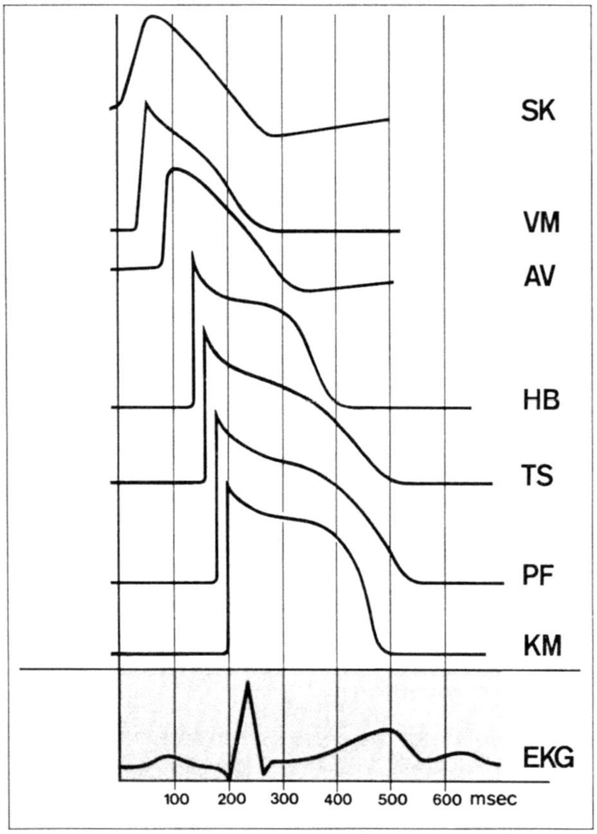

Abb. 4.3 Aktionspotentiale verschiedener Herzabschnitte

Spannung und Dauer der EKG-Kurvenpartien

Name	Verlaufsart	Spannung mV	Dauer s
P	Welle	< 0,25	0,05–0,10
PQ	Strecke	0,0	0,07–0,10
PQ	Intervall	-	0,12–0,20
Q	Zacke	$>\frac{1}{4}$R	< 0,04
R	Zacke	> 0,6	< 0,06
S	Zacke		
QRS	Komplex	-	0,06–0,10
ST	Strecke	0,0	0,13–0,15
T	Welle	$\frac{1}{8}-\frac{2}{3}$R*	~ 0,16
QT	Intervall	-	0,26–0,41**

* bzw. 1/8 bis 2/3 s, wenn s absolut > R   ** zwischen 45 und 135 Puls/min

Faßt man das Herz idealisiert als punktuelle Spannungsquelle auf, so wird im Körper ein räumliches elektrisches Feld mit Flächen gleicher Potentiale aufgebaut bzw. verändert (Isopotentialflächen, vgl. Abb. 4.4).

Auf diese Weise entstehen auch auf der Körperoberfläche zwischen einzelnen Meßpunkten abgreifbare Potentialdifferenzen zwischen den gerade an diesen beiden Punkten die Körperoberfläche durchdringenden Isopotentialflächen. Je nach Richtung und Distanz zum Herzen ergeben sich unterschiedliche Darstellungsformen des EKGs. Die Abhängigkeit von Stärke und Richtung des zu registrierenden Signals aus den abgegriffenen Spannungen führte zur Einführung des Vektorbegriffs und zum Modell des Herzvektors (vgl. Abb. 4.5).

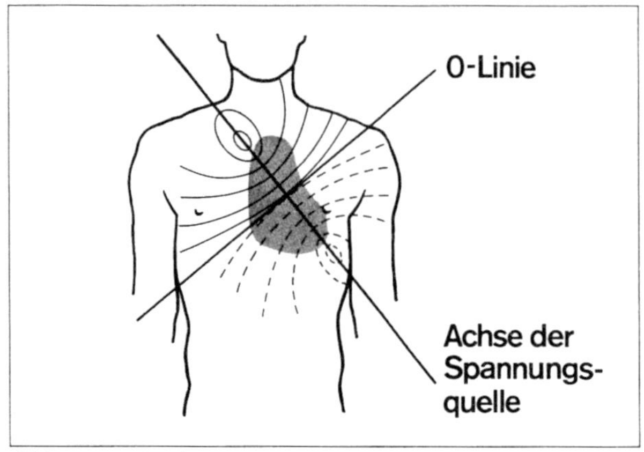

Abb. 4.4 Ausbreitung des elektrischen Feldes

Die Modellvorstellung von den bioelektrischen Vorgängen des Herzens und seiner Isopotentialflächen stellt eine starke Vereinfachung der tatsächlichen Vorgänge im Reizentstehungs- und -leitungssystem dar. So sind die Meßpunkte der Standardableitungen das Ergebnis einer Festlegung nach empirischer Erfahrung zur Standardisierung und Vergleichbarkeit des EKGs, die sich in der klinischen Praxis bewährt und durchgesetzt haben.

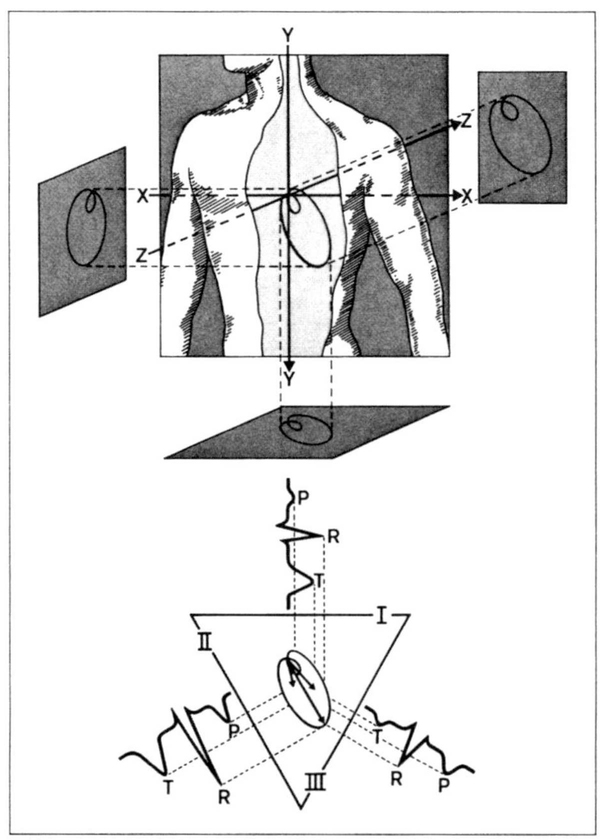

Abb. 4.5 Projektion der EKG-Vektoren in drei Ebenen

4.2 Standardableitungen

Die zwölf Standardableitungen werden ausschließlich an der Körperoberfläche, nämlich an den Extremitäten und am Thorax abgenommen:

- Einthoven I, II, III
- Goldberger aVR, aVL, aVF
- Wilson V1, V2, V3, V4, V5, V6

Dagegen werden die Aktionspotentiale bei intrakardialen Ableitungen unmittelbar im Herzen abgenommen, während bei der sogenannten Ösophagus-Ableitung eine Meßelektrode durch die Speiseröhre in den Körper geführt wird.

Einthoven
Die Extremitätenableitungen nach Einthoven werden bipolar, d. h. zwischen jeweils zwei Extremitäten abgegriffen.

Ableitung I ist die Messung zwischen dem rechten und linken Arm, Ableitung II zwischen dem rechten Arm und dem linken Bein, Ableitung III zwischen linkem Arm und linkem Bein; am rechten Bein wird in allen Fällen eine Neutralelektrode appliziert (Abb. 4.6), um den Patienten und Verstärker auf das gleiche Massenpotential zu bringen.

Der Zeigerausschlag wird nach allgemeiner Übereinkunft als positiv bezeichnet, wenn der Vektor zum linken Arm bzw. linken Bein zeigt.

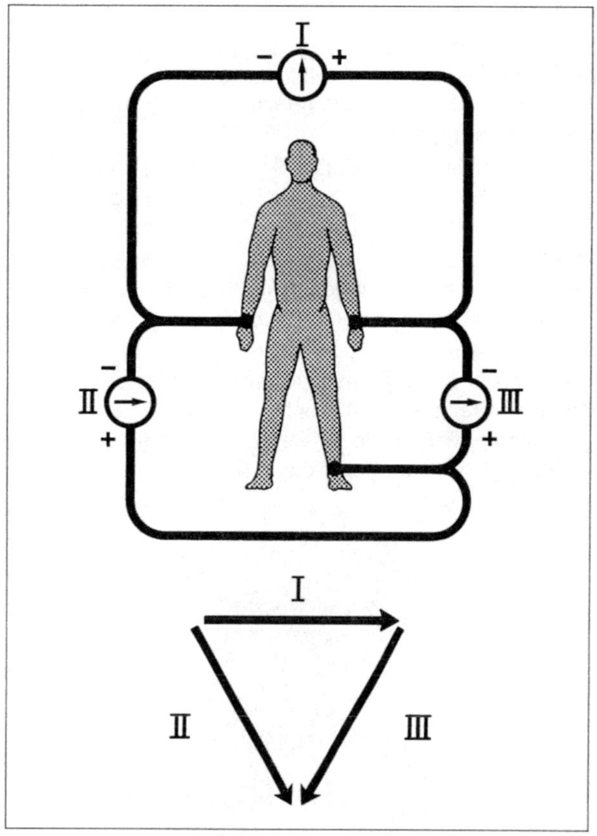

Abb. 4.6 Einthoven-Ableitungen

Goldberger
Die Ableitungen Goldbergers erweitern den signifikanten Beurteilungsbereich, indem durch eine geeignete Widerstands-Meßschaltung versucht wird, gegen den elektrischen Nullpunkt zu messen. Im Vektormodell der elektrischen Herzaktivität ergeben sich damit in Ergänzung zu den Ableitungen nach Einthoven drei zusätzliche, gegenüber diesen um 30° versetzte Meßachsen.

Um die registrierten Spannungen nach Goldberger direkt mit den Ableitungen nach Einthoven vergleichen zu können, wird der Stromfluß zur Messung über den in der Meßachse liegende Meßwiderstand schaltungstechnisch unterbrochen.

Die Messungen erfolgen jeweils zwischen der sogenannten differenten Elektrode, entweder am rechten Arm (R), am linken Arm (C) oder am linken Fuß (F) und den übrigen zwei über Meßwiderstände als Sammelelektrode zusammengeschalteten Extremitäten. Diese wird auch als indifferente Elektrode bezeichnet, da sie entsprechend den Modellvorstellungen ein Potential von Null

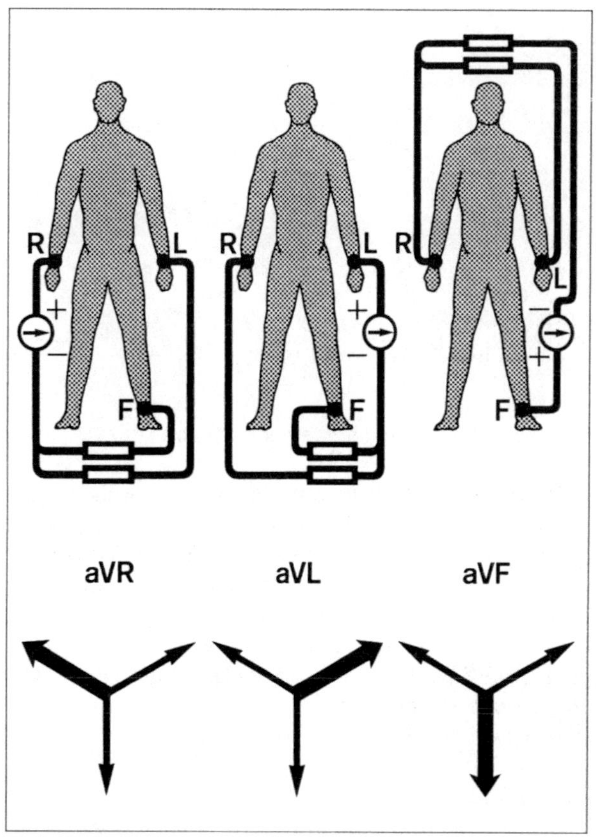

Abb. 4.7 Goldberger-Ableitungen

(elektrischer Nullpunkt) aufweisen soll, weswegen auch die physikalisch nicht exakte Bezeichnung "unipolare" Extremitätenableitung gewählt wurde.

Gemäß Abbildung 4.7 erhalten wir die Ableitungen aVR, aVL und aVF.[8]

Nach allgemeiner Übereinkunft ist hier die Polung positiv, wenn der Vektor zur Extremität hinzeigt.

Wilson

Bei den Wilson-Ableitungen handelt es sich um unipolare Brustwandableitungen gemäß Abbildung 4.8 gegenüber der sogenannten Wilson-Sammelelektrode: Die drei Extremitäten (R, L, F) werden dabei über gleich große Widerstände als indifferente Elektrode zusammengeschaltet, während die differenten Elektroden am Brustkorb angebracht werden (Abb. 4.9).

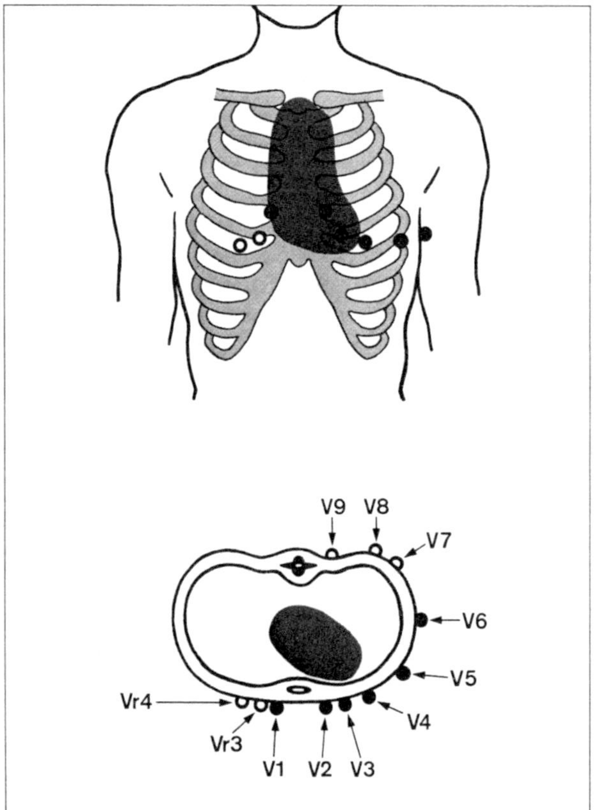

Abb. 4.8 Ableitungspunkte nach Wilson

Die Brustwandableitungen erfassen dank der herznahen Lage der Elektroden bevorzugt die Aktionspotentiale der direkt unter der betreffenden Elektrode liegenden Myokardanteile. Diese Aktionspotentiale werden entsprechend vergrößert dargestellt.

Neben den Ableitungspunkten V1 bis V6[9] sind zusätzlich V7 bis V9 für die hintere Brustwand und Vr3, Vr4 als analoge Abnahmepunkte zu V3, V4 auf der rechten Brustwand üblich.

Cabrera-Kreis

Einige Elektrokardiographen verfügen über die Möglichkeit, die Standardableitungen nach Einthoven und Gold-

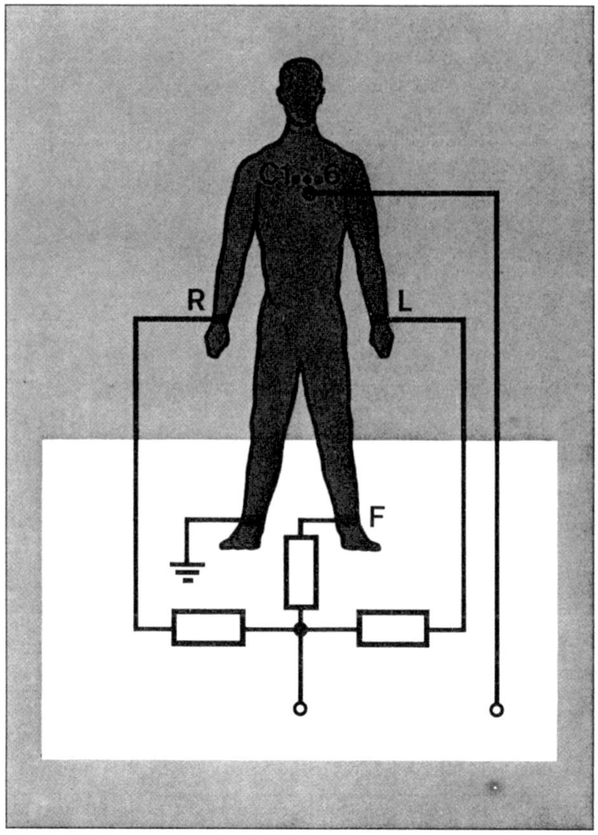

Abb. 4.9 Wilson-Sammelelektrode

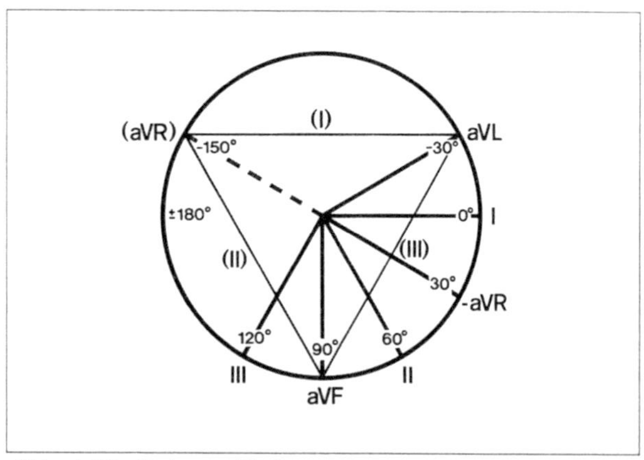

Abb. 4.10 Cabrera-Kreis

berger nicht in der üblichen Folge, sondern in der Folge des sogenannten Cabrera-Kreises aufzuzeichnen. Werden die Ableitungen zusammen aufgezeichnet und die Polarität von aVR umgedreht, erhält man das in Abbildung 4.10 gezeigte Kreisschema mit um 30° verdrehten Ableitungen (vgl. auch Abb. 4.19). Ob die zusätzliche Ausstattung mit dieser speziellen Ableitungsfolge erforderlich ist, hängt von der im Krankenhaus üblichen Praxis ab. In

8 V (voltage) ist die Abkürzung der Spannung (vgl. Anhang I); a (augmented = verstärkt) bedeutet, daß die Ableitungen in der Meßachse vergrößert bzw. verstärkt werden, da der jeweils zwischen den Meßpunkten liegende Widerstand schaltungstechnisch eliminiert wird.

9 Zur Kennzeichnung der Elektrodenkabel können die Bezeichnungen V1 bis V6 oder Ca bis Cf verwendet werden; zur Definition und farblichen Kennzeichnung der Ableitungen vgl. Anhang III.

der Regel wird das EKG entweder ausschließlich in der Reihenfolge der Standardableitungen oder in der Folge des Cabrera-Kreises aufgezeichnet. Beide Ableitungsfolgen sind gleich aussagekräftig.

4.3 Aufzeichnung

Die auf der Körperoberfläche meßbaren Potentialdifferenzen liegen im Bereich zwischen 0,5 und 3 mV. Mit Hilfe geeigneter Elektroden wird die Spannung abgegriffen, verstärkt, ggf. gefiltert und schließlich registriert,

Zusätzliche Ableitungen

Nehb
Die Nehbschen Ableitungen D, A, I werden teilweise als wertvolle Ergänzung zu den zwölf Standardableitungen betrachtet. Zur Abnahme werden die Extremitätenelektroden an bestimmte Brust-und Rückenwandpunkte angelegt (Abb. 4.11).

In einer fiktiven Projektion auf die Frontalebene entsprechen diese Ableitungen in etwa den Einthovenschen Ableitungen wie folgt:

- D entspricht I
- A entspricht II
- I entspricht III

Durch die tatsächlich windschiefe Lage der durch die drei Punkte beschriebenen Ebene mitten durch den Thorax gegenüber horizontalen oder vertikalen Bezugsebenen können in Ergänzung zu den Standardableitungen inferiore oder Hinterwandereignisse deutlicher dargestellt werden. Allerdings zeigt die klinische Routine, daß die Ableitungsfolge nach Nehb in weniger als einem von 4000 Elektrokardiogrammen ergänzend benötigt wird.

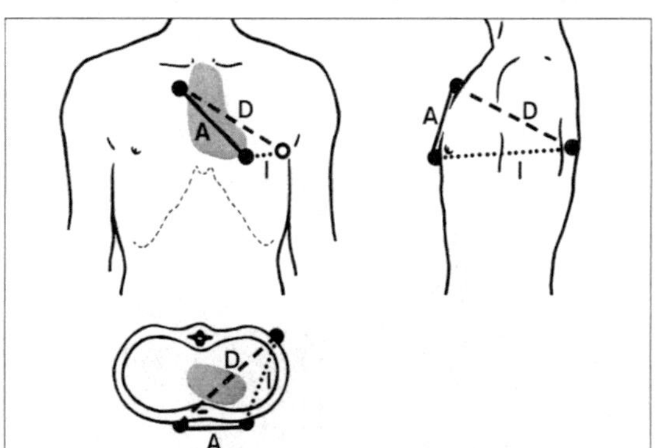

Abb. 4.11 Nehb-Ableitungen

Frank
Während die Standardableitungen historisch zufällig oder empirisch definiert wurden, liegt den korrigierten orthogonalen Ableitungen nach Frank eine Modellvorstellung zugrunde, mit dem Ziel, die elektrische Herzaktivität durch drei Komponenten in einem normierten rechtwinkligen (orthogonalen) Koordinatensystem zu beschreiben. Durch geeignete Ableitungspunkte und ein entsprechendes Widerstandsnetzwerk zur Korrektur versucht Frank, die Verzerrung der Wiedergabe der Vektorschleife in den drei verschiedenen Projektionsebenen auf ein Minimum zu beschränken. Abbildung 4.12 zeigt die Ableitungspunkte und das Netzwerk mit den Ausgängen für die Komponenten der Vektorschleife in X-, Y- und Z- Richtung. In der Regel wird von den Frank-Ableitungen jedoch kein Gebrauch gemacht.

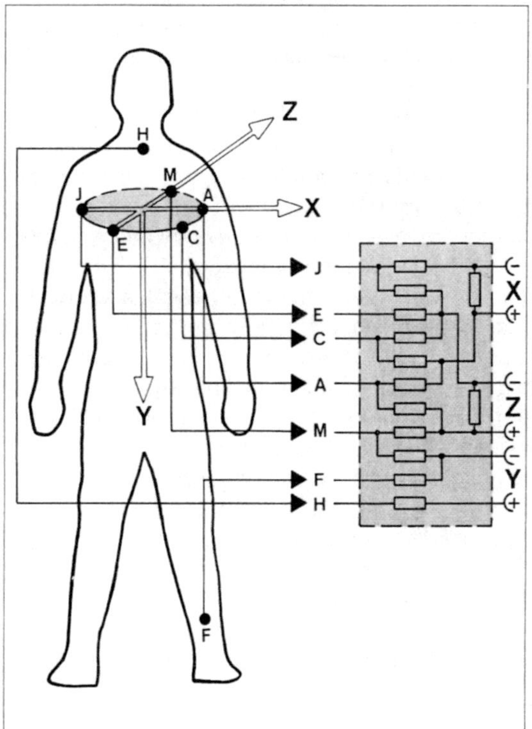

Abb. 4.12 Frank-Ableitungen

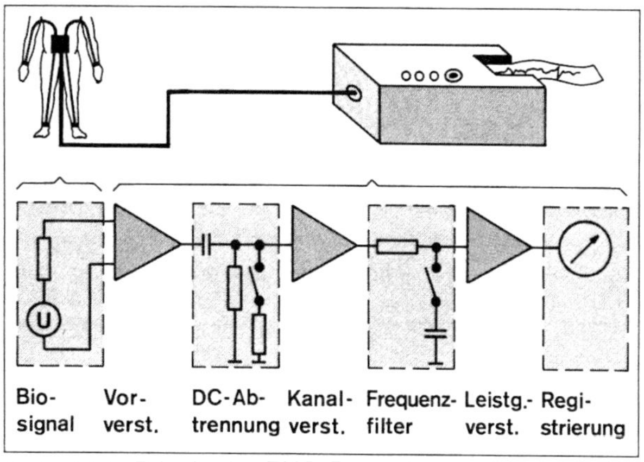

Abb. 4.13 Prinzip der EKG-Registrierung

gespeichert oder entsprechend weiterverarbeitet. Abbildung 4.13 veranschaulicht die einzelnen Glieder der EKG-Meßkette:

- Körper als Signalquelle
- Abnahmeelektroden
- EKG-Vorverstärker
- Gleichspannungs-Abtrennung
- Ableitungswähler
- Kanalverstärker mit Filtern
- Endverstärker
- Registriereinrichtung

Der Körper als Signalquelle

Bei Abnahme des EKG-Signals von der Hautoberfläche liefert der menschliche Körper bei einem Innenwiderstand von einigen kΩ eine Ausgangsspannung von 0,5 bis 3 mV.

Störpotentiale, wie z. B. galvanische Potentiale oder kapazitive Einstreuungen der Netzspannung, sind stets vorhanden und müssen durch geeignete Schaltungsmaßnahmen unterdrückt werden.

Hochfrequenzströme, wie sie in der HF-Chirurgie vorkommen, oder Defibrillationsimpulse ($>$2 kV, $<$5 ms) dürfen ebenfalls weder die Signalkette beeinflussen noch das Gerät beschädigen. Bei unruhigen Patienten oder krampfartigem Muskelzittern können dem EKG-Signal außerdem Muskelaktionspotentiale überlagert sein.

Sofern diese Störungen nicht gemäß Kapitel 5.3.3 direkt behoben werden können, lassen sich die Signale mit Hilfe eingebauter Filter unterdrücken. Da jedoch Ereignisse wie z. B. eine R-Zacken-Aufspaltung bei eingeschaltetem Filter geglättet und nahezu vollständig verwischt werden können, ist zu fordern, daß vorhandene Filter abschaltbar sind, zumal diese Störeinwirkungen in Kenntnis der klinischen Symtome und Anamnese des Patienten im Regelfall dennoch eine EKG-Grobinterpretation zulassen.

Abnahmeelektroden

Entsprechend der Aufgabenstellung sind verschiedene Arten und Formen von Elektroden entwickelt worden. Für die EKG-Registrierung werden hauptsächlich wiederverwendbare Extremitäten- und Brustwandelektroden benutzt.

Extremitätenelektroden sind meist Plattenelektroden, die mit Gummibändern fixiert werden. Sie können damit gut an unterschiedliche anatomische Verhältnisse angepaßt werden.

Brustwandelektroden sind runde Elektroden, die entweder mit Gürteln, breiten Gummibändern oder nach dem Saugnapfprinzip am Thorax befestigt werden.

Saugnapfelektroden bewähren sich besonders bei Kurzbelastungen und bei liegenden Patienten, sofern diese in der Lage sind, sich für kurze Zeit nicht zu bewegen.

Das Saugnapfprinzip wird im allgemeinen gegenüber dem Gürtel bevorzugt, da trotz der Variationsmöglichkeiten innerhalb der Gürtel durch die individuell unterschiedlichen anatomischen Eigenschaften oft Schwierigkeiten auftreten, die Thoraxelektroden exakt an den vorgeschriebenen Körperstellen zu applizieren. Außerdem wird der Gürtel etwa von herzkranken Patienten wegen des Einengungsgefühls kaum toleriert.

Für Langzeituntersuchungen, Patientenüberwachung, Belastungsprüfungen, Arbeits- und Sportmedizin werden wiederverwendbare oder Einweg-Klebeelektroden bevorzugt. Bei den wiederverwendbaren werden nur das Elektrodengel und der Klebering erneuert, das Metallteil bleibt erhalten. Die Klebeelektrode erweist sich als die teuerste Variante der Abnahmesysteme.

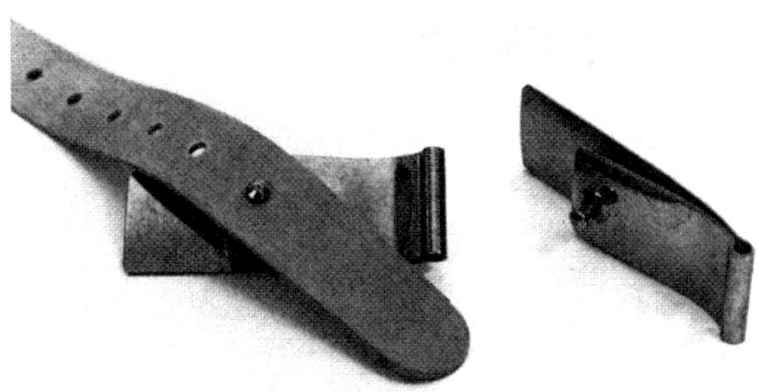

Extremitätenelektrode

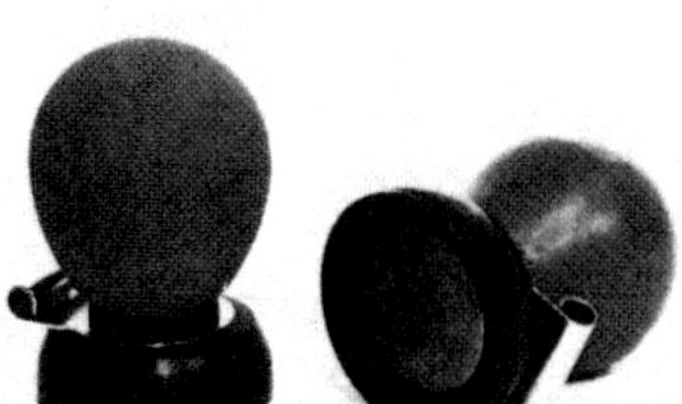

Saugnapfelektrode

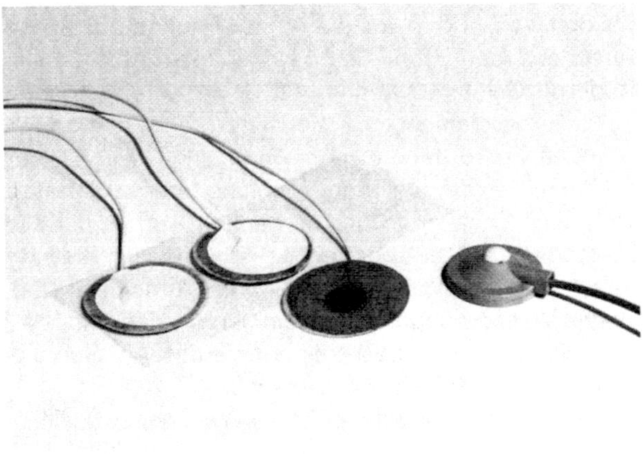

Klebeelektrode

Nadelelektroden haben sich für die breite Anwendung nicht durchgesetzt. Sie können lediglich bei intraoperativer Überwachung sinnvoll eingesetzt werden.

Das sorgfältige Applizieren der verschiedenen Elektroden reduziert die unvermeidbaren galvanischen Potentiale und schließt bereits bei der Signalaufnahme einen Großteil der in der Praxis gemachten Fehler aus, die zur Fehlinterpretation führen können (zum elektrochemischen Verhalten von Elektroden vgl. Exkurs).

EKG-Vorverstärker

Gemessen an den Problemen üblicher Verstärkertechnik werden an den EKG-Vorverstärker hohe Anforderungen gestellt.

Diese Eingangsverstärker sitzen so nah wie möglich an den Elektroden, z. B. im Anschlußkästchen für die Elektrodenleitungen. Als Impedanzwandler mit großem Eingangs- und kleinem Ausgangs- bzw. Innenwiderstand verringern sie die Störeinflüsse zwischen Anschlußkasten und EKG-Gerät.

Die Eingangsimpedanz des EKG-Verstärkers muß genügend groß sein, um Verfälschungen durch hohe Elektroden-Übergangswiderstände und Elektroden-Polarisationsspannungen zu verhindern.

Außerdem muß der Verstärker Gleichspannungen bis zu ±300 mV ohne Übersteuerung verkraften können.

Zur Beseitigung von auf den Körper einwirkenden Wechselspannungen muß der Eingangsverstärker eine ausreichende Gleichtaktunterdrückung aufweisen (vgl. Kap. 3.2.1), indem z. B. Störungen, die nahezu gleichphasig und gleich hoch an der Meßstelle anliegen, mit Hilfe eines Differenzventils eleminiert werden.

Hochfrequenzfilter vor dem Vorverstärkereingang haben die Aufgabe, über Patient und Elektrodenkabel eingestreute hochfrequente Wechselspannungen so weit

Elektrochemisches Verhalten von Elektroden

Bedingt durch den Übergang von Ionenleitung zu metallischer Leitung ist zwischen Körper und Elektrode eine galvanoelektrische Spannung vorhanden.

Da es in der Praxis unmöglich ist, eine Spannungsmessung ohne Stromfluß durchzuführen, bedarf es der Beschreibung der Vorgänge, die bei Stromfluß durch die Elektrode stattfinden:

Je nach Stromdichte wird sich eine Überspannung einstellen, die sich durch die Hemmung im Ablauf der Elektrodenreaktion als Folge der folgenden Teilreaktionen zusammensetzt:

- Die Durchtrittsüberspannung entsteht durch Hemmung des Durchtritts von Elektronen oder Ionen durch die elektrische Doppelschicht
- Die Reaktionsüberspannung entsteht durch Hemmung von chemischen Teilreaktionen
- Die Diffusionsüberspannung entsteht durch Hemmung des Stofftransportes zu bzw. von der Elektrodenoberfläche
- Die Kristallisationsüberspannung entsteht durch Hemmung des Ein- bzw. Ausbaus der Atome in das bzw. aus dem Kristallgitter

Entsprechend der Hemmwirkung ist jeder Vorgang als Widerstandsvergrößerung zu interpretieren, so daß bei Stromfluß der Spannungsabfall ansteigt.

In der Praxis sind nur Diffusions- und Durchtrittsüberspannung wesentlich.

Weiterhin sollte zwischen polarisierten und nicht polarisierten Elektroden unterschieden werden: Wird zwischen den Körperelektroden genau eine der Kontaktspannung entsprechende Spannung von außen angelegt, fließt kein Strom. Andernfalls tritt zusätzlich die sogenannte Polarisationsspannung auf. Diese Spannung ist bei unpolarisierten Elektroden proportional dem Strom. Bei polarisierten Elektroden tritt bereits bei kleineren Strömen eine Polarisationsspannung auf, die zeitlich instabil und schwer reproduzierbar ist. Diese Spannungsschwankungen werden dem EKG-Signal als Elektrodenrauschen überlagert.

Die klinische Praxis hat gezeigt, daß die Silber-/Silberchlorid-Elektroden die vergleichsweise günstigsten Eigenschaften für die Ableitung bioelektrischer Signale aufweisen.

Elektroden mit chemisch oder elektrolytisch chlorierter Oberfläche weisen unter Umständen noch bessere Eigenschaften auf, müssen infolge der Abnutzung jedoch periodisch neu chloriert werden.

Darüber hinaus sei noch die Edelstahlelektrode erwähnt, die in der Praxis trotz ihrer geringeren Qualität ebenfalls häufig eingesetzt wird, da sie vergleichsweise preisgünstig ist.

zu dämpfen, daß sich im empfindlichen Vorverstärker keine Übersteuerungen oder Selbsterregungen ergeben können. Hochfrequente Einstreuungen können von starken Rundfunksendern, HF-Chirurgiegeräten oder HF-Wärmetherapiegeräten stammen.

Die Eingangsverstärker müssen kurzzeitig (<5 ms) extremen Übersteuerungen bis zu 3000 V, wie sie aus Defibrillationen resultieren können, standhalten.

Das Eigenrauschen darf sich im Verhältnis zum Nutzsignal nicht störend bemerkbar machen.

Bei einer normalen Eingangsempfindlichkeit von 10 mm Schreibbreite pro mV Eingangsspannung genügt eine maximale Rauschspannung von 10 μV_{eff} bezogen auf den Eingang (vgl. Kap. 3.2.1). Hierbei wird davon ausgegangen, daß eine Rauschspannung von ± 10 µV bei der angegebenen Verstärkung einer Schreibamplitude von 0,1 mm entspricht. Damit liegt die Störung gerade an der Grenze der Ablesbarkeit. Bestimmungen der Summe aus R- und S-Höhe bis auf 0,5 mm (≙ 50 µV) sind für die diagnostische Auswertung des EKGs bereits relevant. Durch die in der Auswertung auftretende Summenbildung aus zwei Werten erhöht sich der Gesamtanteil der das Ergebnis beeinflussenden Rauschspannung auf 14 µV, führt also noch zu keiner wirksamen Verfälschung.

Gleichspannungs-Abtrennung
Hinter dem Eingangsverstärker erhält man neben dem verstärkten Nutzsignal die ebenfalls verstärkte Gleichspannung, die im wesentlichen aus unterschiedlichen Bedingungen des Aufnahmesystems herrührt. Nicht abgetrennte Gleichspannungsanteile, die die komplette Signalkette durchlaufen und aufgezeichnet werden, bewirken eine Nullinienverschiebung gegen den Rand des Aufzeichnungskanals. Die Amplitude (z. B. die R-Spitze) wird dann verzerrt und infolge der Randbegrenzung möglicherweise nicht vollständig aufgezeichnet. Die Gleichspannung wird meist über ein RC-Glied abgetrennt. Mit der Zeitkonstanten dieses RC-Gliedes wird gleichzeitig die untere Grenzfrequenz festgelegt (vgl. Kap. 3.2.1).

Übliche Werte für die Zeitkonstante sind 1,6 und 3,2 s, was den unteren Grenzfrequenzen von 0,1 bzw. 0,05 Hz entspricht. Diese niedrigen Grenzfrequenzen sind notwendig, um auch sehr niederfrequente Anteile des EKG-Signals darstellen zu können. Es sind dies hauptsächlich Veränderungen der Lage der ST-Strecke.

Probleme ergeben sich angesichts der hohen Zeitkonstanten beim Umschalten von einer EKG-Ableitung zur anderen und bei Übersteuerungen. Da die Umladezeiten am RC-Glied sehr groß sind, müßte man auf die Stabilisierung der Nullinie entsprechend lange warten. Um diesen Vorgang zu verkürzen, wird die Zeitkonstante beim Umschalten bzw. nach Übersteuerung mittels eines automatischen Schalters kurzzeitig stark verkleinert. Bei einigen Geräten ist dafür zusätzlich eine manuelle Reset-Taste vorhanden, die meist mit "Block" bezeichnet ist.

Ableitungswähler
Der Ableitungswähler verbindet die Eingangsverstärker mit den Verstärkern für die Aufzeichnungskanäle entsprechend der Wahl der gewünschten Ableitungen. Moderne Geräte verwenden für diese Schaltaufgaben Halbleiterbauelemente, da sie weder korrodieren noch ermüden. Zur Prüfung von Amplitude und Gleichtakt der Kanäle mittels der Kalibriereinrichtung (sog. "Eichtaste") sollte eine Schalterstellung vorhanden sein, in der alle Eingangsverstärker abgetrennt sind. In dieser Stellung können außerdem am Patienten, den Elektroden und Leitungen Veränderungen vorgenommen werden, ohne daß das Gerät zum Schutz der empfindlichen Schreibsysteme ausgeschaltet werden muß.

Der klinischen Praxis reicht die Wahl der zwölf Standardableitungen im allgemeinen aus (vgl. Kap. 4.2). Zusätzlich werden einige Geräte um folgende Ableitungen bzw. Ableitungsfolgen ergänzt:

- Cabrera (vgl. Kap. 4.2)
- Frank (vgl. Exkurs, Kap. 4.2)
- Nehb (vgl. Exkurs, Kap. 4.2)

Kanalverstärker, Filter und Endverstärker
Der Kanalverstärker verstärkt das vom Vorverstärker angebotene Signal von 20 bis 30 mV auf Werte, die für die weitere Verarbeitung (Filterung usw.) benötigt werden.

Ein Muskelfilter (Tiefpaß) kann auf Wunsch eingeschaltet werden, wenn die EKG-Kurve zu sehr durch Muskelaktionspotentiale von der Körpermuskulatur gestört ist. Die obere Grenzfrequenz (−3dB-Punkt) des Filters liegt bei etwa 35 Hz (vgl. Kap. .3.2.2). Bei eingeschaltetem Muskelfilter werden damit alle Frequenzanteile des EKGs von mehr als 35 Hz gedämpft bzw. völlig unterdrückt. Die Spitze der R-Zacke im aufgezeichneten Signal erscheint in diesem Fall abgerundet. R-Zackenaufspaltungen wie bei einem Schenkelblock, die z. B. in der Nähe des 50Hz-Bereichs liegen können, werden dann nicht aufgezeichnet oder stark gedämpft.

Eine geeignete Methode zur Reduzierung von Wechselspannungsanteilen, die kapazitiv über den Patienten in den EKG-Eingangsteil eingekoppelt werden, ist die Verwendung eines Entstörverstärkers, mit dessen Hilfe der Patient über die neutrale Elektrode am rechten Fuß auf ein virtuelles Erdpotential gebracht wird. Dagegen widersprechen nicht abschaltbare Filter zur schmalbandigen Ausblendung netzfrequenter Wechselspannungen den geltenden DIN-Normen bzw. den Empfehlungen der American Heart Association, da eingeschaltete Filter das EKG durch Ein-und Ausschwingvorgänge verfälschen können.

Digitale Filter, wie sie bei neueren Geräten mit Mikrocomputer eingesetzt werden, können die 50Hz-Wechselstromstörungen ohne nennenswerte Beeinflussung oder Verzerrung der biologischen Signale eliminieren.

Mikroprozessorgesteuerte Geräte
Mikroprozessorgesteuerte Geräte digitalisieren das Signal teilweise schon nach der Eingangsstufe und leiten die Informationen zu einer elektronischen Verarbeitungseinheit (CPU). Damit können eine automatische Nullinien-

positionierung, eine Filterung von Nullinienschwankungen und eine Kompensation der Elektrodenoffsetspannungen auf digitalem Wege durchgeführt werden. Außerdem können Störungen bei tiefsten Frequenzgängen (bis 0,01 Hz) unterdrückt werden.

Ob die Digitalisierung des Elektokardiogramms überhaupt erforderlich ist, bleibt zweifelhaft, zumal die herkömmliche Technik nach Aussagen geschulter Ärzte für eine gewissenhafte EKG-Diagnose seit über 20 Jahren ausreichend ist.

EKG-Registriereinrichtung

Eine Gegenüberstellung des übertragbaren Frequenzspektrums des EKG-Verstärkers und des Amplitudenfrequenzgangs des Schreibsystems (Kap. 3.3.1) veranschaulicht, daß der Verstärker im Normalfall ein breiteres Frequenzspektrum zu verarbeiten vermag, so daß die Leistungsfähigkeit des Gerätes in erster Linie durch die obere Frequenzbegrenzung des Schreibsystems festgelegt wird (Abb. 4.14).

Außerdem ist festzustellen, daß sich die hier vorgestellten Geräte bezüglich der Qualität ihrer Aufnahme- und Verstärkersysteme kaum unterscheiden. Demgegenüber ist der Ausführung des Schreibsystems auch hinsichtlich ihrer mechanischen Empfindlichkeit besondere Bedeutung zuzumessen ist.

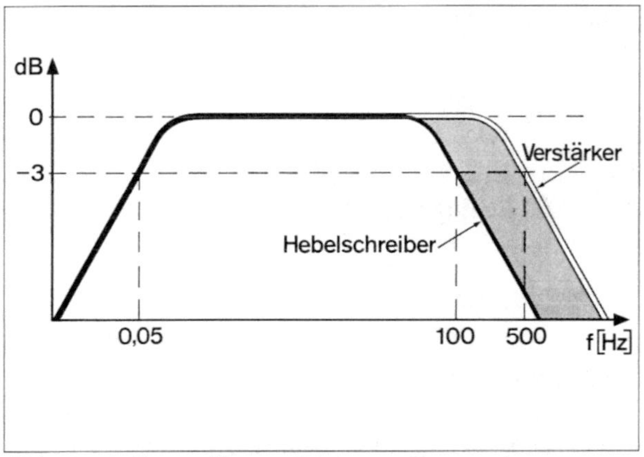

Abb. 4.14 Gegenüberstellung von übertragbarem Frequenzspektrum des Verstärkers (0,05-500 Hz) und Amplitudenfrequenzgang des Schreibsystems (0,05-100 Hz)

Mit der Registriereinrichtung wird das verstärkte EKG-Signal graphisch in seinem zeitlichen Verlauf dargestellt. Die heute verwendeten Direktschreiber lassen sich, von Ausnahmen abgesehen, im wesentlichen in Hebel- und Flüssigkeitsstrahlschreiber einteilen.

Bei den Hebelschreibern wird ein mechanisch stabiler Schreibzeiger über das Papier geführt, wobei folgende Verfahren angewendet werden:

- Thermoschrift

Beim Thermoverfahren hinterläßt ein geheizter Schreibzeiger auf thermosensitivem oder thermoreaktivem Papier eine Schreibspur (vgl. Abb. 4.15).

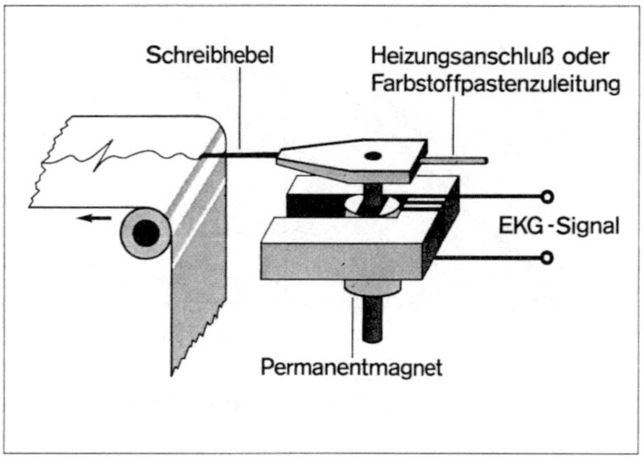

Abb. 4.15 Prinzip von Thermo- und Farbstoffpastenschreiber

- Farbstoffpastenschrift

Durch den als Röhrchen ausgebildeten Schreibzeiger wird Farbstoffpaste gepreßt, die an der Zeigerspitze austritt und auf das Registrierpapier übertragen wird (vgl. Abb. 4.15).

- Pigmentschrift

Der Pigmentschreiber überträgt den Farbstoff (Pigment) von einem Farbband oder Kohlepapier mit Hilfe mechanischen Drucks auf das Registrierpapier (Abb. 4.16).

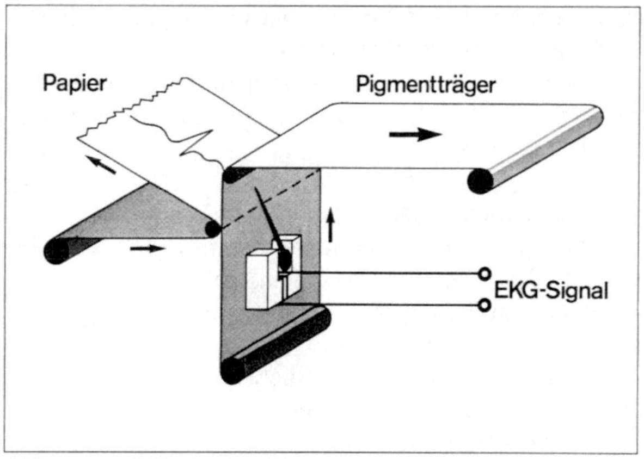

Abb. 4.16 Prinzip des Pigmentschreibers

Thermo- und Pigmentschreiber führen das Registrierpapier über eine Schreibkante, an der ein konstruktiv einfacher und robuster Schreibzeiger mit Auflagedruck entlanggleitet.

Der von den Zeigern markierte Ausschlag (a) ist nicht proportional dem Ausschlagwinkel des Zeigers, sondern berechnet sich nach der Formel $a = e \times \tan \alpha$. Hierbei ist e ist der Abstand von der Zeigerachse zur Schreibkante (Abb. 4.17).

Hebelschreiber müssen die entstehende Verzerrung der Kurve, den sogenannten Tangensfehler, durch entsprechende Konstruktion des ausschlaggebenden Meßwerkes kompensieren.

Aufgrund der festigkeitsbedingten Mindestmassen der Hebelschreiber sind für diese Schreibsysteme Grenzfrequenzen von höchstens 350 Hz zu erreichen.

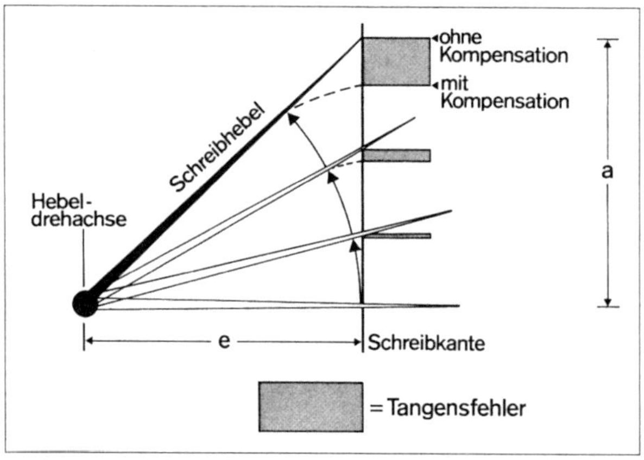

Abb. 4.17 Tangensfehler

Dies genügt den Anforderungen des EKG-Signals. Bei Spezialaufzeichnungen wie Phonokardiographie oder dem intrakardialen His-Bündel-EKG treten allerdings Probleme auf, da wegen der Trägheit dieser Schreibsysteme allenfalls die Hüllkurven aufgezeichnet werden können; für die Phonokardiographie benötigen alle hier vorgestellten Geräte außerdem einen zum Teil nachrüstbaren zusätzlichen Vorverstärker oder Adapter.

Die Bedeutung des Phonokardiogramms nimmt in der klinischen Praxis durch den Einsatz bildgebender Ultraschallverfahren, wie der Echokardiopgaphie, jedoch ab. Bereits heute liegt das Verhältnis von Echo- zu Phonokardiographie bei höchstens 10 : 1.

Den Anforderungen der Spezialaufzeichnungen werden weniger die Hebel- als vielmehr die Flüssigkeitsstrahlschreiber gerecht:

- Flüssigkeitsstrahlschrift

Bei Flüssigkeitsstrahlschreibern wird die Schreibflüssigkeit mit hohem Druck aus einer feinen elektromechanisch auslenkbaren Glaskapillare (∅ 10 µm) auf das Registrierpapier gespritzt (Abb. 4.18).

Wegen des kleineren Trägheitsmoments dieses Schreibsystems werden Grenzfrequenzen von etwa 1,2 kHz erreicht.

Wie der Flüssigkeitsstrahlschreiber eignet sich auch der mikroprozessorgesteuerte Plotter besonders für die Aufzeichnung physiologischer Signale mit höheren Frequenzanteilen:

- Mikroprozessorgesteuerter Plotter

Beim Plotter wird das analoge Signal diskretisiert, d. h. mittels einer Abtastfrequenz in digitale Impulse umgewandelt. Die digitalen Werte werden in Halbleitern gespeichert. Mit ihnen ermittelt der Mikroprozessor rechnerisch die vom Schreibstift anzusteuernde Auslenkung und führt diesen dorthin. Die Qualität des aufgezeichneten Signals hängt im wesentlichen von der Abtastfrequenz (s. o.) ab. Sie muß ein Mehrfaches der oberen Grenzfrequenz betragen, die übertragen werden soll.[10]

Der Hauptvorteil mikroprozessorgesteuerter Plotter liegt in der Digitalisierung und (Zwischen-)Speicherung des aufgezeichneten EKGs. Gleichzeitig können mit entsprechenden Programmen auch alphanumerische Daten gespeichert und gedruckt werden, und zwar sowohl manuell einzugebende Patientendaten als auch aus dem Signal errechnete Größen.

Durch die digitale Speicherung können die für die Befundung relevanten Kurvenpartien selektiert und entsprechend den Dokumentationserfordernissen gemeinsam mit den alphanumerischen Daten in gleichbleibender Druckqualität auf einem DIN-A4-Bogen wiedergegeben werden. Außerdem sind derartige Geräte durch die Digitaltechnik für alle Möglichkeiten der elektronischen Weiterverarbeitung gerüstet.

4.4 Auswertung

Die Ausmessung eines Elektrokardiogramms hinsichtlich der absoluten zeitlichen Dauer der einzelnen Kurvenpartien und ihrer Spannungsanteile bezogen auf eine relative Nullinie sowie die Analyse ihrer Ausbildung und Verlaufsform (beispielsweise Regelmäßigkeit des

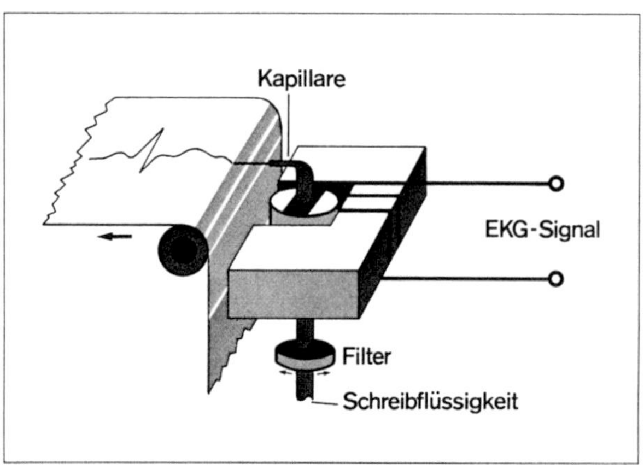

Abb. 4.18 Prinzip eines Flüssigkeitsstrahlschreibers

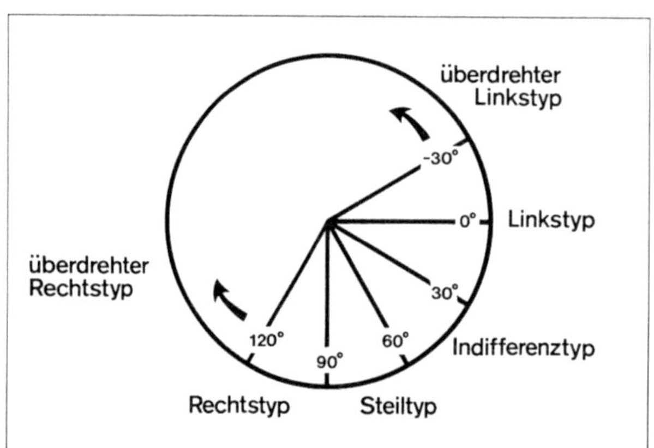

Abb. 4.19 Herzlagetypen

Anstiegs der R-Flanke des QRS-Komplexes) ermöglicht verschiedene Aussagen über das Herz:

Die Anzahl von R-Zacken je Zeiteinheit gibt zunächst Aufschluß über die Herzfrequenz. Die Größe der R-Zacken in den verschiedenen Ableitungen bestimmt die elektrische Achse und kennzeichnet den Herzlagetyp (Abb. 4.19).

Darüber hinaus soll das EKG Rückschlüsse auf folgende Bereiche zulassen:

- Rhythmusstörungen
- Koronarinsuffizienz, Infarkterkennung
- entzündliche Herzerkrankungen
- Hypertrophien
- Störungen im Elektrolythaushalt

Um eine zeitliche Zuordnung der Kurvenpartien zu erleichtern, ist der Schreibstreifen mit einem Millimeterraster versehen. Der Vergleich von Aufzeichnungen wird in Deutschland durch die Festlegung auf eine Ablaufgeschwindigkeit von 50 mm/s erleichtert.

Ablaufgeschwindigkeiten von 25 mm/s, wie sie im westlichen Ausland allgemein üblich sind, werden lediglich zur Dokumentation von Rhythmusstörungen empfohlen (Heinecker), wobei sich in vielen Fällen selbst ein Schreibervorschub von 5 oder 10 mm/s als ausreichend erweist.

Geschwindigkeiten von 100 oder 200 mm/s werden in der klinischen Praxis nur selten benötigt.

In neuerer Zeit bieten immer mehr Hersteller die Ausstattung des EKG-Gerätes mit einem Rechner an. Folgende Arbeiten sollen durch den Computereinsatz verbessert werden:

- automatische Kurvenvermessung
- gleichmäßige Kurvenaufzeichnung
- automatische Erfassung der Begleitdaten
- Auswertung
- Dokumentation

Da den meisten Ärzten das einfache Auswertelineal zur Vermessung der EKGs völlig ausreicht, bleibt zweifelhaft, inwiefern eine Automatik den Wert der Diagnose steigern könnte. Außerdem gibt die herkömmliche Methode der Einblendung des Kalibriersignals die Möglichkeit, Dauer und Spannung von Kurvenpartien exakt auszumessen.

Mit der Aufzeichnungsqualität konventioneller Elektrokardiographen zeigen sich die meisten Ärzte zufrieden.

Eine sogenannte alphanumerische Randspur zur Erfassung der Patientenbegleitdaten, wie Name, Datum, Uhrzeit oder der Aufdruck der jeweiligen Ableitung, erleichtert hingegen die Identifikation einzelner Streifenabschnitte und dient der einheitlichen und bequemen Archivierung von Elektrokardiogrammen. Grundsätzlich lassen sich aber alle Daten auch manuell auftragen.

Auch der Wert einer Auswertehilfe durch Computereinsatz bleibt derzeit umstritten. Der geschulte Arzt wird die EKG-Interpretationsvorschläge des Computers kaum in Anspruch nehmen müssen, sondern sich vielmehr auf seine klinische Erfahrung und die direkte Diagnose des Krankheitsbildes verlassen. Für den unerfahrenen Arzt besteht beim Computereinsatz wegen der vorgefertigten Interpretationsmuster demgegenüber möglicherweise die Gefahr einer unvollständigen oder fehlerhaften Diagnose.

Insbesondere die begrenzten Speicherkapazitäten der hier vorgestellten Dreikanal-Elektrokardiographen reichen nicht aus, um die verschiedensten Erkennungsmuster erfassen und interpretieren zu können.

10 Gemäß dem Abtasttheorem Shannons muß die Abtastfrequenz (n) mindestens doppelt so groß wie die höchste im Signal enthaltene Frequenz (f_g) sein: $n > 2 f_g$

5 Sicherheitstechnische Anforderungen

5.1 Vorschriften

Die Sicherheitsanforderungen medizintechnischer Geräte werden durch die IEC-Richtlinie 513 "Grundsätzliche Aspekte der Sicherheitsphilosophie über elektrische Einrichtungen in medizinischer Anwendung" geregelt. Sie gibt einen kurzen Überblick über die Gefahrenquellen im Umgang mit medizintechnischen Geräten und deren Begegnung durch "Sicherheitsgerechte Gestaltung" (DIN 31 000), sicherheitsgerechte Installation, bestimmungsgemäßen Gebrauch sowie regelmäßige Inspektion und Wartung.

Spezielle Anforderungen an die Funktion von EKG-Geräten sind in der derzeit noch gültigen DIN 13 401 "Elektrokardiographen" (Januar 1953) enthalten.

Neuere Entwürfe, wie die DIN 13 401 vom April 1971 und DIN IEC 62 D (CO) 6 vom August 1979, können zum Verständnis herangezogen werden, konnten sich auf nationaler und internationaler Ebene aber noch nicht durchsetzen.

Allgemeine Sicherheitsanforderungen an EKG-Geräte sind in der DIN IEC 601 Teil 1 (VDE 0750 Teil 1) vom Mai 1982 festgeschrieben. In dieser Norm werden Anforderungen und Prüfverfahren zum Schutz gegen die Gefahr eines elektrischen Schlages behandelt.

Einen umfassenden Überblick über die wichtigsten VDE- und DIN-Vorschriften für die Elektrokardiographie bietet Anhang II.

Allen Regelungen für sichere elektrische Geräte liegt das Prinzip zugrunde, daß im Falle des Auftretens eines ersten Fehlers an den Geräten keine Gefährdung von Personen auftreten darf (im IEC-Schrifttum als "Single Fault Condition: SFC" bezeichnet). Das bedeutet, daß bei Versagen eines einzelnen Bauteils eines Schutzsystems immer noch ein sicherer Zustand bestehen muß.

Dies kann durch Redundanz der Sicherheitsvorkehrungen oder durch mechanische bzw. elektrische Schutzvorrichtungen erreicht werden. Es wird vorausgesetzt, daß der Anwender auf einen ersten Fehler entweder durch ein unmißverständliches und klar erkennbares Signal aufmerksam wird, das das Versagen anzeigt, oder zu einer periodischen Inspektion verpflichtet wird, durch die der Defekt erkannt werden kann. Allerdings gilt die Forderung nach der Anzeige eines Fehlers nicht für einige technische Maßnahmen, wie z. B. die doppelte oder verstärkte Isolierung.

Zur Gewährleistung der Sicherheit nach VDE sind Schutzklassen (zusätzliche Sicherheitsmaßnahmen, die über die normale Betriebsisolierung "Basisisolierung" hinaus zum Schutz gegen elektrischen Schlag gefordert werden) und Gerätetypen (Geräteeinteilung entsprechend dem Grad und der Qualität des Schutzes, beschrieben durch höchstzulässige Ableitstromwerte) definiert worden, nach denen elektromedizinische Geräte aufgebaut sein müssen:

Geräte der Schutzklasse I
Bei Geräten der Schutzklasse I hängt der Schutz gegen einen elektrischen Schlag nicht allein von der Basisisolierung ab, sondern zusätzlich davon, daß berührbare leitfähige Teile an den Schutzleiter in der festverlegten Installation derart angeschlossen sind, daß diese bei Ausfallen der Basisisolierung nicht spannungsführend werden können.

Geräte der Schutzklasse II
Bei Geräten der Schutzklasse II hängt der Schutz gegen elektrischen Schlag ebenfalls nicht allein von der Basisisolierung ab, sondern es sind zusätzliche Schutzmaßnahmen wie doppelte oder verstärkte Isolierung vorgesehen, bei denen jedoch keine Möglichkeit eines Schutzleiteranschlusses und keine Abhängigkeit von Installationsmaßnahmen besteht.

Geräte der Schutzklasse III [11]
Der Schutz gegen elektrischen Schlag bei Geräten der Schutzklasse III beruht auf der Versorgung mit Schutzkleinspannung; es werden intern keine Spannungen erzeugt, die größer als die Schutzkleinspannung sind.

Gerätetyp H
Der Gerätetyp H weist die Schutzklasse I, II oder III bzw. mit interner elektrischer Spannungsquelle auf, der Schutzgrad ist wie bei Haushaltsgeräten und ähnlichem ausgelegt. Gerätetyp H ist nicht zur Verwendung am Patienten geeignet.

Gerätetyp B
Der Gerätetyp B wird durch folgende Spezifikationen

11 Nach dem Entwurf DIN IEC 62 D (CO) 17 dürfen EKG-Geräte nicht in Schutzklasse III ausgeführt sein.

charakterisiert: Schutzklasse I, II oder III bzw. mit interner Spannungsquelle; erhöhter Schutz gegen Berührungsspannungen, begrenzte Ableitströme und Schutzleiteranschlüsse (wenn vorhanden), geeignet für extra- und intrakorporale Anwendung am Patienten, jedoch nicht für intrakardiale Anwendung.

Gerätetyp BF

Gerätetyp BF entspricht dem Typ B, ist aber mit einem isolierten Anwendungsteil (Isolationsverstärker) vom F-Typ[12] ausgestattet.

Gerätetyp CF

Der Gerätetyp CF läßt sich wie folgt definieren: Schutzklasse I oder II bzw. mit interner elektrischer Spannungsquelle; hochgradiger Schutz gegen Berührungsspannungen, niedrige Ableitströme und mit isoliertem Anwendungsteil (Isolationsverstärker) vom F-Typ[12]; speziell für intrakardiale Anwendung vorgesehen.

Die Empfindlichkeit des menschlichen oder tierischen Körpers gegen elektrische Ströme je nach Grad und Art der Berührung mit den Geräten bzw. derselben Anwendung führte zu dieser neuen Geräteeinteilung entsprechend der Qualität des Schutzes.

Wie aus folgender Tabelle ersichtlich, können bereits Ströme am Herzen von ca. 50 µA bei der Netzfrequenz von 50 Hz ein lebensbedrohliches Herzkammerflimmern bewirken (nach Heinrichs).

Den verschiedenen Anwendungsarten entsprechend sind den Gerätetypen maximale Ableitströme zugeordnet, die in der folgenden Tabelle aufgelistet sind. Sie sind für den Normalfall ohne Fehler (NC) und für den Fall eines aufgetretenen ersten Fehlers (SFC) angegeben. Dieser erste Fehler kann ein Gerätedefekt sein (z. B. Versagen der Basisisolierung) oder extern auftreten (Schutzleiterunterbrechnung, Unterbrechung einer Versorgungsleitung usw.; vgl. auch Kap. 6.3).

Ableitströme

Ableitstromart	Typ B NC	Typ B SFC	Typ BF NC	Typ BF SFC	Typ CF NC	Typ CF SFC
Erdableitstrom	0,5	1,0	0,5	1,0	0,5	1,0
Gehäuseableitstrom	0,1	0,5	0,1	0,5	0,01***	0,5
Patientenableitstrom	0,1	0,5	0,1	0,5	0,01	0,05
Patientenableitstrom*		5,0				
Patientenableitstrom**				5,0		0,05
Patientenhilfsstrom	0,01	0,5	0,01	0,5	0,01	0,05

Maximal zulässige Ableitströme; Angaben in mA
* Netzspannung am Signaleingangs- bzw. -ausgangsteil
** Netzspannung am Anwendungsteil
*** Nach dem Entwurf DIN IEC 62 D (CO) 17: 0,1 mA

Physiologische Wirkung von Strömen

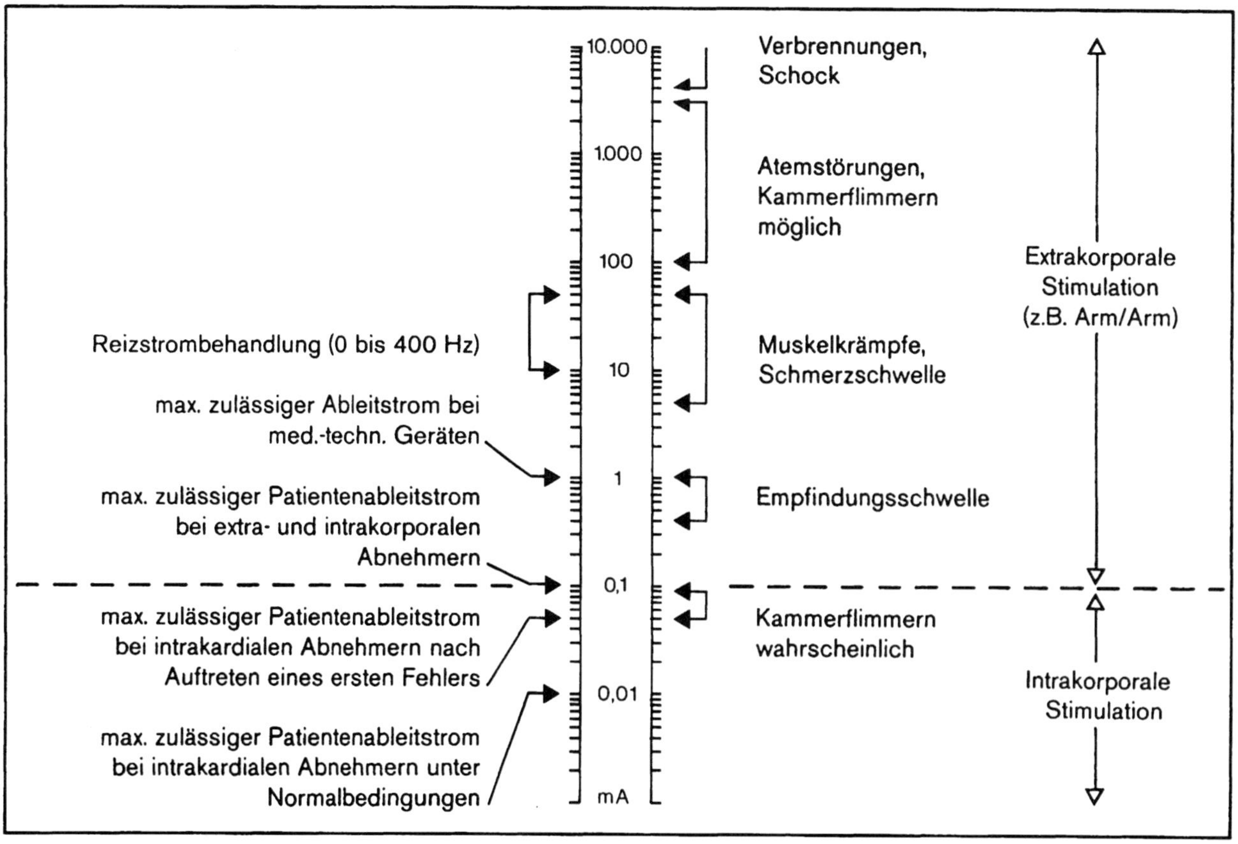

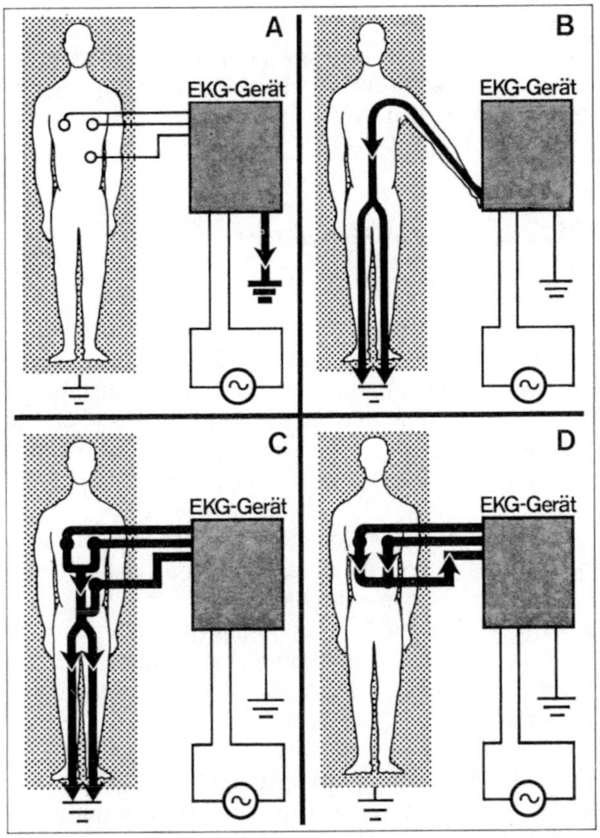

Abb. 5.1 *A Erdableitstrom*
B Gehäuseableitstrom
C Patientenableitstrom
D Patientenhilfsstrom

Abbildung 5.1 zeigt den Verlauf der Strompfade bei den in der Tabelle angegebenen Ableitstromarten.

Der Erdableitstrom ist der Strom, der über die Isolierung zum Schutzleiter fließt (Abb. 5.1 A).

Der Gehäuseableitstrom fließt vom Gehäuse durch eine äußere leitfähige Verbindung - z. B. dem Anwender - zur Erde oder zu einem anderen Teil des Gehäuses (Abb. 5.1 B).

Der Patientenableitstrom fließt vom Anwendungsteil über den Patienten zur Erde oder wird durch eine unbeabsichtigte Fremdspannung am Patienten verursacht und fließt über den Anwendungsteil zur Erde (Abb. 5.1 C).

Der Patientenhilfsstrom fließt bei bestimmungsgemäßem Gebrauch im Patienten zwischen den Teilen des Anwendungsteils und soll keine physiologischen Auswirkungen haben (Abb. 5.1 D).

12 F bedeutet: Der Anwendungsteil ist von allen anderen Geräteteilen so isoliert, daß die zulässigen Ableitströme beim Auftreten des ersten Fehlers nicht erreicht werden, wenn eine um 10 % erhöhte Nennspannung zwischen Anwendungsteil und Erde angelegt wird.

5.2 Umgebungsbedingungen

Elektrokardiographen sind mitunter extremen Umgebungsbedingungen ausgesetzt. Sowohl während des klinischen Normalbetriebes als auch beim Einsatz in den verschiedenen Bereichen außerhalb des Krankenhauses sollten die Geräte allen klimatischen und mechanischen Belastungen standhalten, wobei fallweise zu prüfen ist, welche Anforderungen das jeweilige Einsatzgebiet an die Stabilität und Funktionsgenauigkeit des Gerätes stellt.

So ist beim Notfalleinsatz beispielsweise zu berücksichtigen, daß die beim Transport auftretenden Stöße und Erschütterungen die Funktionstüchtigkeit nicht beeinträchtigen dürfen.

In Operationssälen, wo viele Geräte oft eng um den Operationstisch gruppiert sind, müssen die Elektrokardiographen gegen Spritzer von leitfähigen Flüssigkeiten isoliert sein, sofern EKGs im Einzelfall im OP aufgezeichnet werden sollen (vgl. Kap. 1).

Entsprechend den "Allgemeinen Sicherheitsbestimmungen für elektrische Einrichtungen in medizinischer Anwendung" sollen EKG-Geräte unter folgenden Umweltbedingungen sicher funktionieren:

- Umgebungstemperatur zwischen + 10 und + 40 °C
- relative Luftfeuchte zwischen 30 und 75 %
- Luftdruck zwischen 700 und 1060 hPa

5.2.1 Aufstellungsort

Bei der Wahl des Aufstellungsortes ist zu berücksichtigen, daß elektrische und magnetische Störfelder die Aufzeichnung der elektrischen Herzaktivität erschweren oder sogar unmöglich machen können. Hier schaffen entsprechende Installationsmaßnahmen Abhilfe, wie z. B. die Abschirmung des Raumes bzw. der Versorgungsleitungen in der Wand und die Einhaltung von Mindestabständen.

Folgende Kennzeichen weisen auf besondere Anwendungsbedingungen hin:

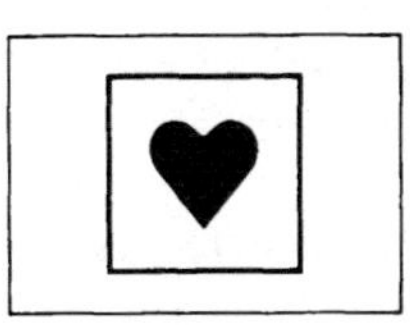

Dieses Symbol kennzeichnet Geräte, die mit isolierten Anwendungsteilen für Untersuchungen im oder am Herzen ausgerüstet sind. Das Zeichen sollte an gut sichtbarer Stelle, vorzugsweise bei den zu kennzeichnenden Patientenanschlüssen, befestigt sein.

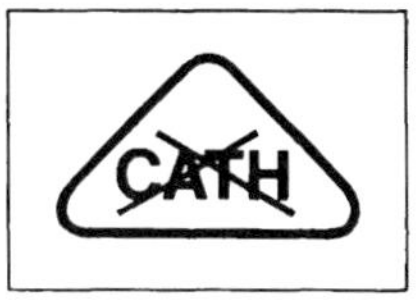

Das Zeichen weist an den Patientenanschlüssen der Elektrokardiographen darauf hin, daß die Anschlußstelle während einer Untersuchung im oder am Herzen nicht mit dem Patienten verbunden sein darf - auch dann nicht, wenn zur Untersuchung nur ein Katheter unter Verwendung eines Führungsdrahtes in das Herz eingeführt wird, da die Gefahr eines unzulässigen Ableitstromes durch das Herz über den Hilfsdraht und die Hand des Arztes besteht.

In der Bedienungsanweisung muß darauf hingewiesen werden, daß EKG-Geräte mit anderen Geräten nur gekoppelt werden dürfen, wenn sichergestellt ist, daß die Sicherheit für den Patienten, das Bedienungspersonal und die Umgebung durch diese Kombination nicht beeinträchtigt wird. Soweit die gefahrlose Kopplung mit anderen Geräten nicht ohne weiteres aus den Gerätedaten ersichtlich ist, muß sich der Anwender beim Hersteller oder anderweitig sachkundig machen.

Elektromedizinische Geräte, deren Anwendungsteile oder Gehäuse mit dem Körper des Patienten elektrisch leitend verbunden werden oder leitend in Verbindung kommen können und die bestimmungsgemäß auch außerhalb medizinisch genutzter Räume angewendet werden, müssen nach Schutzklasse II oder III oder mit interner Spannungsquelle aufgebaut sein. Bei diesen Geräten ist der Schutz unabhängig von der Anschlußmöglichkeit an einen Schutzleiter.

In der Bedienungsanweisung ist außerdem darauf hinzuweisen, daß im Falle von Untersuchungen im oder am Herzen der Betrieb ausschließlich in medizinisch genutzten Räumen zugelassen ist, da hierbei ein zusätzlicher, besonderer Potentialausgleich durchgeführt werden muß.

Die Tabellen auf folgender Seite geben einen Überblick über die verschiedene Einsatzorte von EKG-Geräten und die Anwendungsbedingungen der unterschiedlichen Gerätetypen.

5.2.2 Medizinisch genutzte Räume

An die Installation dieser Räume müssen zusätzliche Anforderungen entsprechend der Zuordnung der Raumart zu den Anwendungsgruppen gestellt werden. Es muß ein entsprechender Potentialausgleich vorhanden sein, wobei Räume der Gruppen 1 E und 2 E über eine besondere Ersatzstromversorgung verfügen müssen.

In Räumen für die Anwendung intrakardialer Verfahren empfiehlt es sich, den Potentialausgleich so sorgfältig durchzuführen und zu prüfen, daß die Potentialdifferenzen zwischen beliebigen Anschlüssen für Schutzleiter und Potentialausgleich bei allen möglichen Netzbelastungen unter 10 mV bleiben.

Je nach Verwendung der Räume sehen die VDE-Bestimmungen weitere Maßnahmen vor, wie besonders den Schutz gegen Erdschluß durch 30mA-Fehlerstrom-Schutzschalter oder Trenntransformator, je nachdem, ob im ersten Fehlerfall ein Ausfall der Stromversorgung hingenommen werden kann oder nicht.

5.2.3 Explosionsgefährdete Bereiche

EKG-Geräte sind grundsätzlich außerhalb der explosionsgefährdeten Bereiche zu betreiben. In medizinisch genutzten Räumen kann durch Anästhesiemittel oder brennbare Flüssigkeiten Explosionsgefahr bestehen. Die explosionsgefährdeten Bereiche (vgl. Abb. 5.2) werden unterteilt in:

Zone G: Umschlossene medizinische Gassysteme[13]

- geschlossener Atemkreislauf einschließlich der Atemorgane des Patienten
- Umfeld (Abstand 5 cm) ungeschützter zerbrechlicher Teile oder Stellen in diesem System, die sich unbeabsichtigt lösen können oder starker Alterung unterliegen

Zone M: Medizinische Umgebung[14]

- Umgebung der Zone G in einer Ausdehnung von 20 cm (5-25 cm vom geschlossenen System), wenn diese entsprechend Punkt 2 auftritt
- zeitweiliger Pyramidenstumpf unter der OP-Tischplatte (Begrenzung 30°, nach außen geneigt), wenn brennbare Hautreinigungs- oder Desinfektionsmittel angewendet werden
- Bereich im Umkreis von 25 cm um den Sprühstrahl, wenn brennbare Flüssigkeiten versprüht werden, z. B. Chloräthyl (gezielt, nur in geringen Mengen, nur für kurze Zeit)

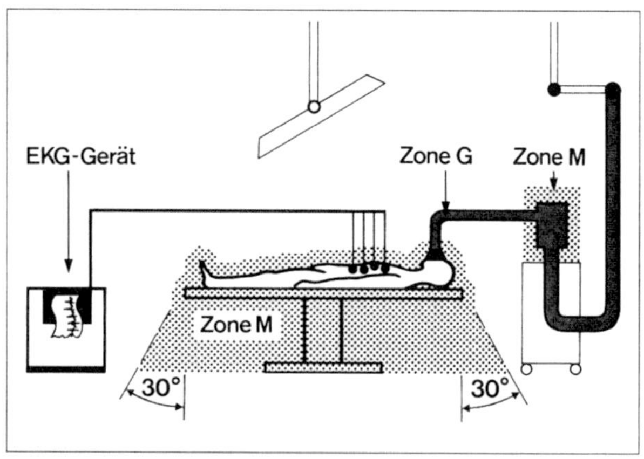

Abb. 5.2 Explosionsgefährdete Bereiche im OP

13 Die Zone G entsteht bei Verwendung von Anästhesiemitteln, die mit Sauerstoff und Lachgas explosible Gemische bilden können.

14 Die Zone M entsteht, wenn mit Hautreinigungs- oder Desinfektionsmitteln gearbeitet wird, deren Dämpfe im Gemisch explosibel sein können, bzw. in der Umgebung von leicht undicht werdenden Teilen der Zone G.

tkb Medizinisch genutzte Räume

	1	1E	2E
Med. Nutzung	Ohne chirurgisches Einbringen von Geräteteilen, kleine Chirurgie (ambulant), aber ohne Eingriffe in Organe	Mit chirurgischem Einbringen von Geräteteilen, kleine Chirurgie (ambulant), auch mit Eingriffen in innere Organe	Mit chirurgischem Einbringen von Geräteteilen, große Chirurgie, Eingriffe am Herzen sowie Erhalten der Lebensfunktion mit elektromedizinischen Geräten
Raumart	Bettenräume Physikalische Therapie Hydro-Therapie Radiologische Diagnostik und Therapie Endoskopie Angiographie Intensivuntersuchung	Endoskopie Angiographie Intensivuntersuchung Entbindungsräume	Operationsräume Operationsnebenräume Chirurgische Ambulanzen Intensivüberwachung Herzkatheterräume Klinische Entbindungsräume
Maßnahme	FI-Schalter Potentialausgleich, max. zul. Berührungsspannung 24 V	FI-Schalter Potentialausgleich, max. zul. Berührungsspannung 24 V, Ersatzstromversorgung	Trenntrafo, ISO-Wächter, Potentialausgleich, max. zul. Berührungsspannung 10 mV, Ersatzstromversorgung
Beispiel	Anwendung elektromed. Geräte am oder im Körper (über natürliche Körperöffnungen	Katheter in große Gefäße, jedoch nicht Herzkatheter	Organoperationen jeder Art, Katheter in große Gefäße, auch Herzkatheter

Einsatzorte und Anwendung der EKG-Gerätetypen

EKG-Gerät		**Raumart**		
Schutzklasse	**Gerätetyp**	**außerhalb med. genutzter Räume***	**1, 1 E****	**2 E*****
I	B		●	
	BF		●	
	CF		●	●
II	B	●	●	
	BF	●	●	
	CF	●	●	●
III oder interne Stromquelle****	B	●	●	
	BF	●	●	
Interne Stromquelle	CF	●	●	●

* kein Potentialausgleich, deshalb keine Begrenzung der Berührungsspannung; nur äußere Anwendung am Patienten

** Potentialausgleich mit <24 V Berührungsspannung; nicht für intrakardiale Anwendung

*** Potentialausgleich mit <10 mV Berührungsspannung; für intrakardiale Anwendung

**** Nach dem Entwurf DIN IEC 62 D (CO) 17 dürfen EKG-Geräte nicht in Schutzklasse III ausgeführt sein.

Bei ausreichender mechanischer Lüftung des Raumes, etwa mit einer Klimaanlage, entsteht keine Zone M.

Entstehen andere explosionsgefährdete Bereiche als die hier genannten, z. B. bei der Raumdesinfektion durch Sprühen oder Vernebeln, gelten die üblichen Regelungen des technischen Explosionsschutzes. Für solche Bereiche gelten die Bedingungen der Zonen G und M nicht.

5.3 Bestimmungsgemäßer Gebrauch

Neben der einwandfreien Funktion eines EKG-Gerätes ist auch die Einhaltung der richtigen Anwendungstechnik von Bedeutung, um optimale diagnostisch verwendbare Ergebnisse zu erhalten. Im folgenden sind die bei der EKG-Aufzeichnung am häufigsten vorkommenden Fehlerquellen und Störmöglichkeiten aufgeführt und Hinweise zu ihrer Vermeidung und Beseitigung gegeben. Dabei können hier nur allgemeine Probleme beschrieben werden; im Spezialfall ist der Blick in die Bedienungsanleitung unerläßlich.

5.3.1 Aufstellungsort

Das EKG-Gerät darf nicht in der Nähe von in Betrieb befindlichen Hochfrequenztherapie- und Elektrochirurgie-Geräten, großen Transformatoren und Stromgeneratoren aufgestellt und betrieben werden. Im Extremfall ist ein Raum ohne zusätzliche Abschirmung für die Elektrokardiographie ungeeignet. Die Patientenliege sollte möglichst frei im Raum stehen, mindestens aber 30 cm von Wänden entfernt sein, in denen stromführende Kabel verlegt sind.

5.3.2 Vorbereitung des Patienten

Lagerung des Patienten
Das Untersuchungszimmer sollte möglichst eine Raumtemperatur von über 22 °C haben, da es durch Frieren des Patienten zu einem Verzittern des EKGs kommen kann. Zur Lagerung des Patienten ist eine breite Liege zu empfehlen. Der Patient muß entspannt liegen, zur Unterstützung kann eine Rolle oder ein Kissen unter die Knie gelegt werden.

Anlegen der Elektroden
Während für Langzeituntersuchung, Patientenüberwachung, Belastungsprüfungen (Ergometrie), Arbeits- und Sportmedizin Klebeelektroden verwendet werden, werden in der EKG-Diagnostik, meist aus Kostengründen, wiederverwendbare Metallelektroden verwendet, die mit Gummibändern oder Saugnäpfen bzw. Gürteln befestigt werden (vgl. auch Kap. 4.2). Anhang III bietet eine detaillierte Übersicht der genauen Ableitungsstellen und ihrer Codierung.

Das Anlegen der Elektroden erfordert Sorgfalt, da die Güte eines EKGs von einem sehr niedrigen und gleichbleibenden Übergangswiderstand zwischen Haut und Elektrode bestimmt wird. Die Hautoberfläche wird an den entsprechenden Stellen mit Alkohol sorgfältig gereinigt. Schließlich werden die Elektroden mit Elektrodengel bestrichen. Dies vermindert den Übergangswiderstand zwischen Hautoberfläche und Elektrode, so daß die Elektrokardiogramme verzerrungsfrei aufgezeichnet werden können. Schließlich werden die an den Klettenbändern eingeknöpften Extremitätenelektroden angelegt und am Patienten fixiert.

Für die Thoraxableitungen sind meist Saugelektroden vorgesehen. Beim Anlegen der Brustwandelektroden ist darauf zu achten, daß das Elektrodengel nicht über größere Hautflächen verteilt wird, sondern nur dort, wo auch die Elektroden auf der Haut aufliegen, da sich Meßfehler durch gegenseitige elektrische Beeinflussung der Abnahmestellen ergeben können, indem durch die Leitfähigkeit des Gels ein unkontrollierter Stromfluß entsteht.

Das Vollsaugen der Brustwandelektroden mit Elektrodengel wird dadurch vermieden, daß zunächst an der Abnahmestelle Elektrodengel aufgetragen und die Saugelektrode erst danach angesetzt wird.

Patientenleitungen
Die Kabel sind zur Vermeidung von Schleifen direkt am Körper des Patienten zu den Ableitstellen zu führen (Abb. 5.3).

Die Elektrodenleitungen sollen sich möglichst nicht kreuzen. Schlingen in den Leitungen müssen grundsätzlich vermieden werden. Außerdem dürfen sie nicht zu starken mechanischen Belastungen ausgesetzt werden.

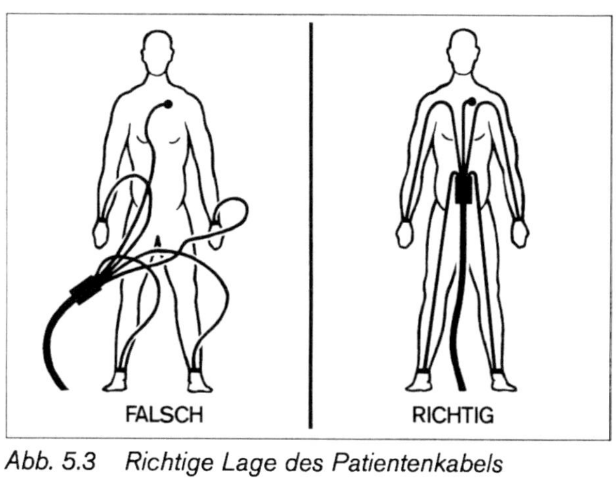

Abb. 5.3 Richtige Lage des Patientenkabels

Zum Lösen der Steckverbindungen darf grundsätzlich nur am Stecker angefaßt und gezogen werden, damit das Kabel nicht aus dem Stecker gerissen wird. Die Leitungen sind mit Seifenlauge abzureiben. Anschließend werden sie zur Desinfektion mit einem handelsüblichen Desinfektionsmittel abgewischt. Auf keinen Fall darf das Kabel mitsamt dem Stecker in die Desinfektionsflüssigkeit getaucht werden. Außerdem dürfen die Leitungen nicht mit Dampf oder Gas sterilisiert werden. Die Elektroden werden bei der Reinigung und Sterilisation wie das Patientenkabel behandelt.

5.3.3 Störungen und ihre Beseitigung

Wechselstromstörungen
Wechselstromstörungen sind Überlagerungen des Elektrokardiogramms durch von außen kommende kapazitive oder magnetische Einstreuungen von elektrischen Feldern auf den menschlichen Körper und haben folgende Ursachen (vgl. Abb. 5.4 B):

- stromführende Leitungen in unmittelbarer Nähe
- große Transformatoren, Stromgeneratoren
- Hochfrequenztherapie- oder Elektrochirurgiegeräte
- Röntgen- oder Ultraschallgeräte
- Schleifenbildung im Patientenkabel
- schlechter Elektrodensitz, trockene Elektroden
- Gerät und Liege nicht in den Potentialausgleich einbezogen
- Berührung des Patienten mit Metallgegenstand oder durch andere Personen

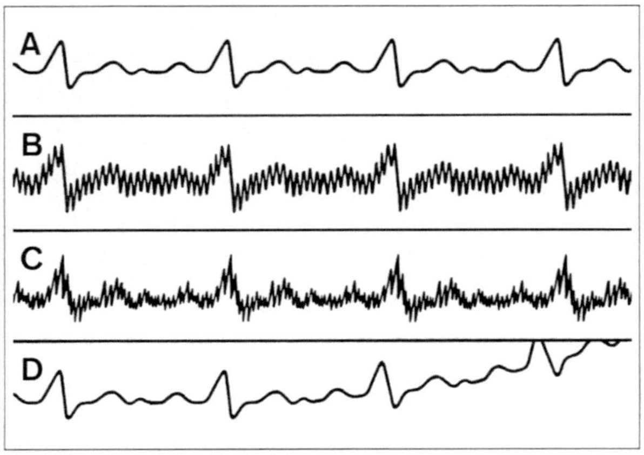

Abb. 5.4 ***EKG*** *A ohne Störungen*
B mit überlagerter Netzfrequenz
C mit überlagerten Muskelaktionsspannungen
D mit Nullinienverschiebung

Muskelaktionspotentiale
Muskelaktionspotentiale sind elektrische Signale, die durch Bewegungen, Muskelverspannungen und Muskelzittern entstehen. Folgende Fehlerquellen sind hierbei zu beseitigen (vgl. Abb. 5.4 C):

- Der Patient friert
- Das Elektroden-Halteband ist zu fest angezogen
- Die Elektroden sind im Bereich stark bewegter Muskulatur angebracht
- Der Patient liegt unbequem

Nullinienschwankungen
Nullinienschwankungen sind Veränderungen der Basislinie des EKGs (Abwanderung), die durch folgende Einflüsse verursacht werden (vgl. Abb. 5.4 D):

- schlechter Elektrodensitz
- trockene Elektroden (zu wenig Elektrodengel)
- schlechter Kontakt (Elektroden/Ableitungskabel)
- zu starke Atmung oder andere Bewegungen des Patienten
- Elektroden aus verschiedenen Materialien

6 Inspektionskonzept

In Kapitel 6 werden Hinweise für den hauseigenen Service an Elektrokardiographen gegeben. Das vom Bundesministerium für Forschung und Technologie (BMFT) geförderte Modellvorhaben Technische Servicezentren in Krankenhäusern sowie die Arbeit des tkb führten zu der Erfahrung, daß ein großer Teil der nachfolgend spezifizierten Inspektionsmaßnahmen an EKG-Geräten bei entsprechender Schulung und Ausstattung der Anwender und hauseigenen Techniker ohne weiteres in Eigenleistung durchgeführt werden kann. Auf diese Weise ist es möglich, einen aktiven Beitrag zur Zuverlässigkeit und Verbesserung der Wirtschaftlichkeit des Geräteeinsatzes zu leisten.

Die meisten Fehler treten am aufnehmenden System auf, also an Elementen, die im allgemeinen ohne größeren Aufwand überwacht bzw. instandgesetzt werden können:

- Elektroden
- Elektrodenleitungen
- Patientenkabel
- Steckverbindungen

Infolge der Vielzahl unterschiedlicher Systeme lassen sich keine gerätespezifischen Wartungshinweise und Inspektionsmaßnahmen geben; bei regelmäßiger Kontrolle der obengenannten Elemente läßt sich die Ausfallhäufigkeit aller Geräte dennoch erheblich reduzieren. Die Realisierung eines effizienten Instandhaltungskonzeptes setzt allerdings eine wirksame Kooperation von Ärzten, Pflegepersonal und Medizintechnikern voraus.

Zu unterscheiden sind vier Stufen der Inspektion:

- Einsatzinspektion
- Betriebsinspektion
- Sicherheitsinspektion
- Hauptinspektion

Die Einsatzinspektion umfaßt Maßnahmen, die vor jedem Einsatz eines Gerätes bzw. einmal täglich und während des Betriebes vom Bedienungspersonal vorgenommen werden können.

Pro Jahr sind vier Betriebsinspektionen durch einen Servicetechniker zu leisten. Fallweise sollte außerdem eine Sicherheitsinspektion vorgenommen werden. Der Hauptinspektion, die bei Neuauslieferung, in Zweifelsfällen und nach jeder Reparatur durchgeführt werden sollte, ist besondere Bedeutung beizumessen. Die umfangreichen Maßnahmen werden in vielen Fällen sicherlich die Kapazität des hauseigenen medizintechnischen Service übersteigen, so daß der Umfang der durchführbaren Kontrollmaßnahmen von der Ausstattung der Servicewerkstatt abhängt.

6.1 Einsatzinspektion

Eine Funktionsprüfung vor dem Einsatz sollte grundsätzlich für jedes medizintechnische Gerät durchgeführt werden. Da aber gerade im Falle von EKG-Geräten erst eine Aufzeichnung der Aktionspotentiale die Funktionsfähigkeit schlüssig erkennbar macht, kann eine Einsatzinspektion nur dann umfassend durchgeführt werden, wenn ein Patient am Gerät angeschlossen ist. Aus diesem Grunde muß die Einsatzinspektion vom Bedienungspersonal ohne zusätzlichen Zeitaufwand durchgeführt werden können; d. h., daß die Prüfmaßnahmen auf die Applikation der Elektroden, das Anschließen der Leitungen und auf Sichtkontrollen beschränkt bleiben und keine Hilfsmittel wie Meßgeräte, Testschaltungen oder Funktionssimulatoren erforderlich sind.

Anweisung und Aufklärung des Personals über den Sinn der Maßnahmen werden als selbstverständlich vorausgesetzt.

6.1.1 Grundsätzliche Kontrollen

(01) Kontrolle von Elektroden, Kabeln und Steckverbindungen auf Beschädigung, Korrosion und Verschmutzung

Beschädigte Leitungen, verschmutzte, beziehungsweise korrodierte Steckkontakte oder Elektroden sind nach aller Erfahrung die häufigsten Störungs- und Ausfallursachen. Patientenkabel und Elektrodenzuleitungen sollten niemals auf der Erde liegen, damit die Gefahr des Überfahrens unterbunden wird. Die Kabel sollten darüber hinaus nicht zu stark gebogen oder geknickt werden, Schlingen sowie Knoten sind zu vermeiden; außerdem sollten sie nie einer Zugspannung ausgesetzt werden. Zur Reinigung müssen unbedingt die Herstellervorschriften beachtet werden. Sollten keine Hinweise angegeben sein, ist zumindest zu beachten, daß Kabel und Elektroden sowie alle Steckverbindungen niemals sterilisiert oder in Reinigungsflüssigkeiten gelegt werden dürfen, weil dies zu Materialschäden führen kann, z. B.:

- Beschädigung der Kabelummantelung (Brüchigkeit, Zugentlastungsverlust)
- Korrosion der leitenden Kontakte
- Kurzschlußgefahr durch Restfeuchte

Bei Verdacht auf Kabelbruch ist durch Zusammenschalten der betreffenden Elektrodenleitungen zu prüfen, ob die Nullinie korrekt aufgezeichnet wird.

(02) Gerät und Zubehör säubern
Verunreinigungen von Geräten oder Leitungen sind gemäß den Herstellerhinweisen und -vorschriften zu entfernen. Medizintechnische Geräte dürfen nur mit Sprüh- und Wischdesinfektionen gereinigt werden. Bei Verwendung aggressiver Lösungsmittel, wie etwa Azeton, Alkohol oder Chloroform, besteht die Gefahr, daß die Aufschriften der meist auf der Geräteober- oder -frontseite plazierten Bedienungsfelder unleserlich gemacht werden. Korrosionsrückstände dürfen auf keinen Fall mit scharfen oder spitzen Gegenständen entfernt werden, sondern sind mit Hilfe spezieller Korrosionslösungssprays zu beseitigen.

(03) Selbsttestprogramm auslösen
Geräte der Sonderausstattung verfügen teilweise über ein Selbsttestprogramm (vgl. Kap. 3.1.2), das im komfortabelsten Fall alle Funktionen des gesamten Signalweges überprüft. Ein solches Kontrollsystem sollte mindestens einmal täglich betätigt werden.

Je nach Aufbau der Testeinrichtung müssen dazu die Elektrodenstecker mit den dazugehörigen Prüfbuchsen des Gerätes verbunden werden. Die Testtaste ist zu drükken und die Aufzeichnung bzw. Testdokumentation zu prüfen. Bei Geräten ohne Testeinrichtung sollte die Taste für das 1mV-Kalibriersignal betätigt werden.

6.1.2 Sichtkontrollen einzelner Funktionselemente

(04) Kontrolle und ggf. Einstellung der Schreiberposition
Vor Beginn einer EKG-Aufzeichnung sollte kurz die Stellung des Schreibzeigers optisch kontrolliert und nötigenfalls in die Nullposition, d. h. die Mitte des entsprechenden Kanals gebracht werden.

(05) Ladezustandskontrolle
Bei ausschließlich akku- oder batteriebetriebenen Geräten kann vor Aufzeichnungsbeginn lediglich eine Ladezustandsanzeige (Kontrolleuchte oder Instrument) Auskunft über die Betriebsbereitschaft geben. Eine Sichtkontrolle läßt allerdings keine Rückschlüsse auf die Belastbarkeit, d. h. die Kapazität und den technischen Zustand des Akkus oder der Batterien zu.

(06) Sichtkontrolle der dargestellten Kurve
Die Lesbarkeit des dargestellten Kurvenzuges ist durch Sichtkontrolle festzustellen. Mangelhafte Kurvenzüge beim Pigmentschreiber können folgende Ursachen haben:

- Pigmentstreifen, Farbband, Registrierpapier sind verbraucht
- Farb- oder Registrierpapier ist falsch eingelegt
- Der Auflagedruck des Schreibzeigers ist zu gering (ggf. vorhandene Justiereinrichtung benutzen, sonst Justierung nur durch technische Fachkraft vornehmen lassen, nicht am Schreibzeiger biegen)

Fehler des Thermoschreibers sind auf folgende Mängel zurückzuführen:

- Die Temperatur ist der Schreibgeschwindigkeit nicht angepaßt (Zu hohe Temperatur führt zum Durchbrennen des Papiers, zu tiefe Temperatur ergibt einen zu schwachen Schriftzug)
- Geräte mit individueller Schreibzeigerheizung sind bei Bedarf nachzustellen, bei anderen ist eine technische Fachkraft zu beauftragen

(07) Überprüfung der Qualität des dargestellten Signals
Durch Sichtkontrolle des Kurvenzuges ist festzustellen, ob dem EKG-Signal Störungen überlagert sind, z. B.:

- HF-Einstreuungen
- Netzspannungseinstreuungen
- Muskelaktionsspannungen
- Nullinienschwankungen

Eine Abhilfe kann entsprechend dem Kapitel 5.3 über den bestimmungsgemäßen Gebrauch vorgenommen werden.

6.2 Betriebsinspektion

Die Leistungen der Einsatzinspektion können, da sie vom Bedienungspersonal durchgeführt werden sollen, nicht alle am Gerätestandort durchführbaren Maßnahmen erfassen, die erforderlich sind, um die Betriebsbereitschaft dauerhaft zu garantieren. Es ist daher erforderlich, daß über die Einsatzinspektion hinausgehende Kontrollen von einem ausgebildeten Servicetechniker durchgeführt werden. Wichtig ist dabei, daß auch diese Inspektionen am Gerätestandort vorgenommen werden können, also ebenfalls keinen hohen apparativen Aufwand erfordern dürfen. Ein EKG-Funktionssimulator bzw. eine entsprechende Prüfschaltung nach Abbildung 6.11 (Kap. 6.4.2) sollten allerdings vorhanden sein.

Grundsätzlich sollten in einer Betriebsinspektion auch die in Kapitel 6.1 behandelten Elemente der Einsatzinspektion enthalten sein.

6.2.1 Grundsätzliche Kontrollen

(08) Sichtkontrolle der Aufschriften auf Lesbarkeit und Vollständigkeit

Durch Abnutzung oder durch Reinigungsmittel können im Laufe der Zeit Aufschriften der Bedienungselemente beschädigt oder schwer lesbar werden, so daß die Gefahr von Bedienungsfehlern auftreten kann.

(09) Kontrolle aller Bedienungselemente, Funktions- und Kontrollampen

Die Leichtgängigkeit aller mechanischen Bedienungselemente sollte überprüft werden. Schwergängigkeit oder andere Defekte müssen festgestellt und eine Reparatur veranlaßt oder direkt durchgeführt werden.

Insbesondere bei Geräten mit Sensor- oder Folientasten sind die Funktions- und Kontrollampen einem Lampentest zu unterziehen. Ausgefallene Funktionslampen lassen bei diesen Geräten beispielsweise die Programmeinstellung nicht mehr erkennen.

6.2.2 Kontrolle einzelner Funktionselemente

(10) Kontrolle der dargestellten Kurve

Mit Hilfe eines einfachen, tragbaren EKG-Simulators soll die Aufzeichnungsqualität des Gesamtsystems kontrolliert werden. Hierbei wird die Kurvenform des Simulators bei normaler und maximaler Schreibbreite aufgezeichnet und beurteilt.

Sichtbare Abweichungen vom gewohnten Bild lassen auf einen Fehler im Übertragungs- bzw. Aufzeichnungssystem schließen.

Der Funktionsgenerator sollte möglichst genau festgelegte Daten haben, damit er für Kalibrierzwecke geeignet ist, z. B.:

- feste Frequenzen: 60, 80 und 120 Schläge/min
- Ausgangsamplitude: 1, 1,5 und 2 mV

(11) Kontrolle der Nullinienverschiebung

Durch manuelle Verschiebung des Schreibzeigers mit dem Positionsregler ist bei kurzgeschlossenem Eingang zu kontrollieren, ob die Nullinienverschiebung tatsächlich über den gesamten vorgeschriebenen Bereich durchgeführt werden kann.

Zusätzlich sollte geprüft werden, ob die Nullinie nach Auslösung des internen Kalibriersignals (1 mV-Rechtecksignal) nach einer der Zeitkonstanten des Gerätes entsprechenden Zeit wieder korrekt geschrieben wird.

(12) Kontrolle des Papiertransportes auf Einhaltung der Geschwindigkeit

Da bei der EKG-Auswertung aus der Aufzeichnung auch die Herzfrequenz abgeleitet wird, die durch eine Abweichung der Papiergeschwindigkeit vom Sollwert in ihrer Größe beeinflußt wird, sind die Vorschubgeschwindigkeiten durch geeignete Maßnahmen zu kontrollieren. Dies kann ebenfalls mit einem EKG-Simulator bei einer festfrequenten Einstellung geschehen. Dazu sind die Abstände zwischen den aufgezeichneten R-Zacken auf dem Registrierpapier auszumessen. Bei einer Papiergeschwindigkeit von 50 mm/s kann als Referenzsignal auch die 50Hz-Wechselstromeinstreuung dienen. Für alle Papiergeschwindigkeiten ist eine Abweichung von maximal ±5 % zulässig.

(13) Kontrolle der Eingangsempfindlichkeit

Mit einem EKG-Simulator und genau festgelegter Amplitude können die Eingangsempfindlichkeit und die aus ihr resultierende Verstärkung nachgeprüft werden. Ist ein solcher Simulator nicht verfügbar, kann mit folgender einfachen Prüfschaltung Abhilfe geschaffen werden (Abb. 6.1).

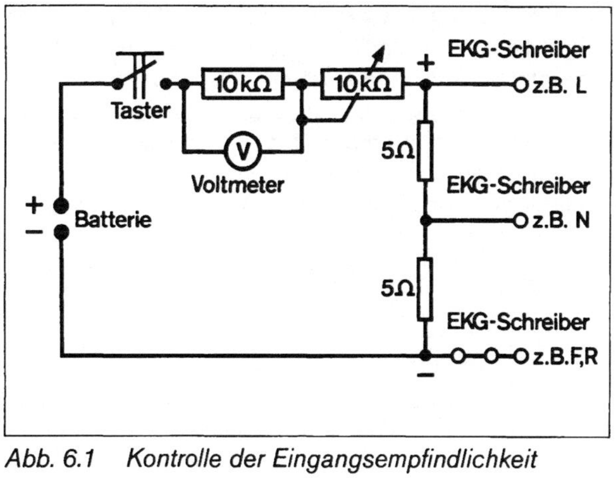

Abb. 6.1 Kontrolle der Eingangsempfindlichkeit

Diese Schaltung wird bei gedrücktem Taster mit Hilfe des 10kΩ-Potentiometers abgeglichen. Bei einer Spannung von 1 V am 10kΩ-Widerstand fließt ein Strom von 0,1 mA, der am 10Ω-Widerstand (2 x 5 Ω) einen Spannungsabfall von 1 mV ergibt.

Die Eingangsempfindlichkeit des EKG-Gerätes darf um nicht mehr als 0,5 mm/mV abweichen. Dasselbe gilt für die Genauigkeit des Kalibriersignals.

Durch Ausmessen der Höhen der aufgezeichneten Funktions-bzw. Kalibrierimpulse in jedem Kanal und Vergleich mit den anderen Kanälen lassen sich für jede Empfindlichkeit absolute (vom Sollwert) und relative (Differenz von Kanal zu Kanal) Abweichungen ermitteln.

(14) Kontrolle des Ableitungswählers
Ob die aufgezeichneten Ableitungen den Stellungen des Ableitungwählers entsprechen, kann ebenfalls mit dem Funktionssimulator oder der Prüfschaltung Abbildung 6.1 festgestellt werden. Dabei werden die der Ableitung entsprechenden Elektrodenleitungen mit dem positiven Simulatorausgang bzw. Ausgang der Testschaltung verbunden und die restlichen zusammengeschalteten Elektrodenleitungen am Nullpotential angeschlossen.

Auf dem Registrierstreifen kann die richtige Zuordnung (Elektrodenleitung, Stellung des Ableitungswählers, Registrierkanal) sowie die richtige Polarität des aufgezeichneten Funktionssignals festgestellt werden. Diese Prüfung ist besonders bei Drehschaltern wesentlich, wenn sich die Stellung des Drehknopfes leicht verdrehen kann. Aber auch nach einem Eingriff, beispielsweise einer Reparatur, erweist sich ein derartiger Test als notwendig.

(15) Kontrolle der Segmente bei Digitalanzeigen
Ausgefallene Segmente bei Digitalanzeigen können zu falschen Ablesungen führen (z. B. Herzfrequenzanzeige). Bei den im allgemeinen üblichen 7-Segmentanzeigen kann die Anzeige durch Eingeben von Achten gemäß der Stellenzahl überprüft werden.

(16) Kontrolle der Akkus oder Batterien
Elektrokardiographen, die zum kurzzeitigen oder dauerhaften netzunabhängigen Betrieb vorgesehen sind, verfügen über Batterien oder Akkumulatoren. Diese sollten durch netzunabhängigen Betrieb des Gerätes über einige Minuten bei gleichzeitiger Beobachtung von Kontrolleuchten oder Ladezustandsanzeigen hinsichtlich einer Veränderung des Ladezustandes oder der Betriebsbereitschaft überprüft werden. Tritt dabei eine deutliche Reduzierung der Ladeanzeige auf, so kann auf eine verminderte Leistungsfähigkeit des Akkus geschlossen werden.

6.3 Sicherheitsinspektion

Elektromedizinische Geräte sollten je nach Betriebsintensität regelmäßig - beispielsweise alle zwei bis fünf Jahre - auf die Einhaltung der Sicherheitsvorschriften gemäß VDE 0750 überprüft werden, sofern dies nicht in Zusammenhang mit anderen Inspektionen erfolgt, kann aber auch als deren Ergänzung dienen. Die durchzuführenden Prüfungen sind in der nachstehenden Tabelle aufgelistet, die verschiedene Ausführungen hinsichtlich der Schutz- und Sicherheitsklasse berücksichtigt. Die aufgeführten Prüfungen sollten mit entsprechenden Sicherheitsprüfgeräten gemäß Kapitel 6.5 durchgeführt werden.

(17) Messung des Isolationswiderstandes zwischen den Versorgungsleitungen und dem Anwendungsteil (Anwendungsteil mit dem Schutzleiter verbunden)
Bei Geräten der Schutzklasse I wird bei dieser Messung der Isolationswiderstand zwischen den zusammengeschalteten Versorgungsleitungen und dem Schutzleiteranschluß des zu prüfenden Gerätes gemessen.

Entsprechend der Abbildung 6.2 sollte diese Messung mit einer Gleichspannung von 500 V durchgeführt werden: Zur Sicherheit ist ein Widerstand von 5 MΩ vorzuschalten, der den möglichen Stromfluß auf 0,1 mA begrenzt. Bei dieser Messung ist der Anwendungsteil mit dem Schutzleiteranschluß zu verbinden.

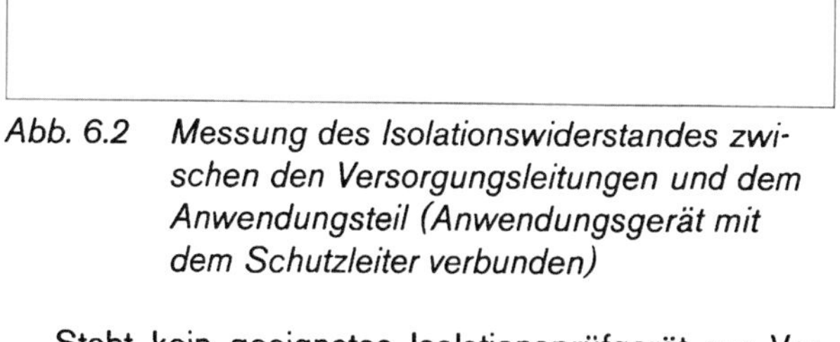

Abb. 6.2 Messung des Isolationswiderstandes zwischen den Versorgungsleitungen und dem Anwendungsteil (Anwendungsgerät mit dem Schutzleiter verbunden)

Steht kein geeignetes Isolationsprüfgerät zur Verfügung, kann aus dem Spannungsabfall am Vorwiderstand der Isolationswiderstand gemäß folgender Formel errechnet werden:

$$R_{isol} = \frac{U}{I} - 1[M\Omega].$$

Grenzwert für alle Gerätetypen ist 2 MΩ.

Sicherheitsprüfprogramm

Test	Schutzklasse I Gerät mit Schutzleiter-anschluß			Schutzklasse II Gerät mit doppelter Isolierung			Text
	B	BF	CF	B	BF	CF	
Isolationswiderstand (Versorgung/Schutzleiter u. Anwendungsteil)	●	●	●				(17)
Isolationswiderstand (Anwendungsteil/ Schutzleiter)		●	●				(18)
Isolationswiderstand (Versorgung/Anwendungsteil)				●	●	●	(19)
Schutzleiterwiderstand	●	●	●				(20)
Erdableitstrom	●	●	●				(21)
Erdableitstrom (offener Versorgungskreis)	●	●	●				(21)
Gehäuseableitstrom	●	●	●	●	●	●	(22)
Gehäuseableitstrom (offener Schutzleiter-anschluß)	●	●	●				(22)
Gehäuseableitstrom (offener Versorgungskreis)	●	●	●	●	●	●	(22)
Patientenableitstrom	●	●	●	●	●	●	(23)
Patientenableitstrom (unterbrochener Schutzleiteranschluß)	●	●	●				(23)
Patientenableitstrom (offener Versorgungskreis)	●	●	●	●	●	●	(23)
Patientenhilfsstrom	●	●	●	●	●	●	(24)
Patientenhilfsstrom (Schutzleiter unterbrochen)	●	●	●				(24)
Patientenhilfsstrom (offener Versorgungskreis)	●	●	●	●	●	●	(24)
Patientenableitstrom (Versorgungsspannung an den Anwendungsteilen parallel)		●	●		●	●	(25)
Patientenableitstrom (Versorgungsspannung am Anwendungsteil parallel, Phase vertauscht)		●	●		●	●	(25)

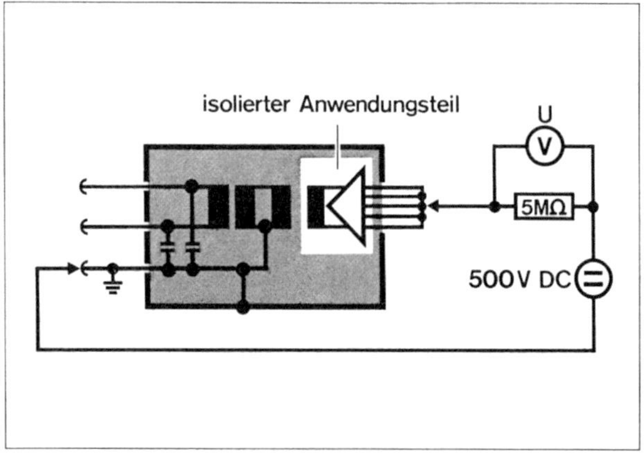

Abb. 6.3 Messung des Isolationswiderstandes zwischen Schutzleiter und Anwendungsteil

(18) Messung des Isolationswiderstandes zwischen Schutzleiter und Anwendungsteil
Bei dieser Messung, die nur bei Geräten der Schutzklasse I mit isoliertem Anwendungsteil (F-Typ) durchgeführt werden darf, wird der Isolationswiderstand zwischen dem Anwendungsteil und dem Schutzleiteranschluß gemessen (Abb. 6.3). Dabei wird entsprechend der vorherigen Prüfung vorgegangen. Grenzwert ist 2 MΩ.

(19) Messung des Isolationswiderstandes zwischen Versorgungsleitungen und Anwendungsteil
Für Geräte der Schutzklasse II wird der Isolationswiderstand zwischen dem Anwendungsteil und den zusammengeschalteten Versorgungsleitungen gemessen (Abb. 6.4). Hierbei wird entsprechend den vorherigen Prüfungen vorgegangen:

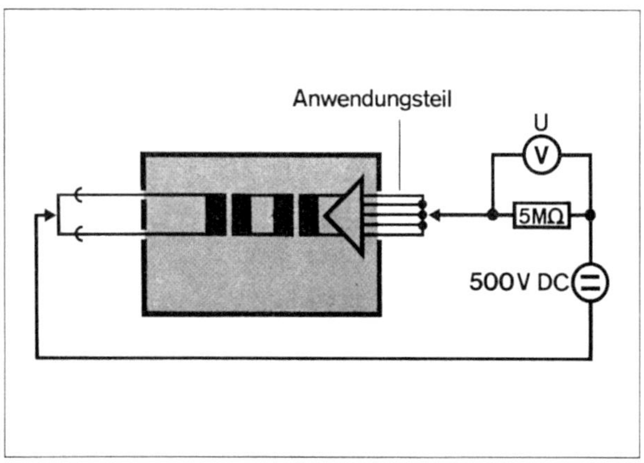

Abb. 6.4 Messung des Isolationswiderstandes zwischen Versorgungsleitungen und Anwendungsteil

- Grenzwert Typ B, BF: 7 MΩ
- Grenzwert Typ CF: 70 MΩ

(20) Messung des Schutzleiterwiderstandes
Bei dieser Prüfung wird der Widerstand zwischen Schutzleiteranschluß und Erdungsklemme des zu prüfenden Gerätes sowie aller berührbaren leitfähigen Teile des Gerätes, die mit dem Schutzleiter verbunden sein müssen, gemessen (Abb. 6.5). Der Prüfstrom sollte zwischen 10 und 25 A liegen. Als Maximalwert ist ein Schutzleiterwiderstand von 0,2 Ω zulässig.

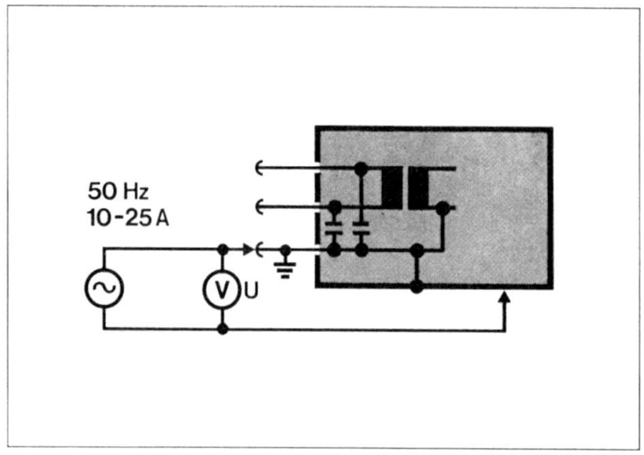

Abb. 6.5 Messung des Schutzleiterwiderstandes

Der Widerstand ergibt sich aus dem Verhältnis von Spannung und Strom:

$$R = \frac{U}{I}.$$

(21) Messung der Erdableitströme
Hier wird der Erdableitstrom unter Normalbedingungen (NC) und nach einem ersten Fehler (SFC), der durch je einen unterbrochenen Versorgungsleiter simuliert wird, gemessen (Abb. 6.6). Bei Geräten mit isoliertem Anwendungsteil (F-Typ) ist dieser zu erden. Der Ableitstrom darf unter Normalbedingungen 500 und bei dem ersten Fehler 1000 µA nicht überschreiten.

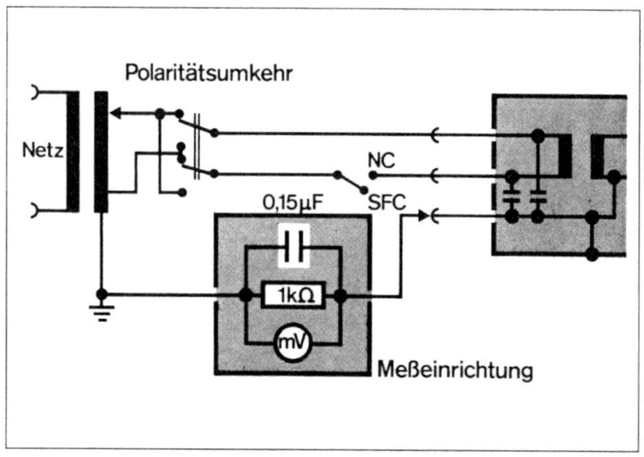

Abb. 6.6 Messung der Erdableitströme

(22) Messung der Gehäuseableitströme
Die Messungen gemäß Abbildung 6.7 ermitteln die Ableitströme über die berührbaren metallischen Gehäuseteile des zu prüfenden Gerätes gegenüber der Schutzerde unter Normalbedingungen (NC) und bei zwei simulierten ersten Fehlern (SFC): ein offener Schutzleiteran-

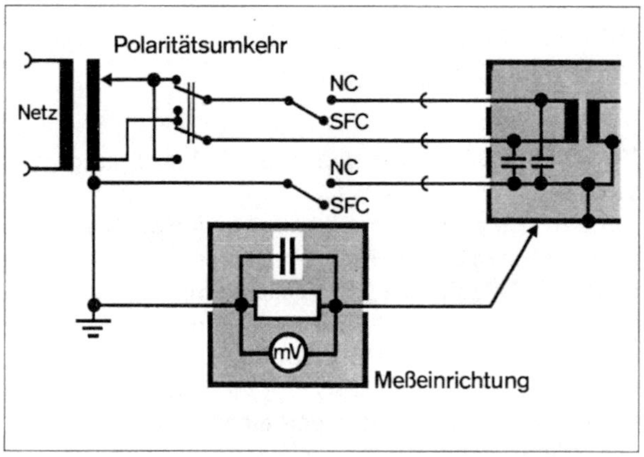

Abb. 6.7 Messung der Gehäuseableitströme

schluß und eine offene Versorgungsleitung. Bei Geräten mit isoliertem Anwendungsteil (F-Typ) ist dieser zu erden. Der maximale Ableitstrom darf folgende Werte nicht übersteigen:

- Typ B, BF: 100 µA (NC)
- Typ CF: 10 µA (NC)[15]
- alle Typen: 500 µA (SFC)

(23) Messung der Patientenableitströme

Bei dieser Messung werden die Patientenableitströme zwischen den zusammengeschalteten Patientenanschlußleitungen und der Schutzerde ermittelt (Abb. 6.8). Auch diese Messung wird unter Normalbedingungen und bei unterbrochenem Schutzleiter bzw. unterbrochener Versorgungsleitung durchgeführt. Die maximalen Ableitströme sind wie folgt festgelegt:

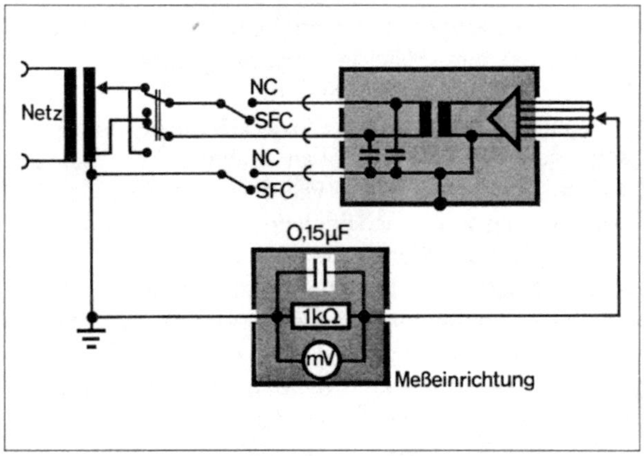

Abb. 6.8 Messung der Patientenableitströme

- Typ B, BF: 100 µA (NC)
- Typ B, BF: 500 µA (SFC)
- Typ CF: 10 µA (NC)
- Typ CF: 50 µA (SFC)

(24) Messung der Patientenhilfsströme

Zwischen jeweils einer Patientenleitung und den übrigen, zusammengeschalteten Patientenleitungen wird der Strom gemessen (Abb. 6.9). Diese Messung wird unter Normalbedingungen und bei wechselweise unterbrochenem Schutzleiter und Versorgungsleitern durchgeführt.

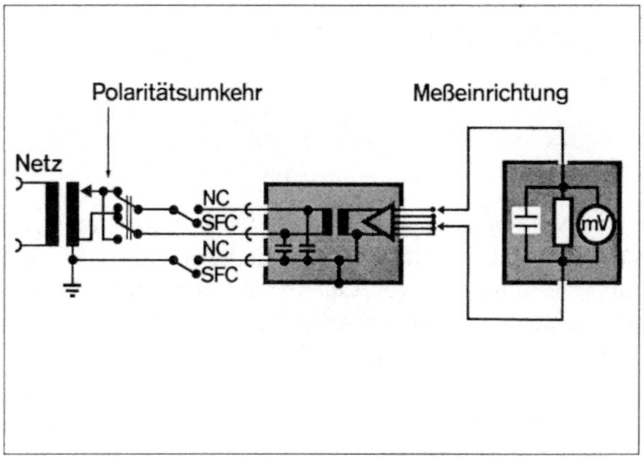

Abb. 6.9 Messung der Patientenhilfsströme

Der Patientenhilfsstrom darf folgende Werte nicht überschreiten:

- alle Typen: 10 µA (NC)
- Typ B, BF: 500 µA (SFC)
- Typ CF: 50 µA (SFC)

(25) Messung der Patientenableitströme bei Versorgungsspannung am Anwendungsteil (SFC)

Bei dieser Prüfung, die nur bei Geräten mit isoliertem Anwendungsteil durchgeführt werden darf, wird der Strom gemessen, der fließt, wenn die Versorgungsspannung am Anwendungsteil angelegt wird (Abb. 6.10). Hierbei ist die Phasenlage der anliegenden Versorgungsspannung einmal zu vertauschen. Aus Sicherheitsgründen sollte die Netzspannung nicht ohne einen Schutzwiderstand von etwa 47 kΩ angelegt werden. Die maximalen Ableitströme betragen:

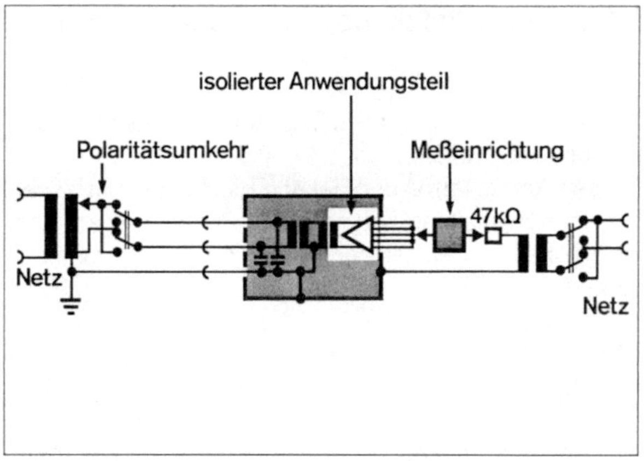

Abb. 6.10 Messung der Patientenableitströme bei Versorgungsspannung am Anwendungsteil

- Typ BF: 5000 µA
- Typ CF: 50 µA

15 nach dem Entwurf zur DIN IEC 62 D (CO) 17: 100µA (NC)

6.4 Hauptinspektion

Die Hauptinspektion umfaßt eine Überprüfung der Funktions-, Betriebsbereitschaft und Sicherheit, enthält also auch die innerhalb von Einsatz-, Betriebs- und Sicherheitsinspektionen aufgeführten Kontrollmaßnahmen. Die weiteren, darüber hinausgehenden Untersuchungen erfordern entsprechende Hilfsmittel: EKG-Simulator und weitere Meßgeräte.

Es kann nicht vorausgesetzt werden, daß jeder Servicetechniker über diese Hilfsmittel verfügt. Deshalb wird davon ausgegangen, daß die Hauptinspektion - von Ausnahmen abgesehen - durch den technischen Service der Herstellerfirma oder einen externen Kundendienst durchgeführt wird. In diesem Fall sollten alle veranlaßten Tests und Untersuchungen übersichtlich mit Hilfe einer Checkliste, die auch die Punkte der Kapitel 6.1 bis 6.3 enthält, dokumentiert werden.

Feste Zyklen müssen unseres Erachtens für die Hauptinspektion nicht vorgesehen werden; die Durchführung kann auf den Bedarfsfall beschränkt bleiben, d. h. bei Neueinsatz beziehungsweise Neuauslieferung und nach Reparatur, oder wenn Einsatz-, Betriebs- oder Sicherheitsinspektionen berechtigten Anlaß zum Ansetzen einer Hauptinspektion geben.

6.4.1 Grundsätzliche Kontrolleistungen

(26) Überprüfung des Gerätes aufgrund der Richtlinien des Herstellers
Von den Herstellern in den Service-Richtlinien oder in der Bedienungsanleitung vorgegebene Prüfleistungen sind auf alle Fälle innerhalb der Hauptinspektion vorzunehmen.

(27) Überprüfung nach Reparatur
Bei Auslieferung eines vom Herstellerservice oder einer Vertragsfirma reparierten Gerätes sollte die Ausführung der Reparatur anhand der Rechnung überprüft werden, sofern das Gerät von der mit der Reparatur beauftragten Firma selbst ausgeliefert wird.

(28) Vollständigkeitsprüfung nach Neulieferung
Bei der Übergabe eines Neugerätes nach Kauf sind vom Servicetechniker alles Zubehör sowie die Geräteunterlagen (z. B. Bedienungsanleitung, Garantieurkunde, Servicemanual) auf ihre Vollständigkeit hin zu überprüfen. Dies gilt ebenfalls für die Rücklieferung nach einer Reparatur, falls das Zubehör und die Geräteunterlagen mit dem Gerät zusammen für die Reparatur überstellt wurden.

6.4.2 Kontrolle bestimmter Gerätefunktionen

(29) Überprüfung des gesamten Aufzeichnungssystems
Bei der Überprüfung des gesamten Aufzeichnungssystems in bezug auf den Frequenzgang sowie der Netzfrequenz- und Muskelfilter auf Funktion und Einhaltung der Nennfrequenzen soll der Amplitudenfrequenzgang des Aufzeichnungssystems mit und ohne eingeschalteten Filtern gemessen werden. Diese Prüfung läßt sich mit Hilfe eines Funktionsgenerators und einem Spannungsteiler durchführen (Abb. 6.11).

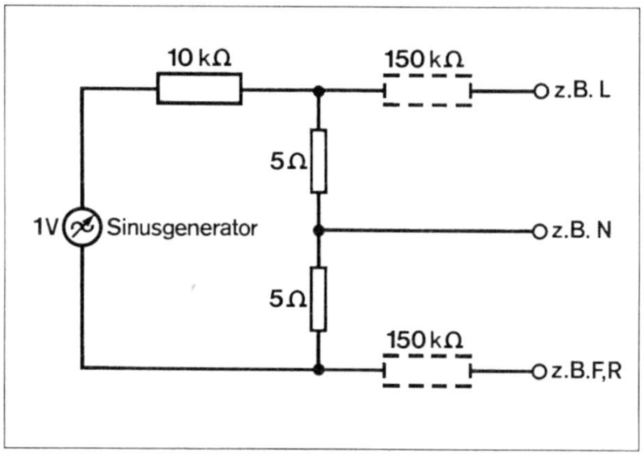

Abb. 6.11 Prüfschaltung zur Kontrolle des gesamten Aufzeichnungssystems

Die 1V-Ausgangsspannung (Spitzenwert, Einstellung bei 10 Hz) wird mit Hilfe des Spannungsteilers auf 1 mV abgeschwächt. Durch Veränderung der Frequenz des Sinusgenerators von 0,01 bis 200 Hz kann der Frequenzgang des Aufzeichnungskanals sowohl ohne Filter als auch mit eingeschalteten Filtern gemessen werden. Diese Prüfung sollte auch nach Erhöhung der Generatorspannung bis zum Erreichen der maximalen Schreibbreite des Schreibsystems durchgeführt werden. Durch Vorschalten hochohmiger Widerstände von etwa 150 kΩ kann aus der Verringerung der Amplitude des aufgezeichneten Signals auf den Eingangswiderstand des EKG-Gerätes geschlossen werden.

Kann das Funktionssignal mit sehr genauer Frequenz eingestellt werden (quarzstabiler Generator, Überprüfung durch Zähler usw.), ist eine Überprüfung der Papier-Vorschubgeschwindigkeit des EKG-Gerätes möglich. Hierbei bietet sich ein Rechtecksignal von 1 Hz besonders an.

(30) Überprüfung des Kalibriersignals auf Einhaltung des Soll-Wertes
Das geräteinterne Kalibriersignal (1 mV-Rechtecksignal) ist mit einer von außen an den Elektrokardiographen anzuschließenden Testeinrichtung zu überprüfen. Dazu ist eine geeignete Apparatur, etwa die Prüfschaltung Abbildung 6.1 (Kap. 6.2.2) zu verwenden.

(31) Überprüfung des Defibrillationsschutzes
Zur Überprüfung des Defibrillationsschutzes kann ein Defibrillator oder eine Prüfschaltung, wie sie in VDE 750 Teil 203 angegeben ist, Verwendung finden, die zur Kontrolle von Monitoreingängen bei Defibrillatoren vorgeschrieben ist (Abb. 6.12). Als defibrillationssicher bezeichnete Geräte sollten diese Forderung auf alle Fälle erfüllen. Bei der Durchführung des Tests ist zu bedenken, daß in der Praxis immer nur ein Teil der Spannung des Defibrillationsimpulses an den Elektrodenleitungen des EKG-Gerätes liegt. In der Regel sind dies Spannungen bis 1 kV. Wenn nicht anders angegeben, sollte deshalb ein Defibrillationsimpuls niemals direkt zwischen den Elektrodenleitungen abgegeben werden; deshalb ist die Verwendung eines Spannungsteilers notwendig.

Die Prüfschaltung Abbildung 6.12 enthält mit einem 2kV-Spannungsimpuls einen Sicherheitszuschlag. Die

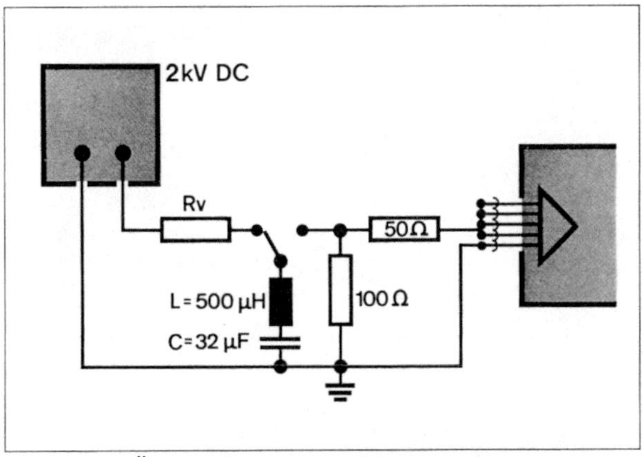

Abb. 6.12 Überprüfung des Defibrillationsschutzes

Dimensionierung der Induktivität hat einen steileren Anstieg des Impulses als üblich zur Folge; damit wird eine erhöhte Beanspruchung der Isolation sichergestellt.

(32) Überprüfung der Schrittmacherimpulsunterdrückung bzw. -verarbeitung
Die Reaktion des EKG-Gerätes auf Herzschrittmacherimpulse kann mit Hilfe der in Abbildung 6.13 dargestellten Prüfschaltung festgestellt werden. Hierbei werden vom Impulsgenerator Rechteckimpulse zwischen 0,1 und 2,5 ms Länge mit einer Amplitude von 5 V geliefert. Die Amplitude für das EKG-Gerät kann zwischen 500 und 50 mV eingestellt werden. Je nach Meßort (Extremitäten oder Brustwand) liegt die Spannung der Schrittmacherimpulse auf der Hautoberfläche in etwa bei diesen Werten.

Grundsätzlich ist es wünschenswert, daß vorhandene Schrittmacherimpulse im diagnostisch auswertbaren EKG erkennbar sind. Eine Amplitudenbegrenzung sowie eine zeitliche Verlängerung des Impulses, der in der Regel nur maximal 2 ms lang ist - das entspricht bei Schreibgeschwindigkeit von 50 mm/s einer Aufzeichnungslänge von maximal 0,1 mm -, sind für die Aufzeichnung sicherlich hilfreich.

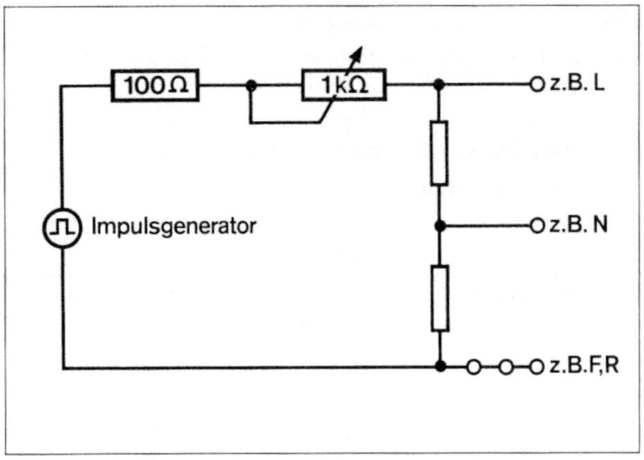

Abb. 6.13 Überprüfung der Schrittmacherimpulsunterdrückung und -verarbeitung

(33) Überprüfung der Signalausgänge
Analog zu den Punkten (14) und (29) wird die Überprüfung der Signalausgänge durchgeführt. Zuordnung der Kanäle, Polarität der Signale sowie der Frequenzgang sollen hierbei kontrolliert werden. Dazu wird ein Kathodenstrahloszilloskop, möglichst mit Speichereinrichtung, an die entsprechenden Signalausgänge angeschlossen.

6.5 Prüf- und Meßgeräte

Sicherheitsprüfgeräte
Eine Kontrolle der Ableitströme, der Isolationswiderstände und des Schutzleiterwiderstandes entsprechend IEC 601/VDE 0750 kann mit Hilfe spezieller Sicherheitsprüfgeräte durchgeführt werden. Diese Geräte kosten je nach Ausführung zwischen ca. 3000,- und 7000,- DM, wobei nur das teuerste Gerät das gesamte Spektrum der Sicherheitsprüfungen ermöglicht. Da es sich bei diesen Sicherheitsprüfgeräten um universell einsetzbare Prüfgeräte handelt, die zur Überprüfung der Sicherheitsparameter auch anderer medizintechnischer Geräte eingesetzt werden können, sollte diese Investition auf alle Fälle getätigt werden.

Weitere Prüf- und Meßgeräte
Zur Kontrolle der Funktion von EKG-Geräten sind folgende Geräte zusätzlich notwendig:

Zusatzgeräte zur Funktionskontrolle von Elektrokardiographen

Gerät	Ausführung	Parameter
EKG-Simulator	Kompaktgeräte zum Prüfen vor Ort; Einstellungen für feste Frequenzen und Amplituden	Aufzeichnungsqualität Papiergeschwindigkeit Eingangsempfindlichkeit Ableitungswähler
Funktions-(Sinus-) generator und Spannungsteiler	Einzelimpulsschaltung	wie oben Frequenzgang des Gesamtsystems Frequenzgang der Filter
Oszilloskop	möglichst zwei Kanäle, Speichereinrichtung	Signalausgänge

Für exakte Messungen von Spannungen, Strömen und Widerständen muß zusätzlich ein gutes Vielfachmeßinstrument vorhanden sein.

Inspektionskonzept

Einsatzinspektion

Die Einsatzinspektion ist vor jedem Einsatz oder einmal pro Tag durch den Anwender am Einsatzort durchzuführen:

- (01) Kontrolle von Elektroden, Kabeln und Steckverbindungen auf Beschädigung, Korrosion und Verschmutzung □
- (02) Gerät und Zubehör reinigen □
- (03) Selbsttestprogramm auslösen □
- (04) Kontrolle und ggf. Einstellung der Schreiberposition □
- (05) Ladezustandskontrolle □
- (06) Sichtkontrolle der dargestellten Kurve □
- (07) Überprüfung der Qualität des dargestellten Signals □

Sicherheitsinspektion

Eine Sicherheitsinspektion sollte bedarfsweise alle zwei bis fünf Jahre oder in Zusammenhang mit einer fälligen sonstigen Inspektion vom hauseigenen Servicetechniker vorgenommen werden:

- (17) Messung des Isolationswiderstandes zwischen den Versorgungsleitern und dem Anwendungsteil (Anwendungsgerät mit dem Schutzleiter verbunden) □
- (18) Messung des Isolationswiderstandes zwischen Schutzleiter und Anwendungsteil □
- (19) Messung des Isolationswiderstandes zwischen Versorgung und Anwendungsteil □
- (20) Messung des Schutzleiterwiderstandes □
- (21) Messung der Erdableitströme □
- (22) Messung der Gehäuseableitströme □
- (23) Messung der Patientenableitströme □
- (24) Messung der Patientenhilfsströme □
- (25) Messung der Patientenableitströme bei Versorgungsspannung am Anwendungsteil (SFC) □

Betriebsinspektion

Es sollte mindestens eine Betriebsinspektion pro Jahr bzw. in Zusammenhang mit einer Reparatur durch den hauseigenen Servicetechniker durchgeführt werden, wobei die Inspektionsschritte (01) bis (07) einbezogen werden sollten:

- (08) Sichtkontrolle der Aufschriften auf Lesbarkeit und Vollständigkeit □
- (09) Kontrolle aller Bedienungselemente, Funktions- und Kontrollampen □
- (10) Kontrolle der dargestellten Kurve □
- (11) Kontrolle der Nullinienverschiebung □
- (12) Kontrolle des Papiertransportes auf Einhaltung der Geschwindigkeit □
- (13) Kontrolle der Eingangsempfindlichkeit □
- (14) Kontrolle des Ableitungswählers □
- (15) Kontrolle der Segmente bei Digitalanzeigen □
- (16) Kontrolle der Akkus oder Batterien □

Hauptinspektion

Im Bedarfsfall ist eine Hauptinspektion im Servicelabor durch den hauseigenen Techniker oder Firmenservice durchzuführen; die Hauptinspektion schließt die Inspektionsschritte (01) bis (25) ein:

- (26) Überprüfung des Gerätes aufgrund der Richtlinien des Herstellers □
- (27) Überprüfung nach Reparatur □
- (28) Vollständigkeitsüberprüfung nach Neulieferung □
- (29) Überprüfung des gesamten Aufzeichnungssystems □
- (30) Überprüfung des Kalibriersignals auf Einhaltung des Sollwertes □
- (31) Überprüfung des Defibrillationsschutzes □
- (32) Überprüfung der Schrittmacherimpulsunterdrückung bzw. -verarbeitung □
- (33) Überprüfung der Signalausgänge □

Größen und Einheiten in Technik und Medizin

Seit 1978 sind für den geschäftlichen und amtlichen Verkehr einige physikalische Einheiten nicht mehr zugelassen, die unter anderem auch in der Medizintechnik Verwendung fanden. Dafür wurde das sogenannte Internationale Einheitensystem (SI) eingeführt, auf das alle anderen physikalischen Einheiten zurückgeführt werden können.

Tabelle 1 zeigt die im internationalen Einheitensystem benannten Basisgrößen:

Basisgrößen nach DIN 1301 (Tab. 1)

Basisgröße	Basiseinheit	Zeichen
Länge	Meter	m
Masse	Kilogramm	kg
Zeit	Sekunde	s
elektrische Stromstärke	Ampere	A
Temperatur (thermodynamisch)	Kelvin	K
Lichtstärke	Candela	cd
Stoffmenge	Mol	mol

Jede Grundeinheit und jede angeleitete Größe kann als dezimales Vielfaches, sowie als Teil angegeben werden. Zur Bezeichnung von dezimalen Vielfachen und Teilen der Einheiten werden Vorsätze verwendet, die bei den Kurzzeichen entsprechend abgekürzt sind (Tab. 2):

Tabelle 3 gibt einen systematischen Überblick zur Umrechnung verschiedener Energieeinheiten der Elektrokardiographie.

Vorsätze und Vorzeichen (Tab. 2)

dezimales Vielfaches:

Vorsatz	Vorzeichen	Potenz
Tera	T	10^{12}
Giga	G	10^{9}
Mega	M	10^{6}
Kilo	k	10^{3}
Hekto	h	10^{2}
Deka	da	10^{1}

dezimales Teil:

Vorsatz	Vorzeichen	Potenz
Dezi	d	10^{-1}
Zenti	c	10^{-2}
Milli	m	10^{-3}
Mikro	μ	10^{-6}
Nano	n	10^{-9}
Piko	p	10^{-12}
Femto	f	10^{-15}
Atto	a	10^{-18}

Die Tabelle auf folgender Seite stellt die aus den Basiseinheiten abgeleiteten Größen in tabellarischer Übersicht dar, wobei die SI-Einheiten um weitere nützliche Angaben der Elektrokardiographie ergänzt wurden.

Umrechnungstabelle verschiedener Energieeinheiten (Tab. 3)

	kWh	eV	kpm*	cal*	erg*	m_ec^2* **	Joule
1 kWh	1	$2{,}25 \times 10^{25}$	$3{,}67 \times 10^{5}$	$8{,}60 \times 10^{13}$	$3{,}60 \times 10^{13}$	$4{,}40 \times 10^{19}$	$3{,}60 \times 10^{6}$
1 eV	$4{,}45 \times 10^{-26}$	1	$1{,}63 \times 10^{-20}$	$3{,}83 \times 10^{-20}$	$1{,}60 \times 10^{-12}$	$1{,}96 \times 10^{-6}$	$1{,}60 \times 10^{-19}$
1 kpm*	$2{,}73 \times 10^{-6}$	$6{,}12 \times 10^{19}$	1	2,34	$9{,}81 \times 10^{7}$	$1{,}20 \times 10^{14}$	9,81
1 cal*	$1{,}16 \times 10^{-6}$	$2{,}61 \times 10^{19}$	$4{,}27 \times 10^{-1}$	1	$4{,}19 \times 10^{7}$	$5{,}11 \times 10^{13}$	4,19
1 erg*	$2{,}78 \times 10^{-14}$	$6{,}24 \times 10^{11}$	$1{,}02 \times 10^{-8}$	$2{,}39 \times 10^{-8}$	1	$1{,}22 \times 10^{6}$	$1{,}00 \times 10^{-7}$
1 m_ec^2* **	$2{,}27 \times 10^{-20}$	$5{,}11 \times 10^{5}$	$8{,}35 \times 10^{-15}$	$1{,}96 \times 10^{-14}$	$4{,}18 \times 10^{-7}$	1	$8{,}18 \times 10^{-14}$
1 joule	$2{,}78 \times 10^{-7}$	$0{,}62 \times 10^{19}$	0,10	$2{,}39 \times 10^{-1}$	$1{,}00 \times 10^{7}$	$1{,}22 \times 10^{13}$	1

* keine gesetzliche Einheit

** m_ec^2 = Energieäquivalent der Elektronenruhemasse m_e

Wichtige SI-Einheiten für die Elektrokardiographie

Größe	Formel-Zeichen	Einheit: Name	Einheit: Zeichen	Beziehung
Kraft	F	Newton	N	$N = kg\ m/s^2$
Impuls	$F \cdot t$, p	Newtonsekunde	Ns	$Ns = kg\ m/s$
Druck	p	Newton durch Quadratmeter; Pascal	N/m^2; Pa	$Pa = N/m^2$ $bar = 10^5\ Pa$
mechanische Spannung	σ	Newton durch Quadratmeter; Pascal	N/m^2; Pa	$Pa = N/m^2$
Energie, Arbeit, Wärmemenge	E, W	Joule	J	$J = Nm = Ws$ $kWh = 3{,}6\ MJ$ $Ws = kg\ m^2/s^2$ $eV = 1{,}60219 \cdot 10^{-19}\ J$
Moment einer Kraft, Drehmoment, Biegemoment	M	Newtonmeter Joule	Nm, J	$Nm = J = Ws$
Drehimpuls	$M \cdot t$, L	Newtonsekundemeter	Nsm	$Nsm = kg\ m^2/s$
elektr. Spannung	U	Volt	V	$V = \frac{W}{A} = \frac{J}{A \cdot s} = \frac{N \cdot m}{A \cdot s} = \frac{kg \cdot m^2}{A \cdot s^3}$
elektr. Stromstärke	I	Ampere	A	$A = \frac{J}{V \cdot s} = \frac{N \cdot m}{V \cdot s} = \frac{kg \cdot m^2}{V \cdot s^3}$
elektr. Widerstand	R	Ohm	Ω	$\Omega = \frac{V}{A}$
spezif. Widerstand	ρ	Ohmmeter	Ωm	$\Omega m = 10^2 \Omega \cdot cm = 10^6 \cdot \frac{\Omega mm^2}{m}$
elektr. Stromdichte	s	Ampere pro m^2	A/m^2	$\frac{A}{m^2} = 10^{-4} \cdot \frac{A}{cm^2} = \frac{N}{m \cdot V \cdot s} = \frac{kg}{V \cdot s^3}$
elektr. Leistung	P	Watt	W	$W = A \cdot V = \frac{J}{s} = \frac{Nm}{s}$
Elektrizitätsmenge (Ladung)	Q	Coulomb	C	$C = A \cdot s$
elektr. Kapazität	C	Farad	F	$F = \frac{C}{V} = \frac{A \cdot s}{V} = \frac{s}{\Omega} = \frac{Nm}{V^2} = \frac{kg \cdot m^2}{V^2 \cdot s^2}$
elektr. Selbstinduktivität	L	Henry	H	$H = \frac{V \cdot s}{A} = \frac{J}{A^2} = \frac{Nm}{A^2} = \frac{kg \cdot m^2}{A^2 \cdot s^2}$
Frequenz	f	Hertz	Hz	$Hz = \frac{1}{s}$

VDE- und DIN-Vorschriften

VDE-Nr.	DIN-Nr.	Teil	vom	Titel
0106	57 106 IEC 536		05.82	Schutz gegen elektrischen Schlag
		1		Klassifizierung von elektrischen und elektronischen Betriebsmitteln
0107	57 107		11.82	Einrichten und Prüfen von elektrischen Anlagen in medizinisch genutzten Räumen, Änderung 1
0750	57 750		06.77	VDE-Bestimmungen der elektromedizinischen Geräte
		1		Allgemeine Festlegung
		1	04.81	Allgemeine Festlegung, Änderung 3 (Entwurf)
		2	04.80	Besondere Festlegung (Entwurf)
0750			08.70	Bestimmungen der elektromedizinischen Geräte
		2		Besondere Festlegungen
		2a	07.73	Änderung zu 750 Teil 2
		2b	04.74	Änderung zu 750 Teil 2
		2d	.76	Änderung zu 750 Teil 2
0750	IEC 601	1		Sicherheit elektromedizinischer Geräte
			05.82	Allgemeine Festlegungen
	IEC 62D (CO)6		08.79	Elektrokardiographen. Leistungsanforderungen für Einkanal- und Mehrkanal-Elektrokardiographen (Entwurf)
	13 401		01.53	Elektrokardiographen
	13 401		04.71	Elektrokardiographen. Begriffe, Anforderungen, Prüfungen (Entwurf)
0752	IEC		05.79	Grundsätzliche Aspekte der Sicherheitsphilosophie über elektrische Einrichtungen in medizinischer Anwendung (Entwurf)
	31 000		03.79	Allgemeine Leitsätze für das sicherheitsgerechte Gestalten technischer Erzeugnisse
0751	57 751	1	09.82	Instandsetzung, Änderung und Prüfung von elektrischen Geräten in medizinischer Anwendung; Allgemeine Festlegungen (Entwurf)
	31 051		03.82	Instandhaltung. Begriffe und Maßnahmen
0750	IEC 62D (CO)17	210 (VDE)	09.82	Elektromedizinische Geräte: Elektrokardiograph. Besondere Festlegungen für die Sicherheit (Entwurf)
	42 801		04.80	Anschlußbolzen für Potentialausgleichsleitungen
0753	57 753	2	02.80	Anwendungsregeln für elektromedizinische Geräte bei intrakardialen Eingriffen
0750	IEC 62A 8–I	101 (VDE)	10.77	Allgemeine Sicherheitsbestimmungen für elektrische Einrichtungen in medizinischer Anwendung
0750	IEC 62A 8–II	102 (VDE)	07.78	Allgemeine Sicherheitseinrichtungen für elektrische Einrichtungen in medizinischer Anwendung
0750	IEC 62A 8–III	103 (VDE)	09.78	Allgemeine Sicherheitseinrichtungen für elektrische Einrichtungen in medizinischer Anwendung
0750	IEC 62A (CO)11	104 (VDE)	05.79	Allgemeine Sicherheitsbestimmungen für elektrische Einrichtungen in medizinischer Anwendung; Nachträge zu IEC 62A (CO) 8
0024			11.64	Prüfstelle und Prüfzeichen des Vereines Deutscher Elektrotechniker (VDE) e. V.

tkb Ableitungsstellen und ihre Bezeichnungen

Ableitungs-system	Elektroden-bezeichnung	Ableitungsstelle	Codierung
Einthoven/ Goldberger	R	rechter Arm	rot
	L	linker Arm	gelb
	F	linkes Bein	grün
	N	rechtes Bein	schwarz
Wilson	C	versetzbare Brustwand-Elektrode	weiß
	C_1	im IV. Intercostalraum am rechten Sternalrand	weiß/rot
	C_2	im IV. Intercostalraum am linken Sternalrand	weiß/gelb
	C_3	auf der 5. Rippe zwischen C2 und C4	weiß/grün
	C_4	im V. Intercostalraum auf der linken Medioclavicularlinie	weiß/braun
	C_5	in der linken vorderen Axillarlinie auf der Höhe von C4	weiß/schwarz
	C_6	in der linken mittleren Axillarlinie auf der Höhe von C4	weiß/violett
	N	rechtes Bein	schwarz
Frank	I	in der rechten mittleren Axillarlinie*	lichtblau/rot
	E	auf der frontalen Mittellinie*	lichtblau/gelb
	C	zwischen E und A auf 45°-Linie gegen A-I*	lichtblau/grün
	A	in der linken mittleren Axillarlinie*	lichtblau/braun
	M	auf der dorsalen Mittellinie*	lichtblau/schwarz
	H	am Nacken	lichtblau/violett
	F	linkes Bein	grün
	N	rechtes Bein	schwarz
Nehb	R	rechter Sternalansatz der 2. Rippe	rot
	L	Projektionsstelle der Herzspitze auf die linke hintere Axillarlinie	gelb
	F	über der Herzspitze	grün
	N	rechtes Bein	schwarz

* in Höhe der Ventrikel, wenn bekannt, sonst im V. Intercostalraum

Definitionen der Ableitungen

Ableitungssystem	Ableitung	Definition
Einthoven	I	L - R
	II	F - R
	III	F - R
Goldberger	aVR	$R - \frac{L+F}{2}$
	aVL	$L - \frac{F+R}{2}$
	aVF	$F - \frac{L+R}{2}$
Wilson	V_1	$C1 - \frac{L+R+F}{3}$
	V_2	$C2 - \frac{L+R+F}{3}$
	V_3	$C3 - \frac{L+R+F}{3}$
	V_4	$C4 - \frac{L+R+F}{3}$
	V_5	$C5 - \frac{L+R+F}{3}$
	V_6	$C6 - \frac{L+R+F}{3}$
Frank	V_x	0,610 A + 0,171 C − 0,781 I
	V_y	0,655 F + 0,345 M − 1,000 H
	V_z	0,133 A + 0,736 M − 0,264 I − 0,374 E − 0,231 C
Nehb	D	R - L
	A	R - F
	I	L - F

Abkürzungsverzeichnis

AfA	Abschreibung für Abnutzung
AHA	American Heart Association
AV	Atrioventrikular-Knoten
BMFT	Bundesministerium für Forschung und Technologie
BSI	Britisch Standards Institution
CPU	Central Processing Unit (Zentrale Verarbeitungseinheit)
CSA	Canadian Standard Association
DC	Direct current (Gleichstrom)
DIN	Deutsches Institut für Normung e. V.
EKG	Elektrokardiogramm
FTZ	Funktechnische Zulassung der Bundespost
GS	Geprüfte Sicherheit
GSD	Gesellschaft für Systemforschung und Dienstleistungen im Gesundheitswesen mbH
HB	His-Bündel
HF	Hochfrequenz
IEC	International Electrotechnical Comission
KM	Kammer-Myokard
LCD	Liquid Crystal Display (Flüssigkristallanzeige)
LED	Light Emitting Diodes (Leuchtdioden)
NiCd	Nickel-Cadmium
NC	Normal Condition (Normalfall ohne Fehler)
OP	Operationssaal
PKG	Phonokardiogramm
RC	-Glied: elektrotechnische Gruppe aus Widerstand (R) und Kondensator (C)
SFC	Single Fault Condition (Fall eines ersten auftretenden Fehlers)
tkb	Technisches Krankenhausservice- und Beratungsinstitut; Facheinheit der GSD mbH (s. o.)
TS	Tawara-Schenkel
TSZ	Technisches Servicezentrum
TÜV	Technischer Überwachungsverein
VDE	Verband Deutscher Elektrotechniker
VM	Vorhof-Myokard

Literaturverzeichnis

Anders, B.; Becker, F. F. u. a.: Patientenüberwachungssysteme; Anforderungen, Angebot, Wirtschaftlichkeit, Technik; Schriftenreihe Medizintechnik im Krankenhaus Bd. 5; Hrsg.: Motzkus, B. u. a.; Berlin, Köln 1982.

Bause, U.; Forke, K. u. a.: Medizintechnik; Berlin 1978.

Becker, F. F., Kurth, H.-H. u. a.: Defibrillatoren; Anforderungen, Angebot, Wirtschaftlichkeit, Technik; Schriftenreihe Medizintechnik im Krankenhaus Bd. 2; Hrsg.: Motzkus, B. u. a.; Berlin, Köln 1981.

Börger, H. H.: EKG-Informationen; 3. Auflage, Darmstadt 1980.

Bosi, C.; Sargentini, A. D. u. a.: Rapporto sulle prove comparative degli Elettrocardiografi monocanale; Rom 1981.

Boter, J.; Einjnsbergen, B. van u. a.: One-Channel Electrocardiographs; in: MFI-Test 75.77; Hrsg.: Nationaal Ziekenhuisinstituut; Utrecht 1975.

Centre National de l'Equipement Hospitalier (Hrsg.): Evaluation des Electrocardiographes 1 Piste (disponibles sur le marche francais); Paris 1980.

Centre National de l'Equipement Hospitalier (Hrsg.): Evaluation des Electrocardiographes 3 Pistes (disponibles sur le marche francais); Paris 1980.

Dubin, D. B.: Schnellinterpretation des EKG; Ein programmierter Kurs; bearbeitet und ergänzt von Lindner, U. K.; 3. Auflage, Berlin, New York 1981.

ECRI/ McGraw-Hill Information Services for The Health Care Community (Hrsg.): PCS Product Comparison System; Revised Plymouth Meeting 13. Jg., 1983, S. 1-13.

ECRI: Three-Channel Electrocardiographs; in: Health Devices, Plymouth Meeting 6. Jg., 1976, S. 31-48.

ECRI: Three-Channel vs. one: A cost comparison; in: Health Devices, Plymouth Meeting, 6. Jg., 1977, S. 49-54.

ECRI: Three-Channel Electrocardiographs; in: Health Devices, Plymouth Meeting, 7. Jg., 1977, S. 3-15.

Fiedler, H.; Wassenberg, R. u. a.: Handbuch Medizintechnik; 1. bis 3. Ergänzungslieferung; Bd. 1; Hrsg.: ecomed Verlagsgesellschaft mbH; Landsberg/Lech 1984.

Field, D. R; Huelin, A. J. u. a.: Evaluation of ECG Recorders; in: Health Equipment Information Nr. 100; London 1983.

Field, D. R; Huelin, A. J. u. a.: Evaluation of ECG Recorders; in: Health Equipment Information Nr. 107; London 1983.

Field, D. R; Huelin, A. J. u. a.: Evaluation of ECG Recorders; in: Health Equipment Information Nr. 112; London 1983.

Grabs, J.: Diagnostische Geräte; Teil I: Das Elektrokardiogramm; Amtzell o. J..

Grabs, J.: Herz und Kreislauf; Teil I: Grundlagen der Physiologie, Funktion und Ableittechnik, Teil II: Grundlagen der Physiologie des Herzens, der Atmung; Besondere EKG-Ableitungen; Hrsg.: Hellige GmbH; 5. Auflage, Freiburg 1980.

Grabs, J.: Herz- und Kreislauftherapie; Eine Schulungs- und Werbeschrift; Physiologische Grundlagen, Reizbildungs- und Reizleitungsstörungen, Schrittmacher, Defibrillieren, Gerätekurzbeschreibungen, Zubehör, Hinweise für Gerätevorführungen; Hrsg.: Hellige GmbH; 2. Auflage, Freiburg 1982.

Heinecker, R.: EKG in Praxis und Klinik; 11., überarbeitete und erweiterte Auflage, Stuttgart, New York 1980.

Heinrichs, H.-J.: Qualität, Sicherheit und Zuverlässigkeit elektromedizinischer Geräte; in: Medizinelektronik 6; Hrsg.: C.H.F. Müller, Unternehmensbereich der Philips GmbH; Hamburg 1975.

Huelin, A. J., Field, D. R.: Evaluation of ECG Recorders - First Report; in: Health Equipment Information Nr. 91; London 1981.

Irnich, W.: Einführung in die Bioelektronik; Stuttgart 1975.

Keidel, K.; Bartels, H. u. a.: Kurzgefaßtes Lehrbuch der Physiologie; 5. Auflage, Stuttgart 1979.

Keulen, G. J. van; Boter, J. u. a.: Three-Channel (Phono) Electrocardiographs; in: MFI-Test 77.119; Hrsg.: Nationaal Ziekenhuisinstituut; Utrecht 1975.

Klinge, R.; Klinge, S.: Praxis der EKG-Auswertung; Ein Übungsbuch; 2., überarbeitete und erweiterte Auflage, Stuttgart, New York 1983.

Kresse, H. (Hrsg.): Kompendium Elektromedizin; Grundlagen, Anwendungen, Geräte; Hrsg.: Siemens AG; 3. Auflage, Berlin, München 1982.

Lang, E.: Kleines EKG-Seminar; 5. Auflage, Erlangen 1976.

Lemmerz, A. H.: Basiswissen EKG-Registrierung; 2., erweiterte Auflage, Basel, München 1975.

Meyer-Waarden, K.: Technische Verfahren in der kardiologischen Diagnostik und Therapie; Stuttgart, New York 1977.

Motzkus, B; Wolf, M. u. a.: Modellhafte Erprobung des Technischen Krankenhausservice-Zentrums Berlin (tkb); Erfahrungsbericht über die tkb-Aufgabenfelder (Eigen- und Fremdinstandhaltungen an medizintechnischen Geräten und Geräte- und Systemvergleiche für Medizintechnik); Hrsg.: SenGesSozFam; Berlin 1983.

Osten, H.: Elektromedizin; Kurze Einführung in die heutige Technik und den Untersuchungsgang; Hrsg.: Beiersdorf AG; Hamburg 1980.

Osterhaus, A.; Fritz, K.-W. u. a.: Ein neuer speicherfähiger EKG-Monitor für den anaesthesiologischen Aufwachraum; GIT Labormedizin Heft 5; Darmstadt 1983, S. 312-314.

Stöckl, M.; Winterling, K.: Elektrische Meßtechnik; 6., überarbeitete Auflage, Stuttgart 1978.

Tietze, U.; Schenk, Ch.: Halbleiter- Schaltungstechnik; Korrigierter Nachdruck der 3. Auflage, Berlin, New York 1978.

Zywietz, C.: Standards und Minimalanforderungen an Erfassung, Aufnahme und Computerverarbeitung von Elektrokardiogrammen zum Schutz von Ärzten und Patienten; in: Kolloquium "Sicherheitstechnische und anwendungsbezogene Anforderungen an medizin-technische Geräte und Einrichtungen"; Referateband; Hrsg.: Fachausschuß 22 der Nachrichtentechnischen Gesellschaft und der Deutschen Gesellschaft für Biomedizinische Technik; München 1978.

tkb Anbieterverzeichnis

Fabrikat	Anbieter	Gerätetyp	Markt Seite:	Beschreibung Seite:	Daten Seite:
Battaglia-Rangoni	Laboklinika H. G. Schlosser Labor- und Kranken- haustechnik Postfach 227 7407 Rottenburg/Neckar 1 Tel. (07 472) 6815	Simplex M	5	17	74/75
Bosch	in Berlin: Robert Bosch GmbH Geschäftsbereich Elektronik Forckenbeckstraße 9-13 1000 Berlin 33 Tel. (030) 82 040	EKG-13A/-103A	13	31	84/86
		EKG-13L/-103L	10	32	84/86
		EKG 501 A	8	18	74/75
		EKG 501 M	7	19	76/78
Cardioline	in Berlin: Brüders + Brücklmeier Seekorso 23 1000 Berlin 22 Tel. (030) 3 653 494	eta 150/ eta 150 DS	6	20	76/78
		eta 340	12	33	85/87
Cardisuny	Polymed GmbH Rilkestraße 5 4040 Neuss 21/Norf Tel. (02 107) 8018 in Berlin: Debumed Detlef Burghardt Zeppelinstraße 4 1000 Berlin 20 Tel. (030) 3 723 044	IC-501 F/501 G	7	21	77/79
		IC-501 HA	9	22	77/79
		IC-501 S/501 SA	6	23	77/79
		IC-503 F/503 FA	13	34	85/87
Fukuda	nbn-Medizinelektronic GmbH Gewerbegebiet 8036 Herrsching Tel. (08 152) 390 in Berlin: BMT-Medizintechnik GmbH Südendstraße 31 1000 Berlin 41 Tel. (030) 7 963 040/ 7 952 030	FD-35	14	35	85/87

Anbieterverzeichnis

Fabrikat	Anbieter	Gerätetyp	Markt Seite:	Beschreibung Seite:	Daten Seite:
Hellige	Hellige GmbH Heinrich-von-Stephan-Str. 4 Postfach 726 7800 Freiburg im Breisgau Tel. (0761) 40 111	Simpliscriptor EK 31	8	24	77/79
		Multiscriptor EK 43	11	36	85/87
	in Berlin: Hellige GmbH Technisches Büro Berlin Bismarckstraße 97/98 1000 Berlin 12 Tel. (030) 3 135 034/35	Multiscriptor EK 403 t/ EK 403 p	14	37	88/90
Hewlett Packard	Hewlett Packard GmbH Berner Straße 117 Postfach 560 140 6000 Frankfurt 56 Tel. (0611) 5004-1	4700 A	15	38	88/90
		4750 A	15	39	89/91
	in Berlin: Hewlett Packard GmbH Technisches Büro Berlin Keithstraße 2-4 1000 Berlin 30 Tel. (030) 249 086				
Honeywell	Honeywell Medizin-Elektronik GmbH Mörsenbroicher Weg 200 4000 Düsseldorf 30 Tel. (0211) 631 035	Cardiopan CR 100	5	25	80/82
		Cardiopan CR 300	10	40	89/91
	in Berlin: Wiest & Fuchs Apparatebau Adalbertstr. 9 1000 Berlin 36 Tel. (030) 6 141 092	Cardiopan CR 330/ER 330	12	41	89/91
Marquette	Martin Gruber GmbH&Co.KG Geyerspergstraße 25 Postfach 210 448 8000 München 21 Tel. (089) 565 175	Series 4000	15	43	92/94
		MAC II	16	42	89/91

Anbieterverzeichnis

Fabrikat	Anbieter	Gerätetyp	Markt Seite:	Beschreibung Seite:	Daten Seite:
Mela	Mela GmbH Elektromedizin Barmseestraße 2 8000 München 71 Tel. (089) 783 073	Cardio 3 Automatic	12	44	92/94
O.T.E. Biomedica	Martin Gruber GmbH&Co.KG Geyerspergstraße 25 Postfach 210 448 8000 München 21 Tel. (089) 565 175	Personal C1	8	26	80/82
San-ei	nbn-Medizinelektronik GmbH Gewerbegebiet 8036 Herrsching Tel. (08 152) 390 in Berlin: BMT-Medizintechnik GmbH Südendstraße 31 1000 Berlin 41 Tel. (030) 7 963 040/ 7 952 030	1E21/1E22 1E31	7 10	27 45	81/83 93/95
Sanol	Sanol Medizintechnik Mittelstraße 11-13 4019 Monheim Tel. (02 173) 593-1	Cardigraph Vitagraph	11 5	46 28	93/95 81/83
Schiller	Dego GmbH Medizinelektronik Forchenweg 8 Postfach 61 7271 Rohrdorf Tel. (07 452) 66 037/38 nbn-medizinelektronik Gewerbegebiet 8036 Herrsching Tel. (08 152) 390 in Berlin: BMT-Medizintechnik GmbH Südendstraße 31 1000 Berlin 41 Tel. (030) 7 963 040/7 952 030	Cardiovit 3 Minigraph MG-1A	11 6	47 29	93/95 81/83

tkb Anbieterverzeichnis

Fabrikat	Anbieter	Gerätetyp	Markt Seite:	Beschreibung Seite:	Daten Seite:
Schwarzer	Schwarzer- Picker International GmbH Bärmannstraße 38 Postfach 207 8000 München 60 Tel. (089) 839 420 in Berlin: Heinz Böhm GmbH Röntgen- und Elektromedizin Keithstraße 9 1000 Berlin 30 Tel. (030) 2 138 041/42	CS 3100	13	48	93/95
Siemens	Siemens AG Bereich Medizinische Technik Henkestraße 127 Postfach 3260 8520 Erlangen Tel. (09 131) 84-1 in Berlin: Siemens AG Geschäftsstelle für Medizinische Technik Salzufer 6-8 Postfach 110 560 1000 Berlin 10 Tel. (030) 3939-1	Cardiostat 703/703Fl	9	49	96/98
		Mingocard 3	14	50	96/98
		Mingocard 4	16	51	97/99
		Miracard 1	9	30	81/83
		Sicard 803	16	52	97/99

FSC
www.fsc.org
MIX
Papier | Fördert
gute Waldnutzung
FSC® C083411

Zeitfracht Medien GmbH
Ferdinand-Jühlke-Straße 7
99095 Erfurt, Deutschland
produktsicherheit@kolibri360.de